中国医学临床百家

董会卿 / 著

脱髓鞘疾病
董会卿 2020 观点

科学技术文献出版社
SCIENTIFIC AND TECHNICAL DOCUMENTATION PRESS

·北京·

图书在版编目（CIP）数据

脱髓鞘疾病董会卿2020观点 / 董会卿著. —北京：科学技术文献出版社，2020.5（2020.9重印）

ISBN 978-7-5189-6343-0

Ⅰ.①脱…　Ⅱ.①董…　Ⅲ.①脱髓鞘疾病—诊疗　Ⅳ.① R744.5

中国版本图书馆 CIP 数据核字（2019）第 286029 号

脱髓鞘疾病董会卿2020观点

策划编辑: 帅莎莎	责任编辑: 帅莎莎	责任校对: 张永霞	责任出版: 张志平

出　版　者　科学技术文献出版社

地　　　址　北京市复兴路15号　邮编　100038

编　务　部　（010）58882938，58882087（传真）

发　行　部　（010）58882868，58882870（传真）

邮　购　部　（010）58882873

官 方 网 址　www.stdp.com.cn

发　行　者　科学技术文献出版社发行　全国各地新华书店经销

印　刷　者　北京虎彩文化传播有限公司

版　　　次　2020 年 5 月第 1 版　2020 年 9 月第 2 次印刷

开　　　本　710×1000　1/16

字　　　数　238千

印　　　张　25.25　彩插12面

书　　　号　ISBN 978-7-5189-6343-0

定　　　价　168.00元

版权所有　违法必究

购买本社图书，凡字迹不清、缺页、倒页、脱页者，本社发行部负责调换

序
Preface

韩启德

欧洲文艺复兴后，以维萨利发表《人体构造》为标志，现代医学不断发展，特别是从19世纪末开始，随着科学技术成果大量应用于医学，现代医学发展日新月异，发生了根本性的变化。

在过去的一个世纪里，我国现代化进程加快，现代医学也急起直追。但由于启程晚，经济社会发展落后，在相当长的时期里，我国的现代医学远远落后于发达国家。记得20世纪50年代，我虽然生活在上海这个最发达的城市里，但是母亲做子宫切除术还要到全市最高级的医院才能完成；我患猩红热继发严重风湿性心包炎，只在最严重昏迷时用过一点青霉素。20世纪60—70年代，我从上海第一医学院毕业后到陕西农村基层工作，在很多时候还只能靠"一根针，一把草"治病。但是改革开放仅仅40多年，我国现代医学的发展水平已经接近发达国家。可以说，世界上所有先进的诊疗方法，中国的医生都能做，有的还做得更好。更为可喜的是，近年来我国医学界开始取得越来越多的原创性成果，在某些点上已经处于世界领先地位。中国医生已经不再盲从发达国家的疾病诊疗指南，而能根据我们自己的经验和发现，根据我国自己的实际情况制定临床标准和规范。我们越来越有自己的东西了。

要把我们"自己的东西"扩展开来，要获得越来越多"自己的东西"，就必须加强学术交流。我们一直非常重视与国外的学术交流，第一时间掌握国外学术动向，越来越多地参与国际学术会议，有了"自己的东西"也总是要在国外著名刊物去发表。但与此同时，我们更需要重视国内的学术交流，第一时间把自己的创新成果和可贵的经验传播给国内同行，不仅为加强学术互动，促进学术发展，更为学术成果的推广和应用，推动我国医学事业发展。

我国医学发展很不平衡，经济发达地区与落后地区之间差别巨大，先进医疗技术往往只有在大城市、大医院才能开展。在这种情况下，更需要采取有效方式，把现代医学的最新进展以及我国自己的研究成果和先进经验广泛传播开去。

基于以上考虑，科学技术文献出版社精心策划出版《中国医学临床百家》丛书。每本书涵盖一种或一类疾病，由该疾病领域领军专家撰写，重点介绍学术发展历史和最新研究进展，并提供具体临床实践指导。临床疾病上千种，丛书拟以每年百种以上规模持续出版，高时效性地整体展示我国临床研究和实践的最高水平，不能不说是一个重大和艰难的任务。

我浏览了丛书中已经完稿的几本书，感觉都写得很好，既全面阐述有关疾病的基本知识及其来龙去脉，又介绍疾病的最新进展，包括笔者本人及其团队的创新性观点和临床经验，学风严谨，内容深入浅出。相信每一本都保持这样质量的书定会受到医学界的欢迎，成为我国又一项成功的优秀出版工程。

《中国医学临床百家》丛书出版工程的启动，是我国现代医学百年进步的标志，也必将对我国临床医学发展起到积极的推动作用。衷心希望《中国医学临床百家》丛书的出版取得圆满成功！

　　是为序。

作者简介
Author introduction

　　董会卿，主任医师，教授，硕士研究生导师。

　　首都医科大学宣武医院神经内科神经免疫性疾病病区主任，神经免疫专业组组长。从事临床医疗、教学及科研工作36年。擅长神经系统免疫疾病（多发性硬化、视神经脊髓炎、免疫性脑炎、急性炎性脱髓鞘性多发性神经根神经病、慢性炎性脱髓鞘性多发性神经根神经病及重症肌无力等）的临床诊断及治疗工作，承担首都医科大学神经病学系七年制及研究生教学工作；从2009年开始，举办国家级继续教育学习班"多发性硬化和相关疾病诊治新理论与新技术学习班"，将中枢神经系统脱髓鞘病的临床诊疗经验予以推广。承担了北京市教育委员会科技发展计划面上项目"自体造血干细胞移植治疗多发性硬化长期临床疗效及影像学研究"，北京市科委首都市民健康培育项目"T细胞受体Vβ链结构测定对多发性硬化的诊断"等课题。开展了多发性硬化患者TCRVβ免疫变化研究；光学相干断层成像在临床上鉴别多发性硬化和视神经脊髓炎的作用研究；功能磁共振成像对临床孤立综合征患者转归的诊断价值；多发性硬化患者的认知功能的损害；米托蒽醌治疗进展型多发性硬化及恶化型视神经脊髓炎患者的临床评价等研究。已发表国内统计源期刊论文 90 余篇，SCI 论文 10 余篇。

目前担任中华医学会神经病学分会神经免疫学组副组长，中国医师协会神经免疫分会副主任委员，中国免疫学会神经免疫分会副主任委员，中国卒中学会神经免疫专业委员会副主任委员，《中国神经免疫学和神经病学杂志》副主编。

前 言
Forword

　　特发性炎性中枢神经系统脱髓鞘疾病是临床上神经病学中重要的组成部分之一，也是神经科临床疑难病症之一，临床诊断极易误诊，早期治愈相当困难。进入 21 世纪后，由于基础免疫学技术、医学影像学技术及免疫药理学技术的发展，临床上对此类疾病尤其是多发性硬化症和视神经脊髓型脱髓鞘疾病的早期诊断及早期治疗取得了长足的进步。国外多发性硬化McDonald 诊断标准就修订了五次之多，国内的诊断标准也修订了三次，这些足以说明此领域进展的迅速。

　　恰逢科学技术文献出版社中国医学临床百家丛书项目的编辑约稿，编者结合首都医科大学宣武医院神经内科神经免疫疾病专业组在临床诊治及研究此类疾病的工作经历，以及十多年来共承办八届国家级继续教育项目"多发性硬化及相关疾病研究新进展"学习班的成功经验，萌发了写本脱髓鞘疾病著作的想法。鉴于临床神经免疫性疾病正确诊断来源对病史、体格检查、磁共振成像检查、免疫检测及神经电生理等方面进行综合分析和临床思维诊疗过程的指导，结合国内各级医院神经内科在临床工作中经常遇到的问题，本书的章节分别介绍了免疫基础理论磁共振成像检测技术、光学层析成像检查技术和诱发电位检查等，对不同类型的脱髓鞘疾病的特殊性进行了分章叙述，如多发性硬化、视神经脊髓炎谱疾病、急性播散性脑脊髓炎、髓鞘少突胶质细胞糖蛋白抗体病、Bal ó 病、Marburg 型多发性硬化、弥漫性硬化和脱髓鞘假瘤等，同时增加了神经系统脱髓鞘疾病的特色治疗方法章节，详细介绍了脱髓鞘病的免疫修正治疗。

参编人员主要来自首都医科大学宣武医院神经内科神经免疫专业团队成员，同时也邀请了神经影像学、神经免疫学及神经眼科学专业的同道，在历时两年半的编写工作中，全体人员利用休息时间进行写作，为追求编写质量，编写过程中几易其稿，付出了极大的心血，在此表示衷心的感谢。

鉴于编者水平有限，书中难免有许多瑕疵，恳请同道们及广大读者予以斧正。

目 录
Contents

中枢神经系统特发性炎性脱髓鞘疾病免疫基础和免疫学检查

1. 中枢神经系统特发性炎性脱髓鞘疾病的免疫基础

中枢神经系统特发性炎性脱髓鞘疾病（idiopathic inflammatory demyelinating diseases，IIDDs）是一组在病因上与自身免疫功能相关，在病理上以中枢神经系统脱髓鞘炎症为主的包含多种亚型的谱系疾病，包括多发性硬化（multiple sclerosis，MS）、视神经脊髓炎谱疾病（neuromyelitis optica spectrum disease，NMOSD）、急性播散性脑脊髓炎（acute disseminated encephalomyelitis，ADEM）及其他相关疾病。该病呈复发—缓解病程，每次发作常遗留神经系统症状与体征，最终导致神经功能障碍。

IIDDs 是公认的神经系统自身免疫性疾病，其免疫机制的研究对疾病的早期诊断、及时治疗及预后有十分重要的意义，但到目前为止，还没有发现明确的疾病特异性微生物抗原或自身抗原。近年来，人们对 IIDDs 免疫相关机制的认识，很大一部分来源于对实验性自身免疫性脑脊髓炎（experimental autoimmune encephalomyelitis，EAE）的动物模型的相关研究。

EAE 的炎性脱髓鞘依赖 $CD4^+T$ 细胞对髓鞘蛋白和星形胶质细胞中表达蛋白的反应，而活化的中枢神经系统抗原特异性 $CD4^+T$ 细胞是唯一的可诱导免疫动物获得 EAE 的免疫细胞类型。虽然 Th1 细胞和 Th17 细胞均可诱导 EAE，但活化的髓鞘抗原特异性 Th1 细胞主要引发脊髓的炎症反应，活化的髓鞘抗原特异性 Th17 细胞主要促进炎性细胞向脑干、小脑、大脑浸润。可能的原因：一方面，不同类型的 Th 细胞进入中枢神经系统的路径不同，这可能与特异的趋化因子和整合素受体在不同细胞类型的差异表达有关，CCR6 就是一种在 Th17 细胞上表达的趋化因子，在脉络丛上皮细胞表达的 CCL20，可促进 $CCR6^+$ $CD4^+T$ 细胞进入 CNS，而缺乏 CCR6 的动物模型难以诱导产生 EAE；另一方面，组织对不同 Th 细胞分泌的细胞因子（Th1 细胞分泌的干扰素 γ，Th17 细胞分泌的白介素 17）的反应性不同也会导致病损部位的不同。

自体反应的 Th 细胞先在外周免疫系统激活而后渗入中枢神经系统。例如，在皮下注射髓磷脂抗原的实验动物中，致脑炎 T 细胞在皮肤引流淋巴结中被激活；而在自发性实验性脑脊髓炎的动物模型中，致脑炎 Th 细胞在黏膜相关的淋巴组织中被激活。

虽然在 EAE 病变中很少能发现 CD8$^+$ T 细胞，但在曾用于诱导 EAE 的髓磷脂抗原中人们发现了 CD8$^+$ T 特异性的 I 类主要组织相容性复合体（major histocompatibility complex，classI，MHCI）限制性表位，这提示 CD8$^+$ T 细胞可能参与了 EAE 的中枢神经系统病变。这一概念在 MHCI 类限制性髓鞘特异性 T 细胞的转基因小鼠中得到了验证，实验结果指出转基因小鼠中出现的严重的脑干和小脑炎症脱髓鞘病变是依赖 CD8$^+$ T 的。CD8$^+$ T 细胞可识别出大脑中 MHC I 类分子呈递的髓磷脂，进而参与调节中枢神经系统的炎症和脱髓鞘的形成。

B 细胞不直接诱导由髓鞘少突胶质细胞糖蛋白（myelin oligodendrocyte glycoprotein，MOG）肽诱导的 EAE 的免疫过程，但由 MOG 抗原诱导的 EAE 依赖 B 细胞的参与。因此，在 EAE 动物模型中，B 细胞在 MOG 蛋白诱导疾病过程中所起的作用主要是抗原处理和抗原呈现。

在实验性脑脊髓炎和轴突损伤的动物模型中，除了适应性免疫系统的细胞，活化的吞噬细胞（源于渗透到中枢的骨髓细胞或活化的局部小胶质细胞）也在其中起着至关重要的作用。有研究指出，采用防止髓细胞浸润或阻止局部小胶质细胞激活的治疗策略可以减少病灶的形成并减轻疾病的症状。

2. 多发性硬化的免疫机制

MS 是一种由中枢神经系统（central nervous system，CNS）内髓鞘的破坏造成的慢性、炎性和神经系统退行性疾病，具有高致残率。疾病早期阶段的特点是复发，晚期阶段的特点则是渐进性残疾。MS 的确切病因尚不清楚，但相关的免疫学、遗传学、组织病理学研究和治疗试验均表明，免疫系统在 MS 的起病和发展过程中起着关键作用。

MS 的起病与环境因素和遗传因素之间的相互作用有关，其中，人类白细胞抗原（human leucocyte antigen，HLA）复合物在 MS 的遗传敏感性中占 20% ～ 30%。早在 20 世纪 70 年代，MS 与 HLA-DR15 和 HLA-DR16 血清型的联系已为人所知；2017 年开始的一项全基因组关联分析（genome-wide association study，GWAS），识别了扩展的 MHC 区域（包括经典的 I 类基因和非经典 HLA 区域）内的 31 个独立关联。此外，GWAS 还识别了具有微小效应的遗传变异，包括 *IL2RA* 和 *IL7RA* 的基因，这是首次发现的两个非 HLA 的关联。影响遗传易感性个体免疫系统的环境因素，包括 EB 病毒感染史、吸烟、阳光照射缺乏或者维生素 D 缺乏。有移民研究表明，疾病高风险是在 15 岁之前获得的，并且不会随着后续的迁移而发生改变。先前感染的病毒通过分子模拟或抗原表位传播的机制，可诱导产生针对自身抗原的异常免疫反应，进而导致中枢神经系统炎症、脱髓鞘和轴突损伤。

动物模型和 MS 患者的研究结果表明，在疾病起始阶段和疾病进展阶段均有明显的免疫系统的改变，但疾病不同阶段的免疫反应机制存在差异。在发病早期阶段，主要是针对中枢神经系统的外周免疫反应在推动疾病的进程，而在疾病的进展阶段，发生在中枢神经系统内的免疫反应占主导地位。

　　针对 CNS 自身抗原的致病性免疫反应的起始途径有两条。第一，在中枢神经系统内部发生的学说，最初的事件发生在中枢神经系统，导致中枢神经系统的抗原释放到外周，通过引流淋巴结或由抗原呈递细胞（antigen-presenting cells，APCs）主动运输。在外周促炎环境中，机体会产生一种针对中枢神经系统的自体免疫反应。第二，在中枢神经系统外部发生的学说，初始事件发生在中枢神经系统之外（如在全身性感染的情况下），并导致对中枢神经系统的异常免疫反应（图 1）。这两种不同的起始机制最终都将演变成有害的事件循环：组织损伤使抗原释放到外周，启动淋巴组织中新的免疫反应，随后，激活的淋巴细胞侵入中枢神经系统。

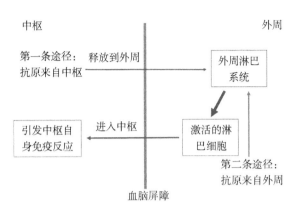

图 1 MS 异常免疫反应的两种可能的始发途径

过去，人们认为 MS 是一种主要由 T 细胞驱动的针对中枢神经系统的自身免疫性疾病。在 MS 患者的中枢神经系统实质中，同源扩增的 T 细胞针对自身抗原产生异常免疫反应；与此同时，这些 T 细胞也可分化成为长寿命的记忆 T 细胞，这些记忆 T 细胞主要针对驻扎在中枢神经系统中的一些亲神经性的病毒，并经独立于初级抗原的特定细胞因子的刺激而扩增。尽管人们努力地想认识 MS 中 T 细胞的靶向抗原，但 T 细胞在血管周围或 CNS 实质中所识别的具体表位仍然是未知的。

近年来，人们逐渐认识到 B 细胞在 MS 免疫机制中的作用。在 MS 患者 CNS 中可见活化的 T 细胞、巨噬细胞、树突细胞、B 细胞和浆细胞的浸润，这表明细胞免疫反应和体液免疫反应均参与 MS 的病理过程。通过免疫失调和可能错误的抗原识别，CD4$^+$ T 细胞在外周血中启动，穿过血—脑屏障（blood-brain barrier，BBB）进入中枢神经系统并识别其中的髓鞘成分（图 2）；而随后释放的细胞因子（如 IFN-γ、TNF-α）激活巨噬细胞和 B 细胞，局部炎症随之发生，造成少突胶质细胞的破坏和轴突脱髓鞘。虽然局部炎症通常会逐渐消失并发生髓鞘再生，但潜在的神经纤维会随着时间积累而损伤，逐渐导致轴突损失甚至脑萎缩。

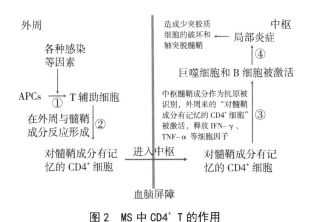

图 2　MS 中 CD4$^+$ T 的作用

先天性免疫系统也在 MS 的发病机制中扮演着重要角色，在疾病的早期和进展阶段均发挥着重要作用。单核吞噬细胞（如小胶质细胞、巨噬细胞）不仅起着促进适应性免疫系统细胞（如 T 细胞、B 细胞）促炎反应的作用，吞噬细胞本身也可以直接引起神经组织的炎性损伤。例如，吞噬细胞主要负责髓鞘的损伤和清除，而且髓鞘的损伤和清除的水平与吞噬细胞中髓鞘降解产物的水平有关。此外，活化的小胶质细胞和巨噬细胞是 MS 病灶氧化应激的主要来源。

早期小胶质细胞的活化可能是 MS 病灶发展的初始事件之

一。活化后的小胶质细胞可分泌炎症因子、趋化因子、自由基，并促进谷氨酸的释放。在 MS 的进展期，周围免疫系统的作用减弱，免疫反应主要发生在中枢神经系统内，这一阶段的弥漫性白质损伤的形成与星形胶质细胞功能障碍和小胶质细胞激活等机制有密切关系，且有研究发现病灶内吞噬细胞的数量与 MS 的急性轴突损伤程度呈正相关。

此外，动物研究表明，单核吞噬细胞也参与 MS 的组织修复过程。Miron 等的研究表明，在脱髓鞘的动物模型中，阻断激活素 A（由 M2 型吞噬细胞分泌）可抑制髓鞘再生过程中少突胶质细胞的分化。吞噬细胞的破坏或修复作用可能与吞噬细胞的不同起源和表型有关：单核细胞来源的吞噬细胞可引发脱髓鞘，而小胶质细胞来源的吞噬细胞可清除细胞碎片，促进组织修复。

3. 视神经脊髓炎的免疫机制

视神经脊髓炎（neuromyelitis optica，NMO）是一种急性或亚急性脱髓鞘疾病，主要累及视神经和脊髓。最初将 NMO 归为 MS 的一种特殊类型，认为 NMO 由双侧同时发生的神经炎和急性横贯性脊髓炎组成。随着血清 AQP4-IgG 的发现，越来越多的证据表明，NMO 是一种与 MS 相区别的独立的疾病，而且国际诊断标准中也加入了 AQP4-IgG 相关证据。

与 MS 不同的是，NMO 患者的脑脊液（cerebral spinal fluid，CSF）中缺乏鞘内合成 IgG 的证据，而且由于 BBB 的完整性，外周血淋巴组织产生的 IgG 进入大脑血管外组织的途径有限；不同于 MS，NMO 活动性损伤部位的炎性浸润细胞以嗜酸性粒细胞、中性粒细胞为主，同时可伴有脊髓穿支血管壁的增厚和透明化。AQP4-IgGs 可以通过内皮细胞的吞噬作用或者通过 BBB 通透性增加的区域进入中枢神经系统，而后选择性结合 AQP-4（一种膜蛋白，形成中枢神经系统的主要水通道）。这种抗原—抗体的相互作用导致中枢神经系统中 AQP4 的表达下调和水失衡。此外，这种相互作用还能激活由星形胶质细胞产生的补体，引起 BBB 通透性的增加和大量白细胞的浸润，尤其是嗜酸性粒细胞和嗜中性粒细胞在疾病恶化期的浸润。NMO 患者 CNS 内 B 细胞的克隆扩增并不常见，这也是 NMO 的 CSF 中很少出现寡克隆 IgG 带的原因。补体介导的损伤和大量炎症细胞的聚集共同引起星形胶质细胞、少突胶质细胞和神经元的死亡；此外，补体膜攻击复合体（membrane attack complex，MAC）导致 NMO 病灶内的血管改变，包括血管的不规则增厚和透明质化（图 3）。

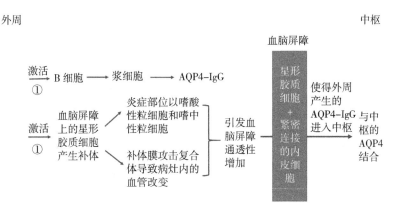

图 3　补体膜攻击复合体导致 NMO 病灶内的血管改变

AQP4-IgG 已被认为是 NMO 和 NMO 谱疾病的一种特异性的生物学标志物，是其发病机制中的关键因子。然而，在 10% ～ 25% 的 NMO 患者中，血清 AQP4-IgG 阴性，这意味着 NMO 的免疫学发病机制中可能还涉及一些其他因素，如针对 AQP1-Abs 的自身抗体和针对髓鞘少突胶质细胞糖蛋白的抗体（MOG-IgGs）。不过目前针对这一部分内容的研究较少，有待进一步的探索。

4. 中枢神经系统特发性炎性脱髓鞘疾病的免疫相关检查

（1）寡克隆区带（oligoclonal bands，OB）和 IgG 合成指数

早期出现的 IgG 鞘内合成是 MS 的特点之一，也是该疾病最可靠的生物学标准诊断。超过 95% 的 MS 患者表现为 IgG 指数升高或 OB 呈阳性。少数 MS 患者（＜ 5%）缺乏 IgG 鞘内合成、CSF 检查常为阳性，这提示 OB 和 IgG 指标检测的敏感性不足。鞘内合成的 IgG 一旦获得则不会随着时间的推移而改变，而且永久阳性；同时，IgG 的抗原亲和力及 OB 内 IgG 识别的多肽也持续存在。因此，每个患者都有一个独一无二的 CSF 内免疫球蛋白的"OB 指纹图谱"。

（2）NMO-IgG

NMO-IgG 在诊断 NMO 及鉴别 NMO 和 MS 方面具有高度的特异性。据报道，NMO-IgG 检测在鉴别 NMO 和 MS 方面的敏感

性为 73%，特异性达 91%。NMO-IgG 血清阳性支持非典型 NMO 的诊断，如反复脊髓炎表现或单一视神经炎（optic neuritis, ON）表现的 NMO 的诊断。

特别指出的是，NMO-IgG 血清阳性有助于我们识别以下三种情况的 NMO 相关疾病。①有限的临床症状，如复发性的脊髓炎发作，无 ON 的相关证据；复发性 ON，无脊髓炎证据。②非典型病例，如临床或亚临床（MRI）脑受累的患者，根据 1999 年的诊断标准无法对其进行可靠的 NMO 诊断。③有严重共病，尤其是结缔组织疾病，难以分辨其神经症状是由 NMO 引起或作为结缔组织疾病的血管神经并发症。

（3）细胞因子

Carlos Otávio Brandão 等定量检测了 58 例患者的 IL-12、IFN-γ、TNF-α 和 IL-10 水平，其中 58 例患者包括三组疾病（一组，23 例临床确诊的 MS 患者；二组，16 例其他神经系统疾病患者；三组，19 例无器质性神经系统疾病证据的背痛或头痛患者）。根据上述试验的研究报告，与健康对照组相比，MS 患者的 CSF IFN-γ 水平和血清 IFN-γ 水平均显著增加；在 MS 患者血清或 CSF 中的 IL-12 水平未检测到明显变化；约 40% 的 MS 患者的 CSF 中 TNF-α 水平大于或等于血清中 TNF-α 水平。

参考文献

1. 钟晓南，胡学强. 特发性炎性脱髓鞘疾病研究进展. 中国现代神经疾病杂志，2018（2）：99-109.

2. HEMMER B, KERSCHENSTEINER M, KORN T. Role of the innate and adaptive immune responses in the course of multiple sclerosis. Lancet Neurology, 2015, 14 (4): 406-419.

3. TOBIAS G, PETER W, PHILIPPE F M, et al. A new type of microglia gene targeting shows TAK1 to be pivotal in CNS autoimmune inflammation. Nature Neuroscience, 2013, 16 (11): 1618-1626.

4. SCHMITT N. Role of T follicular helper cells in multiple sclerosis. J Nat Sci, 2015, 1 (7): e139.

5. THOMPSON A J, BARANZINI S E, GEURTS J, et al. Multiple sclerosis. Lancet, 2018, 391 (10130): 1622-1636.

6. WAKERLEY B, NICHOLAS R, MALIK O. Multiple sclerosis. Medicine, 2012, 40 (10): 523-528.

7. MIRON V E, BOYD A, ZHAO J W, et al. M2 microglia and macrophages drive oligodendrocyte differentiation during CNS remyelination. Nature Neuroscience, 2013, 16 (9): 1211-U75.

8. 冯凯, 张星虎, 许贤豪. 视神经脊髓炎研究发展史. 中国现代神经疾病杂志, 2014, 14 (9): 744-750.

9. JASIAK Z M, KALINOWSKA L A, MICHALAK S, et al. The immunology of neuromyelitis optica—current knowledge, clinical implications, controversies and future perspectives. Int J Mol Sci, 2016, 17 (3): 273.

10. BONNAN M. Intrathecal IgG synthesis: a resistant and valuable target for future multiple sclerosis treatments. Multiple Sclerosis International, 2015, 2015: 1-15.

（王红星）

磁共振成像在特发性炎性脱髓鞘病中的应用磁共振成像方法

5. 磁共振成像基本序列

常规磁共振成像（magnetic resonance imaging，MRI）中最基本的 T_1 加权成像（T_1WI）、T_2 加权成像（T_2WI）可检出大多数幕上和幕下脑实质、脊髓及视神经的脱髓鞘病灶。液体衰减反转恢复序列（fluid attenuated inversion recovery，FLAIR）通过抑制 CSF 的信号，对邻近脑室及脑沟的病灶显示得更加清晰。短时间反转恢复（short time inversion recovery，STIR）序列及其他抑脂技术通过抑制眼眶内脂肪信号，可显著提高视神经病变的检出率。T_1 增强序列可客观地反映出病灶区域血管通透性的改变，如炎性反应所致颅内 BBB 破坏而引起的病灶强化，从而反映病变活动性。鉴于 MRI 在脱髓鞘疾病诊疗中的重大作用，参考国内外文献和国内专家共识，本书推荐扫描基本序列如下。

（1）头颅 MRI

针对 MS 的基本头颅 MRI 序列包括：①轴位或三维（各向同性）T_1WI；②轴位或三维 T_2WI；③矢状位或三维 FLAIR；④注射单剂量对比剂（0.1 mmol/kg）至少 5 min 后进行横断位或三维 T_1WI 扫描（图 4）。

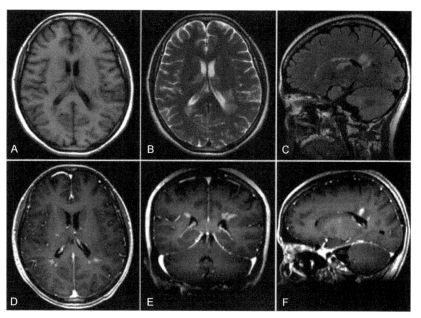

MS 及其他脱髓鞘病变头颅 MRI 扫描基本序列包括轴位 T_1WI（A）和 T_2WI（B），矢状位 FLAIR（C）和注射对比剂后 5 min 增强 3D T_1WI，三维重建出轴位（D）、冠状位（E）及矢状位（F）。

图 4　头颅 MRI 扫描基本序列

头颅 MRI 图像应具有良好的信噪比，推荐使用 1.5 T 或 3 T MRI 扫描仪，以提高 MS 病灶检出率。三维各向同性图像采集分辨率≤1 mm×1 mm×1 mm，如不能开展三维图像采集，二维图像空间分辨率推荐层面内分辨率≤1 mm×1 mm，层厚≤3 mm无间隔。图像范围应覆盖全脑，轴位序列建议沿前、后联合的连线（图5），规范化的扫描序列对患者随访时病灶变化的前后对比非常重要。

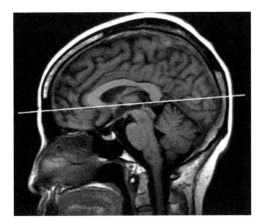

轴位图像的定位线应沿前、后联合的连线（实线显示），轴位图像层厚应 < 3 mm，无间隔采集。

图5　轴位图像的定位线

（2）脊髓 MRI

针对 MS 的脊髓 MRI 系列包括：①矢状位 T_1WI；②矢状位 T_2WI/PD 或 $T_2WI/STIR$；③横断位 T_2WI（层厚≤3 mm）；④注射对比剂后至少5 min 进行横断位、矢状位或三维 T_1WI。分辨率推荐层面内分辨率≤1 mm×1 mm，层厚≤3 mm 无间隔，矢状面及冠状面扫描时相位编码方向设置为上下方向，以减少 CSF 流动伪影及自主吞咽动作带来的伪影，胸髓横断面扫描的相位编码方向多设置为左右方向，以避免心脏大血管的搏动伪影对脊髓成像的影响。脊髓成像推荐应用心电和呼吸门控扫描。颈髓的MS病灶很常见，因此，对于临床确诊或者怀疑的MS患者，无论临床是否有脊髓症状和体征，通常都应进行至少包括颈髓的脊髓MRI检查。胸髓扫描在条件允许或有相应的神经定位体征时建议开展，在有条件的中心或医院推荐全脊髓扫描（图6）。

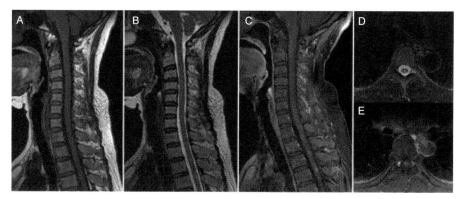

MS颈髓MRI扫描基本序列包括矢状位T_1WI（A）和T_2WI（B），以及注射对比剂后5 min的矢状位增强T_1WI（C）、轴位T_2WI（D）和轴位增强T_1WI（E）。

图6 MS脊髓MRI扫描基本序列

（3）视神经MRI

针对MS的视神经MRI系列包括：①平行于视神经的横断位T_1WI；②平行于视神经的横断位T_2WI；③平行于视神经的斜矢状位T_2-FLAIR；④垂直于视神经的冠状位STIR；⑤注射对比剂后至少5 min进行与平扫层面一致的抑脂横断位、矢状位及冠状位或三维T_1WI，推荐层厚≤2 mm无间隔，范围需包括视交又。由于眼球存在自主运动，为避免图像运动伪影，尽量不要使相位编码方向和运动方向一致（图7）。

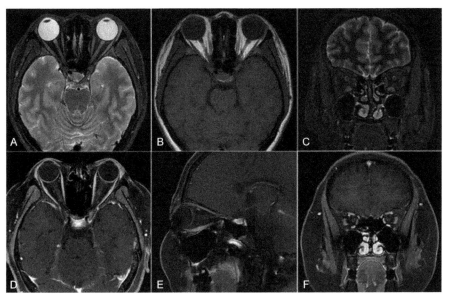

MS视神经MRI扫描基本序列包括平行于视神经的轴位T_2WI（A）、T_1WI（B）和垂直于视神经的STIR（C），以及注射对比剂后5 min的平行于视神经的轴状位（D）、斜矢状位T_1WI（E）和垂直于视神经的冠状位T_1WI（F）。

图7　MS视神经MRI扫描基本序列

MRI的检查方案为：对于临床孤立综合征（clinically isolated syndrome，CIS）及可疑MS患者，可行所推荐的MRI头部平扫及增强扫描；对于有脊髓炎症状或颅内影像不支持MS者，需加扫脊髓MRI，且推荐头部与颈髓在一次扫描内完成。有ON症状的患者需加扫眼眶MRI。对于高风险CIS（首次MRI中有不少于2个典型MS病灶），推荐6～12个月后进行MRI随访复查。低风险 CIS[如 MRI 颅脑表现正常或影像学孤立综合征（radiologically isolated syndrome，RIS）]，推荐 12 ～ 24 个月进行 MRI 随访复查。对于已确认 MS 的患者，推荐在治疗或更换治疗措施之前进行 MRI 扫描，在更换治疗方式后约 6 个月进行 MRI 复查，以及在确定治疗措施后 1 ～ 2 年进行复查，若病情恶化或需要再次对病情进行评估时可行 MRI 扫描。

参考文献

1. TRABOULSEE A, SIMON J H, STONE L, et al.Revised recommendations of the consortium of ms centers task force for a standardized mri protocol and clinical guidelines for the diagnosis and follow-up of multiple sclerosis.AJNR Am J Neuroradiol, 2016, 37 (3): 394-401.

2. VERHEY L H, NARAYANAN S, BANWELL B.Standardized magnetic resonance imaging acquisition and reporting in pediatric multiple sclerosis.Neuroimaging Clin N Am, 2013, 23 (2): 217-226.

3. FILIPPI M, ROCCA M A, CICCARELLI O, et al.MRI criteria for the diagnosis of multiple sclerosis: MAGNIMS consensus guidelines.Lancet Neurol, 2016, 15 (3): 292-303.

4. GRAMSCH C, NENSA F, KASTRUP O, et al.Diagnostic value of 3D fluid attenuated inversion recovery sequence in multiple sclerosis.Acta Radiol, 2015, 56 (5): 622-627.

5. PHILPOTT C, BROTCHIE P.Comparison of MRI sequences for evaluation of

multiple sclerosis of the cervical spinal cord at 3T.Eur J Radiol，2011，80（3）：780-785.

6．CHEN W，GAUTHIER S A，GUPTA A，et al.Quantitative susceptibility mapping of multiple sclerosis lesions at various ages.Radiology，2014，271（1）：183-192.

7．中国多发性硬化影像诊断协作组 . 多发性硬化影像诊断标准：中国专家共识 . 中华放射学杂志，2017，51（2）：81-85.

8．王维治 . 神经系统脱髓鞘疾病 . 北京：人民卫生出版社，2011.

9．刘广志 . 多发性硬化 . 北京：北京大学医学出版社，2012.

10．王杏，周福庆，曾献军，等 . 复发缓解型多发性硬化患者静息态脑运动网络功能连接的 MRI 研究 . 中华放射学杂志，2014，48（8）：627-630.

11．张小辉，李咏梅，曾春，等 . 复发－缓解型多发性硬化患者及复发型视神经脊髓炎患者双侧视放射的扩散张量成像研究 . 磁共振成像，2015，6（5）：333-338.

（刘亚欧　段云云）

多发性硬化影像诊断标准和磁共振成像特点

MS 是中枢神经系统脱髓鞘病的最常见类型，中青年人多见，致残率高，全球患者超过 250 万。MRI 可以客观反映 MS 病灶和显现正常灰质或白质的微观病理改变，协助鉴别诊断、评价治疗效果和判断预后。自从 2001 年国际多发性硬化专家委员会正式将 MRI 纳入 MS 诊断标准（McDonald 标准 2001 版）以来。MS 的 MRI 诊断标准突出了 CNS 白质病灶的空间和时间多发性的诊断核心地位。MRI 能支持和补充临床信息，为 MS 的临床早期准确诊断和治疗提供帮助。MRI 在 MS 领域主要的应用包括以下方面：① MS 的常规诊断和随访；②在临床孤立综合征阶段早期诊断 MS，这是 MRI 目前在 MS 最核心的作用；③鉴别诊断，包括肿瘤、炎症及其他脱髓鞘疾病等；④协助判断短期和长期预后；⑤监测治疗效果；⑥监测治疗的不良反应；⑦探索 MS 发病机制。

MS 的 MRI 诊断标准自 2001 年在 MRI 新技术发展和临床实践的基础上经历了数次修订，结合 2016 年欧洲 MS 磁共振成像多中心协作研究网（Magnelic Resonance Imaging in MS, MAGNIMS）最新提出的标准及中国 MS 的特点，MS 影像诊断中国专家共识提出的主要诊断标准如下。

6. 多发性硬化的影像学诊断标准

（1）空间多发

根据 2016 年 MAGNIMS 标准诊断 MS 的 MRI 空间多发（图 8）。空间多发性标准需满足 CNS 以下 5 个区域中的 2 个区域。① 3 个以上脑室旁病灶：Barkhof 团队的经典研究发现 ≥ 3 个以上脑室旁病灶是诊断 MS 的最佳标准（即 Barkhof 标准），应用在 2001 和 2005 年 McDonald 标准中；② 1 个以上幕下病灶：MS 的幕下病灶主要指脑干和小脑病灶，最常见的位置在桥臂，幕下病灶和 MS 患者残疾程度尤其是运动障碍显著相关；③ 1 个以上脊髓病灶：2005 年 McDonald 标准中正式将脊髓病灶作为 MS 影像诊断的重要部分。MS 脊髓病灶的特点包括病灶 > 3 mm 而 < 2 个椎体节段，横断面上 < 1/2 脊髓面积，水肿一般较轻。亚洲和拉丁美洲 MS 患者的脊髓病灶长度可能 ≥ 2 个椎体节段，而 APQ4 抗体的检测有助于鉴别 NMO；④ 1 个以上视神经病灶：支持 MS 的视神经病灶特点包括范围较短，一般不累及视交叉（区别于 NMOSD 患者），视神经萎缩（或既往 ON 病史）、神

经生理检测出的视神经功能障碍（如传导减慢）或无症状的 ON 性特征性影像（MRI 病灶或视神经纤维层变薄）均可作为空间多发的条件之一；⑤ 1 个以上皮层或近皮层病灶：根据病灶在皮层位置不同，可分为软脑膜下、皮层内、灰—白质交界处的混合病灶。由于皮层内及近皮层病灶不能在临床常规 MRI 中准确区分，且这些病灶均代表皮层受累，2016 年 MAGNIMS 专家共识认为这些病灶应该统一描述为皮层 / 近皮层病灶，这一改变拓展了 2010 年 McDonald 标准中近皮层病灶的概念，作为空间多发性诊断的标准之一。

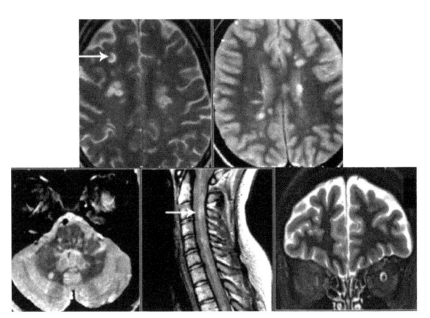

MS 的 MRI 空间多发性需满足以下 5 个部位中至少 3 个部位受累：近皮层、脑室旁、幕下、脊髓和视神经（箭头指近皮质和脊髓病灶）。

图 8 MS 的 MRI 空间多发性标准

（2）时间多发

时间多发标准专家组推荐应用 2010 年的 McDonald 标准中的时间多发标准：①和基线 MRI 比较在随访中出现一个以上新的 T_2 或增强病灶，对于随访时间无特殊要求；②在任何时间同时存在增强和非增强病灶（图 9）。

依据时间多发标准，单次强化的 MRI 可提示时间多发，并且对于新病灶出现的随访时间并无特殊要求，但中国 MS 影像诊断专家协作组推荐在 1 ~ 3 个月对 CIS 患者进行首次随访，判断新增病灶以证实时间多发。

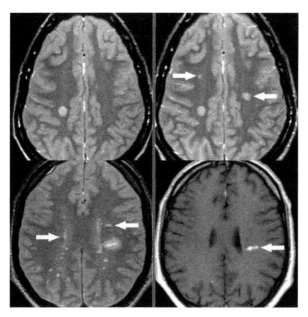

图 9　MS 的 MRI 时间多发性标准（箭头上图指新发病灶，下图指强化病灶）

7. 多发性硬化的典型病灶

（1）脑内病灶

MS 最常见的病灶是脑室旁病灶，大部分 MS 患者都会出现脑室旁病灶，但脑室旁病灶非常不特异，很多其他疾病如脑小血管病等病灶也常常出现在脑室旁，典型的 MS 脑室旁病灶为"Dawson 指"或"火焰征"（图 10），在矢状位 FLAIR 上显示最佳，所以，MS 诊断最重要的序列是矢状位 FLAIR 或现在应用越来越广泛的三维 FLAIR。

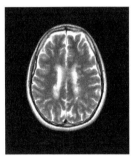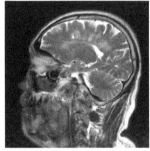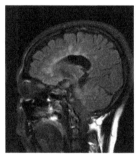

图 10　MS 脑室旁病灶"Dawson 指"或"火焰征"

胼胝体是 MS 最常累及的结构，典型的 MS 胼胝体病灶为胼胝体—透明隔交接区 CSI 病灶（图 11），这种病灶在其他病变部位出现的概率仅有 2%，因此，应用 CSI 病灶诊断 MS 的敏感性和特异性在 90% 以上。

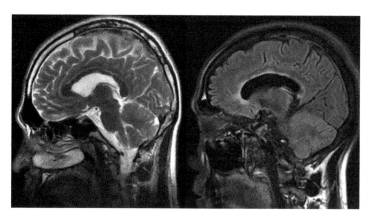

图 11 胼胝体—透明隔交界区（CSI）病灶

另外，有两种 MS 常见的 MRI 特征为：黑洞（black hole）和弥漫白质异常信号。黑洞即 T_1WI 上类似 CSF 的低信号（图12），在 MS 中出现的概率高于血管病。研究发现，黑洞与临床残疾程度的相关性强，甚至高于 T_2 病灶体积，这些空洞的病理基础是轴索的丢失和细胞外液体的增加。MS 患者中常出现 T_2WI 边界不清的融合病灶，这些弥漫分布的白质异常信号或称为"白

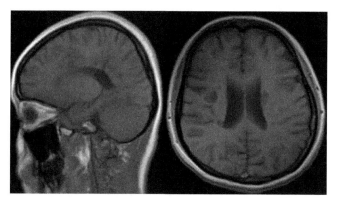

T_1WI 显示 MS 患者胼胝体及两侧侧脑室旁、右额叶皮层下低信号"黑洞"病灶。

图 12 MS 黑洞病灶

质 变 脏 征"（dirty appearing white matter，DAWM）（图 13），
在 T$_2$WI 上与灰质信号类似，常常位于脑室旁，位于表现正常的
脑白质（normal-appering white matter，NAWM）和病灶之间。
DAWM 病理基础为广泛的髓鞘磷脂丢失，并伴有不同程度的轴
索丢失。

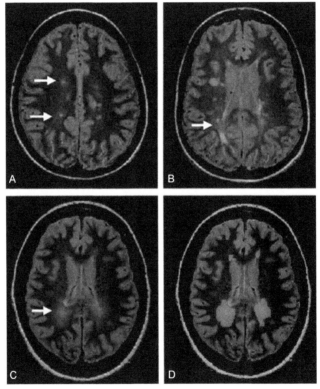

PDWI 显示 MS 患者半卵圆中心和脑室旁的 DAWM 病灶。

A：DAWM 内单个病灶；B：DAWM 内多个病灶；C：DAWM 内无可见病灶；

D：图 C 的 DAWM 区域 mask。

图 13　MS 的弥漫 DAWM

图片来源：GE Y，GROSSMAN R I，BABB J S，et al.Dirty-appearing white matter in multiple sclerosis:
volumetric MR imaging and magnetization transfer ratio histogram analysis.AJNR Am J Neuroradiol，
2003，24（10）：1935-1940.

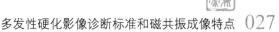

　　MS 强化方式随着炎性改变的进展和消退从弥漫强化到结节状或环形强化，新鲜病灶尤其较小的病灶常常出现实性均一强化，而病灶变大或数周后常常出现环形强化（图 14）。少数 MS 患者出现肿瘤样脱髓鞘病灶，"开环征"提示脱髓鞘而非肿瘤和脓肿。Gd-DTPA 强化对于激素治疗和其他抗炎性治疗非常敏感，临床实践中，由于活动性病灶强化的一过性以及并非所有强化病灶都是症状性病灶，所以，只有少数（少于 30%）MS 患者在常规 MRI 检查时会出现强化病灶。MS 患者脑膜强化罕见，是区别于其他疾病如结核、结节病等重要的鉴别点。判断 MS 病灶强化时需要结合 T_2WI、PD、FLAIR 序列或随访确认，脑沟里小血管强化有时会被误认为病灶强化。

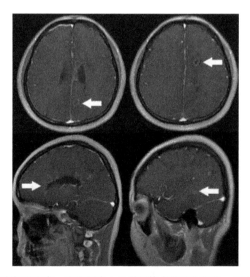

增强 T_1WI 显示 MS 患者侧脑室旁、半卵圆中心及胼胝体多发强化病灶，呈结节状、环形及开环状强化（箭头指强化病灶）。

图 14　MS 强化病灶

（2）脊髓病灶

脊髓病灶在 50% ～ 90% 的 MS 患者中可以出现，颈段脊髓最常见，MS 脊髓病灶的位置常见于脊髓后部或侧部，一般不对称，占据小于 1/2 的横断面积，并且常常小于两个椎体节段（图15）。MS 脊髓病灶的鉴别诊断包括肿瘤（原发、转移、淋巴瘤）、炎性疾病 [系统性红斑狼疮（systemic lupus erythematosus，SLE）、干燥综合征、结节病]、感染及营养障碍如维生素 B_{12} 缺乏等疾病。MS 患者在急性期可以出现脊髓肿胀，随着病程进展可以出现脊髓萎缩（图 16），但脊髓萎缩程度较相同病程或残疾程度的 NMO 较轻。

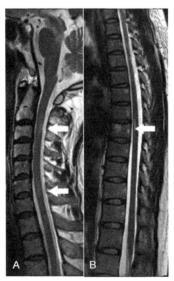
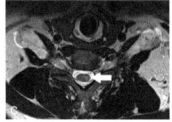
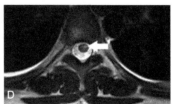

矢状位 T_2WI 显示 MS 患者颈髓（A）、胸髓（B）多发短条状高信号，边缘模糊；横断位 T_2WI 显示脊髓病灶呈偏心性，位于左侧侧索（C、D）（箭头 A：颈髓病灶 B：胸髓病灶 C：脊髓侧索病灶 D：脊髓前部病灶）。

图 15　MS 脊髓病灶

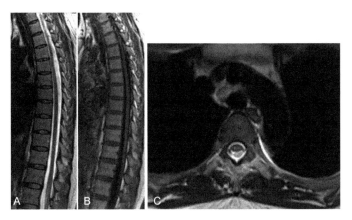

矢状位 T_2WI（A）、T_1WI（B）和横断位 T_2WI（C）像显示 MS 患者胸 1～胸 5 椎体水平脊髓萎缩。

图 16 脊髓萎缩

（3）视神经病灶 MS 视神经病变包括视神经的增粗，T_2WI 上高信号，长阶段及管内段受累，视神经受累的患者视力恢复较差，典型的 MS 视神经受累单侧多见，一般累及范围较短，视交叉常不受累，这是 MS 视神经病变区别于 NMO 的重要特征（图 17）。MS 视神经病变在急性期常强化，恢复期强化消失。

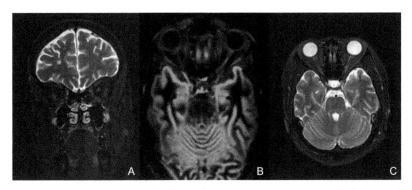

A：冠状面 T_2WI 压脂像显示右侧视神经信号增高，边缘模糊；B：双回波反转恢复序列重建横断面图像显示双侧视神经萎缩，左侧视神经信号增高；C：横断面 T_2WI 压脂显示 NMO 患者双侧视神经炎。

图 17 MS 视神经病灶

中国医学临床百家

参考文献

1. POLMAN C H, REINGOLD S C, BANWELL B, et al.Diagnostic criteria for multiple sclerosis: 2010 revisions to the McDonald criteria.Ann Neurol, 2011, 69 (2): 292-302.

2. FILIPPI M, ROCCA M A, CICCARELLI O, et al.MRI criteria for the diagnosis of multiple sclerosis: MAGNIMS consensus guidelines.Lancet Neurol, 2016, 15 (3): 292-303.

3. VERHEY L H, BRANSON H M, SHROFF M M, et al.MRI parameters for prediction of multiple sclerosis diagnosis in children with acute CNS demyelination: a prospective national cohort study.Lancet Neurol, 2011, 10 (12): 1065-1073.

4. 王博, 龚洪翰, 周福庆, 等.复发—缓解型多发性硬化患者默认网络的功能与结构连接的 MRI 研究.中华放射学杂志, 2013, 47 (12): 1082-1085.

5. 王杏, 周福庆, 曾献军, 等.复发—缓解型多发性硬化患者静息态脑运动网络功能连接的 MRI 研究.中华放射学杂志, 2014, 48 (8): 627-630.

6. 曾春, 李咏梅, 欧阳羽, 等.三维增强 T_2^* 加权血管成像对多发性硬化脑内病灶铁沉积的分析.中华放射学杂志, 2011, 45 (12): 1166-1170.

7. RUET A, ARRAMBIDE G, BROCHET B, et al.Early predictors of multiple sclerosis after a typical clinically isolated syndrome.Mult Scler, 2014, 20 (13): 1721-1726.

8. RUET A, DELOIRE M S, OUALLET J C, et al.Predictive factors for multiple sclerosis in patients with clinically isolated spinal cord syndrome.Mult Scler, 2011,

17（3）：312-318.

9. TINTORE M，ROVIRA À，RÍO J，et al.Defining high，medium and low impact prognostic factors for developing multiple sclerosis.Brain，2015，138（Pt 7）：1863-1874.

10. SEEWANN A，VRENKEN H，KOOI E J，et al.Imaging the tip of the iceberg：visualization of cortical lesions in multiple sclerosis.Mult Scler，2011，17（10）：1202-1210.

11. SEEWANN A，KOOI E J，ROOSENDAAL S D，et al.Postmortem verification of MS cortical lesion detection with 3D DIR.Neurology，2012，78（5）：302-308.

12. BROWNLEE W J，SWANTON J K，MISZKIEL K A，et al.Should the symptomatic region be included in dissemination in space in MRI criteria for MS?Neurology，2016，87（7）：680-683.

13. KELLY S B，KINSELLA K，DUGGAN M，et al.A proposed modification to the McDonald 2010 criteria for the diagnosis of primary progressive multiple sclerosis. Mult Scler，2013，19（8）：1095-1100.

14. ROVIRA À，WATTJES M P，TINTORÉ M，et al.Evidence-based guidelines：MAGNIMS consensus guidelines on the use of MRI in multiple sclerosis-clinical implementation in the diagnostic process.Nat Rev Neurol，2015，11（8）：471-482.

15. 刘亚欧，段云云，李坤成 . 多发性硬化和视神经脊髓炎的 MRI 比较研究进展 . 中华放射学杂志，2012，46（11）：1052-1055.

16. WINGERCHUK D M，BANWELL B，BENNETT J L，et al.International consensus diagnostic criteria for neuromyelitis optica spectrum disorders.Neurology，2015，85（2）：177-189.

（刘亚欧　段云云）

视神经脊髓炎谱系疾病

MRI 检查可发现 NMOSD 患者脑、脊髓或视神经病灶，其特异性表现（如脑室管膜周围病灶、长节段脊髓病灶、长节段视神经病灶等）在 NMOSD 的诊断及鉴别诊断中起到重要作用，尤其有利于与 MS 相鉴别。

8. 视神经脊髓炎谱系疾病脑内病灶 MRI 特点

近年来发现，不少符合 NMO 诊断标准的患者有脑内病灶，且血清 AQP4-IgG 阳性患者更易出现脑内病灶。在 AQP4-IgG 发现之前，NMOSD 患者脑内异常的报道仅有 13% ～ 46%。然而，按照 2006 年 NMO 诊断标准，确诊为 NMOSD 的患者，其脑内异常的达到 50% ～ 85%。

80% 的 NMOSD 患者脑内病灶是散在的非特异性白质改变，不满足 Barkhofs 典型 MS 的诊断标准，且无相应临床症状。约 7% 血清 AQP4-IgG 阳性的 NMOSD 患者脑内病灶为 "NMOSD 特征性病灶"，这些病灶分布于 AQP4 高表达区域，即室管膜周围区域，包括侧脑室周围、胼胝体下表面、第三脑室周围（下丘脑、中脑导水管周围）、第四脑室周围（延髓极后区）。

（1）第三脑室及中脑导水管周围的间脑病灶（图 18）

常见于 AQP4-IgG 阳性 NMOSD 患者，包括丘脑、下丘脑、中脑前缘。

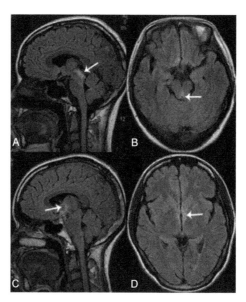

A：脑矢状面 T_2-FLAIR 中脑导水管周围病灶（箭头）；B：脑横断面 T_2-FLAIR 中脑导水管周围病灶（箭头）；C：脑矢状面 T_2-FLAIR 丘脑及下丘脑病灶（箭头）；D：脑横断面 T_2-FLAIR 丘脑病灶（箭头）。

图 18　第三脑室及中脑导水管周围的间脑病灶

（2）比邻第四脑室的脑干背侧病灶（图 19）

NMOSD 最特异性的脑内病灶，见于 7% ～ 46% 的 NMOSD 患者。其中，极后区是最易受累区域，40% 的 NMOSD 患者极后区有异常改变。极后区又称最后区，是呕吐相关的化学感受器激发区，位于第四脑室两侧、闩的上方，在迷走神经三角和第四脑室边缘之间呈一窄带。无法用其他原因解释的呃逆、恶心或呕吐称为"极后区综合征"，是 NMOSD 的特征性临床表现，有以上症状的患者，即使在传统 MRI 影像上未发现无相应病灶，亦高度提示 NMOSD。延髓病灶通常与颈髓病灶相延续，MRI 常表现为"线样征"，见于 48% 的 NMOSD 患者，对诊断 NMOSD 的敏感性达 100%。

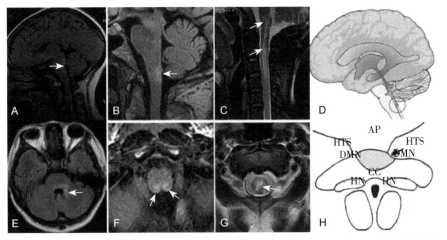

A：脑矢状面 T$_2$-FLAIR 第四脑室周围病灶（箭头）；B：脑矢状面 T$_2$-FLAIR 极后区病灶（箭头）；C：脑矢状面 T$_2$ 延髓病灶及"线样征"，与颈髓病灶相连（箭头）；D：脑矢状面极后区示意图（箭头）；E：脑横断面 T$_2$-FLAIR 第四脑室周围病灶（箭头）；F：横断面 T$_2$-FLAIR 脑极后区病灶（箭头）；G：横断面 T$_2$ 延髓中央管周围灰质病灶（箭头）；H：脑横断面极后区示意图（箭头）；AREA POSTEREMA（AP）：脑极后区；NTS：孤束核；DMN：迷走神经背核；CC：中央管；HN：舌下神经核。

图 19　脑极后区示意图及第四脑室周围病灶（彩图见彩插 1）

（3）侧脑室周围的室管膜病灶（图20）

NMOSD 患者侧脑室周围病灶常紧贴侧脑室，衬于室管膜表面。其中，12% ～ 40% 的 NMOSD 患者有胼胝体病灶，急性期胼胝体病灶通常出现水肿且信号不均，呈"大理石花纹征"，可累及整个胼胝体压部，形成特有的"拱桥征"。NMOSD 慢性期，胼胝体病灶可能会缩小甚至消失。然而，胼胝体囊样改变或者萎缩亦有报道。

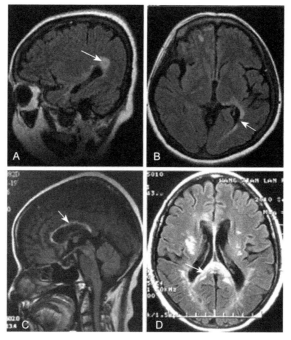

A：脑矢状面 T_2-FLAIR 侧脑室周围紧贴室管膜的病灶（箭头）；B：脑横断面 T_2-FLAIR 侧脑室周围紧贴室管膜的病灶（箭头）；C：脑矢状面 T_2-FLAIR 紧贴侧脑室的胼胝体信号（箭头）；D：脑横断面 T_2-FLAIR 胼胝体病灶，病变累及整个胼胝体压部，呈"拱桥征"，信号不均，呈"大理石花纹征"（箭头）。

图 20　侧脑室周围的室管膜病灶

（4）大脑半球白质病灶

广泛融合的大脑半球白质病灶通常呈假瘤样（tumefactive lesions）（最大直径大于 3 cm）或者沿着白质纤维束走行的长梭形或者放射状病灶（图 21），无占位效应。慢性期病灶可能缩小甚至消失，有些患者可见囊样或空洞样改变。大脑半球的大融合白质病灶在儿童 NMOSD 常见。假瘤样病灶伴随周围水肿带且有不同程度占位效应的病灶，需与急性播散性脑脊髓炎及中枢神经系统恶性疾病相鉴别。

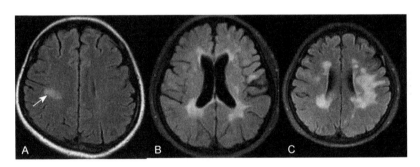

A：脑横断面 T$_2$-FLAIR 显示沿着白质纤维束走行的长梭形病灶（箭头）；B：白质纤维束走行的放射状病灶 C：横断面 T$_2$-FLAIR 显示沿着白质纤维束走行的放射状病灶。

图 21　NMOSD 沿白质纤维束走行的长梭形及放射状病灶

（5）累及皮质脊髓束的病灶

NMOSD 累及皮质脊髓束的病灶可能是单侧或者双侧，从大脑半球深部白质通过内囊后肢延伸至中脑大脑脚或脑桥（图 22）。这类病灶通常沿着锥体束向下纵向延伸。23% ～ 44% 的 NMOSD 患者存在皮质脊髓束病灶。

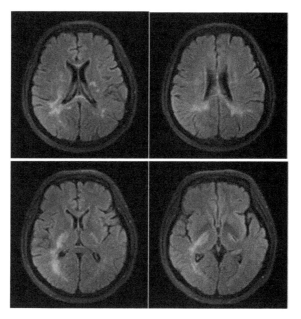

NMOSD 患者女性，36 岁。T_2–FLAIR 显示双侧皮质脊髓束、侧脑室周围及胼胝体病灶。

图 22　NMOSD 皮质脊髓束病灶

（6）非特异性白质病灶

MRI 表现为非特异性 T_2 或 T_2-FLAIR 高信号病灶，位于皮质下或者深部脑白质，病灶呈点状、斑点状、斑片状、线状或不规则形，通常直径小于 3 mm，边缘模糊（图 23）。随着疾病进展，侧脑室、胼胝体周围 T_2 高信号病灶可表现为点状病灶的融合。35% ～ 84% 的 NMOSD 患者出现此类病灶，通常无相应临床症状。

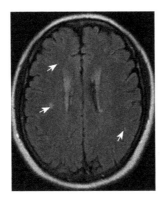

脑横断面 T_2–FLAIR 脑白质非特异性点状、斑片状病灶（箭头）。

图 23　NMOSD 患者脑内非特异性病灶

（7）病灶增强

9% ～ 36% 的 NMOSD 患者存在钆增强病灶（图 24）。NMOSD 急性期病灶信号均匀，无强化或"云雾样"强化（边界不清、多灶性轻微强化），较大病灶可表现为病灶内散在强化，且强化明显。有报道 NMOSD 患者可见紧贴侧脑室室管膜表面的线性强化、边界清楚的结节样强化，以及脑膜强化。

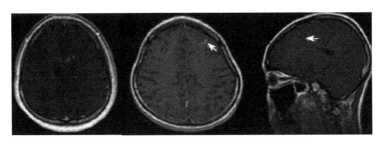

增强 T_1WI 显示脑内病灶云雾样强化和脑膜强化（箭头）。

图 24　NMOSD 患者脑内病灶强化图

9. 视神经脊髓炎谱系疾病脊髓病灶特点

NMOSD 患者急性期表现为水肿的、沿脊髓长轴蔓延的长节段脊髓病灶，55% ～ 82% 的患者 AQP4-IgG 阳性，脊髓病灶纵向可达到或超过 3 个椎体节段，通常颈髓、上段胸髓受累，而下段胸髓少见（图 25 A ～图 25C）。血清 AQP4-IgG 阳性的 NMOSD 患者几乎都有长节段脊髓病灶，而 MS 患者几乎没有脊髓长节段病灶，MS 患者的脊髓病灶短，且通常位于颈髓。在脊髓 MRI 横断位上，NMOSD 患者病灶位于脊髓中央，累及中央管周围灰质（图 25 F、图 25G），而 MS 脊髓病灶位于周边偏后部，非对称性，累及脊髓外周白质，并且以脊髓后索与侧索为主。50% 的患者增强扫描会有明显强化，为不规则斑片样强化或完全强化。随病情演变和临床干预（如大剂量激素冲击治疗）后，NMOSD 长节段横贯性脊髓病灶可能"裂解"为多个短病灶，表现为小于 3 个椎体节段、不对称分布、脊髓白质受累，出现脊髓空洞、局灶性或大范围脊髓萎缩。因此，脊髓 MRI 检查的时间选择非常重要。

脊髓"亮点病灶"是 NMOSD 脊髓病灶的特点之一（图 25 E），可与特发性横贯性脊髓炎或 MS 相鉴别。长节段脊髓炎合并亮点病灶在诊断 NMOSD 上敏感性达 88%，特异性大于 97%。亮点状病灶表现为 T_2 加权图像上与周围 CSF 信号强度一致的高信号病灶，T_1 加权为等信号或低信号。亮点状病灶提示非永久性组织损伤。

　　"线性病灶"最初由日本学者报道，发现 12.8%（6/47）的 NMOSD 患者出现线性病灶，并认为这是一个区别于 MS 的显著特征（图 25 D）。我国学者陆正齐等报道线性病灶见于 48% 的 NMO 患者，对诊断 NMO 的敏感性达 100%，提出该病灶有助于早期诊断 NMOSD。线性病灶是指 T_2WI 上：①矢状位上呈连续性线形外观；②横断位上病灶对称分布，主要累及脊髓中央区域。因此，线性病灶诊断必须同时依靠矢状及横断 MRI。线形病灶可以进一步根据病灶位置划分为线性延髓病灶、线性脊髓病灶及线性延髓—脊髓病灶。线性延髓病灶通常累及延髓被盖部，并延伸至基底部，线性脊髓病灶及线性延髓—脊髓病灶通常累及脊髓中央管及周围部分。所有线性病灶在 T_1WI 上均显示等信号或低信号，无强化。

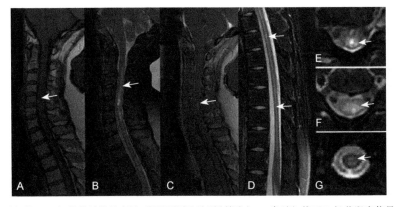

A: 脊髓矢状面 T_1 长节段低信号病灶，累及颈髓和胸髓（箭头）；B: 脊髓矢状面 T_2 长节段高信号病灶，累及颈髓和胸髓（箭头）；C: 脊髓矢状面增强 T_1 见小斑片状强化（箭头）；D: 另一个患者脊髓矢状面 T_2 高信号病灶，"线样征"（箭头）；E: 脊髓横断面 T_2 见高信号病灶，中央管周围灰质受累，"亮点状"（箭头）；F、G: 脊髓横断面中央灰质高信号病灶（箭头）。

图 25　NMOSD 患者脊髓病灶

10. 视神经脊髓炎谱系疾病的视神经病灶特点

NMOSD 出现急性 ON 时，受累视神经表现为肿胀增粗，视神经呈节段性或整条 T_2 高信号，视神经鞘受累可见鞘膜呈长 T_1、T_2 信号，T_2 上呈"轨道样"高信号。钆增强是发现急性 ON 的敏感指标，急性期约 32.5% 的患者可有视神经或者视交叉强化。与 MS 不同的是，NMOSD 患者视神经病变通常是双侧、广泛性、长节段受累，常累及颅内部分，视交叉受累常见（图 26）。

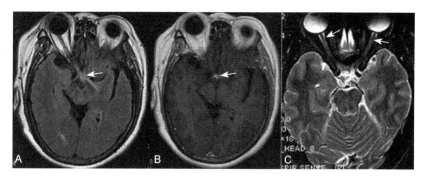

A：脑横断面 T_2-FLAIR 视神经后段、视交叉、视束高信号病灶（箭头）；B：脑横断面增强 T_1 视交叉明显强化（箭头）；C：脑横断面 T_2 双侧视神经"双轨征"（箭头）。

图 26 NMOSD 患者视神经病灶

11. 视神经脊髓炎谱系疾病和多发性硬化患者 MRI 对比

NMOSD 主要与 MS 鉴别，由于两者治疗及预后不同，因此，鉴别非常重要（表 1）。

表1　NMOSD 和 MS 患者 MRI 特点对比

MRI 特点	NMOSD	MS
脊髓 MRI	长节段脊髓病灶（≥3 个椎体节段）	短（＜2 个椎体节段），通常为多个病灶
	轴位：位于中央，灰质受累，对称横惯性损伤	轴位：多呈非对称性部分损伤
	急性期多明显肿胀、T_1 低信号、亮斑样强化；缓解期脊髓萎缩、空洞	T_1 低信号少见
视神经	长/视交叉病灶	短病灶
脑 MRI	脑室系统周围的室管膜周病灶（沿着室管膜内表面）：延髓最后区、三/四脑室周围、下丘脑、丘脑病变	Dawson 指征（垂直于侧脑室）S 形的 U 型纤维病灶 侧脑室周围病灶 颞叶下部病灶
	皮质下或深部较大融合的大脑半球白质病变	皮质病灶
	沿锥体束走行的对称较长病变	静脉周围病灶
	云雾样强化	卵圆形或环状/开环状强化
其他	看似正常的受累组织可能限制于病灶所在纤维束	运用新型 MRI 技术可发现看似正常脑白质的组织损伤
	MRS 上病灶的肌醇下降	MRS 上病灶的 NAA 下降

注：NMOSD：视神经脊髓炎疾病谱系疾病；MS：多发性硬化；MRS：磁共振波谱。

参考文献

1. QIU W, KERMODE A G.Brain MRI in neuromyelitis optica：what is its role?Curr Neurol Neurosci Rep, 2011, 11（6）：526-528.

2. JARIUS S, RUPRECHT K, WILDEMANN B, et al.Contrasting disease

patterns in seropositive and seronegative neuromyelitis optica：A multicentre study of 175 patients.J Neuroinflammation，2012，9：14.

3. MATSUSHITA T，ISOBE N，PIAO H，et al.Reappraisal of brain MRI features in patients with multiple sclerosis and neuromyelitis optica according to anti-aquaporin-4 antibody status.J Neurol Sci，2010，291（1-2）：37-43.

4. COLLONGUES N，MARIGNIER R，ZÉPHIR H，et al.Neuromyelitisoptica in France：a multicenter study of 125 patients.Neurology，2010，74（9）：736-742.

5. TAHARA M，ITO R，TANAKA K，et al.Cortical and leptomeningeal involvement in three cases of neuromyelitis optica.Eur J Neurol，2012，19（5）：e47-e48.

6. XIAO L，QIU W，LU Z，et al.Intractable pruritus in neuromyelitis optica. Neurol Sci，2016，37（6）：949-954.

7. LU Z，QIU W，ZOU Y，et al.Characteristic linear lesions and longitudinally extensive spinal cord lesions in Chinese patients with neuromyelitis optica.J Neurol Sci，2010，293（1-2）：92-96.

8. 常艳宇，邱伟，张炳俊，等．视神经脊髓炎合并经病理证实的假瘤样脱髓鞘病变二例分析．中华神经科杂志，2014，47（3）：163-167.

9. CHENG C，JIANG Y，CHEN X，et al. Clinical，radiographic characteristics and immunomodulating changes in neuromyelitis optica with extensive brain lesions. BMC Neurol，2013，13：72.

10. KIM W，PARK M S，LEE S H，et al. Characteristic brain magnetic resonance imaging abnormalities in central nervous system aquaporin-4 autoimmunity. Mult Scler，

2010, 16 (10)：1229-1236.

11. QIU W, RAVEN S, WU J S, et al. Hypothalamic lesions in multiple sclerosis. J Neurol Neurosurg Psychiatry, 2011, 82 (7)：819-822.

12. QIU W, WU J S, ZHANG M N, et al. Longitudinally extensive myelopathy in Caucasians：a West Australian study of 26 cases from the Perth Demyelinating Diseases Database. J Neurol Neurosurg Psychiatry, 2010, 81 (2)：209-212.

13. TACKLEY G, KUKER W, PALACE J. Magnetic resonance imaging in neuromyelitis optica. Mult Scler, 2014, 20 (9)：1153-1164.

14. CAI W, TAN S, ZHANG L, et al. Linear lesions may assist early diagnosis of neuromyelitis optica and longitudinally extensive transverse myelitis, two subtypes of NMOSD. J Neurol Sci, 2016, 360：88-93.

15. LU Z, ZHANG B, QIU W, et al. Comparative brain stem lesions on MRI of acute disseminated encephalomyelitis, neuromyelitis optica, and multiple sclerosis. PLoS One, 2011, 6 (8)：e22766.

16. 中国免疫学会神经免疫学会. 中国视神经脊髓炎谱系疾病诊断与治疗指南. 中国神经免疫学和神经病学杂志, 2016, 23 (3)：155-166.

（刘亚欧　段云云）

急性播散性脑脊髓炎的磁共振成像表现

12. 脑内病变基本特征

ADEM 的脑内病变主要位于近皮层白质、中央白质，部分病例可同时累及丘脑、海马、脑干及小脑，病灶在 T_1WI 上为低信号，T_2WI 和 FLAIR 上为高信号。与 MS 患者不同，ADEM 位于白质、皮质旁和深部白质的病灶多于脑室周围白质，而胼胝体较少累及，幕下病灶也较 MS 常见，ADEM 与 MS 脑内病灶的鉴别见表 2。另外，大脑半球内白质病灶主要特点为双侧、多发且不对称，病变形态多为斑点状、斑片状及斑块状，少部分呈类圆形及椭圆形，侧脑室周围病灶可见垂直分布，表现为"垂直征"，病灶中心可出现坏死灶或小出血灶，急性期可有灶周水肿，边界模糊。部分病变可呈肿瘤样，并伴有周围水肿。有文献报道，30% 的病变早期可见明显增强，可为多发点片状、结节状、弥漫状的实性强化或病灶环状的边缘强化；病灶均为多发，病灶的大小不等，70% 的病灶较大（轴向直径＞2.0 cm，纵向直径＞2.5 cm），中病灶（轴向直径 1～2.0 cm，纵向直径 1.5～2.5 cm）

及小病灶（轴向直径＜1.0 cm，纵向直径＜1.5 cm）也可见于 ADEM，同一个患者的脑内通常可见到不同大小的病灶（图27～图30）。

表2 ADEM 与 MS 的 MRI 征象鉴别

MRI 征象	ADEM	MS
皮质及深部灰质受累	是	否
双侧弥漫性病变	是	否
病变边界不清	是	否
巨大的球形病变	是	否
脑室周围病变	否	是
垂直胼胝体长轴排列的病变	否	是
卵圆形病变	否	是
局限于胼胝体的病变	否	是
病变在 T_1WI 上呈"黑洞征"	否	是

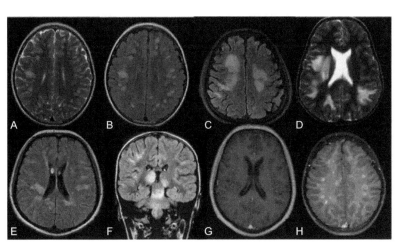

ADEM 大脑半球病灶主要位于皮层下（A-C）和侧脑室周围（D，E），呈斑点或斑片状，双侧多发、大小不等，也可累及深部灰质（D，F）；增强扫描病灶无强化（G）或早期点片状强化（H）。

图27 ADEM 脑内病灶

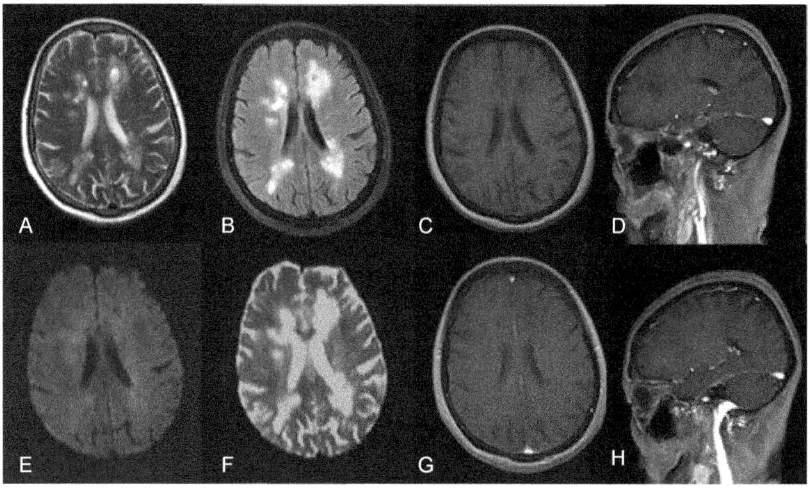

中国医学临床百家

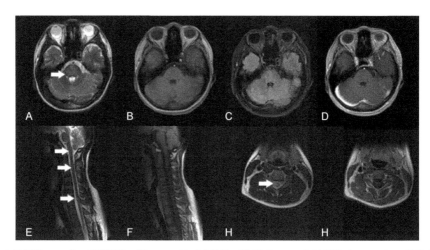

患者男性，15岁。临床症状为头痛、癫痫发作1月余；MRI显示两侧侧脑室旁病灶T₁WI上为低信号，T₂WI和FLAIR上为高信号（A～C），DWI为稍高或低信号（E），ADC图为高信号（F）；增强扫描病灶未见强化（D、G、H）。

图 28　ADEM脑白质病灶

患者男性，18岁。意识障碍1周；MRI显示病灶位于脑桥（A～D）及脊髓（E～H），脊髓病灶呈多节段，近脊髓中央分布。

图 29　ADEM脑干和脊髓病灶

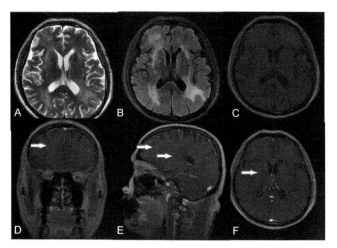

患者男性，20 岁。MRI 显示病灶广泛累及双侧大脑半球白质，多发且不对称，增强扫描病变内可见轻度点状强化。

图 30　ADEM 广泛脑白质病灶

13. 脊髓病变基本特征

有文献报道约 1/3 的 ADEM 患者具有脊髓病灶，表现为局灶性、节段性或融合性，有时可伴有脊髓水肿，T_1WI 上为低信号，T_2WI 上为高信号，增强扫描时，病灶可见强化。ADEM 脊髓病灶多近脊髓中央分布，为部分性或完全性横贯性脊髓炎，累及范围较大（大于 3 个椎体节段），甚至整个脊髓横径受累，病灶边界不清楚（图 31，图 32）。MS 患者脊髓病灶多偏心分布，长度较短（小于两个椎体节段），边界较清楚。

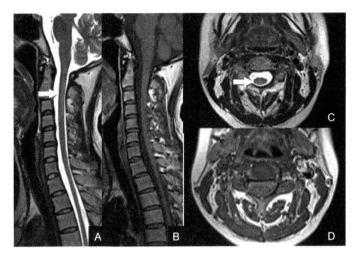

患者女性，23 岁。MRI 显示病灶位于颈髓，T_1WI 为稍低信号，T_2WI 为稍高信号，边缘模糊，呈中心性分布（箭头颈段脊髓内中心病灶）。

图 31 ADEM 脊髓病灶

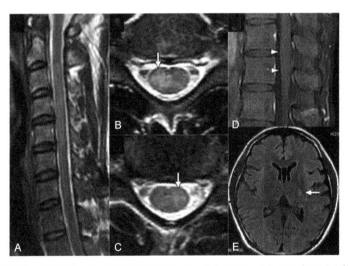

矢状位 T_2WI（A）显示 C2 ~ 6 水平脊髓高信号病灶，横断面（B、C）显示病灶累及脊髓中央灰质和周围白质，边缘模糊（A ~ C）；增强扫描脊髓表面轻度强化（D）；患者脑内病灶位于左侧内囊后肢（E）。

图 32 ADEM 脊髓病灶

14. 视神经病变基本特征

国内外对于 ADEM 的视神经影像学研究较少，无论其是否有视神经相关的临床症状。有文献报道 ADEM 患者临床上具有 ON 症状，但没有检测出视神经病灶。随着 MRI 技术及序列的不断发展，ADEM 的视神经病灶可能会被检出。

15. 病灶的随访

MRI 随访对于 ADEM 的确诊具有重要作用，ADEM 的病程具有单时相的特点，即单次发病，无反复发作，在发病后的 3 个月内应无新病灶出现。有学者建议除了发病急性期的 MRI，至少还需要两个随访的 MRI 资料，如发病后 3 个月及 9 ～ 12 个月。随访的频率及时间应考虑患者年龄及临床病情，对于无症状患者可延迟 MRI 随访。ADEM 患者治疗后的 MRI 随访显示，37% ～ 75% 的病灶完全消退，25% ～ 53% 的病灶部分消退。

少数儿童患者在首次出现脱髓鞘事件时被诊断为 ADEM 是有困难的，但绝大多数患者通过临床病史及较特异的 MRI 病灶即可早期确诊，早期治疗，改善预后。

16. 急性播散性脑脊髓炎少见的 MRI 模式

（1）急性出血性白质脑炎，也称 Weston-Hurst 病，特点是急性、病情进展速度快的炎性脱髓鞘白质脑病，具有很高的死亡率，预后较差。它被认为是 ADEM 的一种超急性变异。患者可在发病一周内由于脑水肿死亡。但是，最近有文献报道早期诊断及积极治疗有助于改善神经系统预后。

（2）有报道，"肿瘤样"脱髓鞘病灶在 ADEM 中是非常少见的，占 5% ～ 8%，这类患者确诊需要病理活检证实，因为这种病灶既可发生在 ADEM，也可发生在 MS，临床症状通常为偏瘫、癫痫、昏迷。"肿瘤样"病灶多位于幕上白质，部分病灶亦可累及灰质，边界清，病灶周围多伴有轻度或中度水肿，占位效应明显。病灶平扫呈 T_1WI 低信号，T_2WI 高信号，DWI 可为高信号；增强扫描后，病灶可出现不同形式的强化，如环形、结节状、斑片状强化，典型者出现"开环样"强化，此征象在颅内肿瘤和感染性病变中较少出现，具有一定特征。部分病灶可起源于胼胝体，或沿胼胝体播散，需要与胶质母细胞瘤和淋巴瘤相鉴别。

（3）链球菌感染后急性播散性脑脊髓炎是由 Dale 等提出的一种新的 ADEM 表型，其与基底神经节抗体具有自身免疫反应，与无链球菌感染的 ADEM 患者相比，基底节更容易受累。在这个研究中，50% 的患者具有锥体外系的肌张力运动障碍，70% 患者行为异常，相比之下，锥体外系运动障碍在 ADEM 患者中是非常罕见的，通常不列为其临床症状。

（4）局限于脑干的 ADEM 病灶，多见于成年患者，孤立的脑干病灶在 ADEM 患者中少见，临床上这些患者可能有或没有脑病症状，不符合 ADEM 的诊断标准，因为缺少多病灶受累的证据。这些患者需要检测随访，在初次发病时应适当地诊断为临床孤立综合征。有文献报道，单个临床孤立综合征患儿预后恢复好并保持单程两年。这种病例是独立的病种还是 ADEM 的局部表现形式仍然是一个待研究的问题。

17. 急性播散性脑脊髓炎的鉴别诊断

ADEM 的诊断及鉴别诊断有时困难，因为许多（炎性或非炎性）疾病的临床及 MRI 表现与 ADEM 非常相似。MRI 上，脑和脊髓有多发高信号病灶的疾病包括感染、炎性脱髓鞘、免疫性或营养代谢性疾病和神经退行性疾病。尽管这些疾病在临床及影像学上有重叠，但 MRI 能客观地缩小鉴别诊断范围。

（1）中枢神经系统细菌或病毒感染患者如前驱有发热病史，且呈现神经系统症状及体征，首先应排除中枢神经系统的细菌或病毒感染，应尽快完成腰椎穿刺及 MRI 检查，必要时可经验性抗菌治疗。腰椎穿刺可以提供 CSF 常规、生化及细菌性检查结果。患者患脑膜脑炎时，可通过 MRI 增强扫描时软脑膜强化而确诊（ADEM 患者的脑膜不强化）；边缘叶脑炎则表现为脑内边缘系统受累。

（2）CNS 肿瘤患者发病最初时的 MRI 资料最具有诊断价值，如果 MRI 显示一个"肿瘤样"病变而不是 ADEM 或 MS 的脑组织肿胀，那么应该考虑良、恶性肿瘤或脓肿，应结合临床病史。ADEM 的脑干病变与肿瘤有时鉴别困难，因为这种病灶通常合并周围脑组织水肿，容易被误诊为恶性病变。对于"肿瘤样"病灶的 ADEM 患者，有学者建议可以通过病灶的"开环样"强化、弥散受限、血管增强，MRS 上谷氨酰胺 / 谷氨酸的水平来综合区分 ADEM 和肿瘤样病灶。

（3）如果患者双侧丘脑受累，除了 ADEM 具有此种影像表现，还应结合临床病史考虑鉴别以下疾病：线粒体脑病（尤其是 Leigh 综合征）、脑深静脉血栓形成、高钠血症、瑞氏综合征、Sandoff 病、急性坏死性儿童脑病（acute necrotizing encephalopathy of childhood，ANEC）。ANEC 的病例主要是在日本、中国台湾和韩国所报道，是一种消化道、呼吸道症状和发热后 2 ~ 4 天发作的急性脑病，MRI 上可发现多发对称性病灶，累及丘脑、大脑或小脑白质和脑干。基底节受累时与 ADEM 相似，尤其是链球菌感染后的 ADEM 患者，应考虑与有机酸尿症、线粒体疾病（特别是 Leigh 综合征）和 Wilson 病相鉴别。

（4）可逆性后部白质脑病综合征（posterior reversible encephalopathy syndrome，PRES）的病灶是可逆性的，增强扫描有助于鉴别诊断，"环形"强化时应与脑脓肿、结核瘤、弓形体病或组织胞浆菌病相鉴别。

（5）MS 与 ADEM 最难的鉴别诊断是 MS，ADEM 的临床表现及 MRI 征象与首次发作的 MS 相似，常被误诊为此病。在临床表现方面，ADEM 比 MS 具有明显的发病诱因，起病更急，且 ADEM 为单时相病程，极少复发，预后较 MS 好；而 MS 为多时相病程，反复发作预后差，OB 出现的概率较高。另外，ADEM 除白质外也可累及灰质，而 MS 多累及脑室周围白质，极少累及丘脑、脑灰质。增强扫描也有一定的帮助，ADEM 在急性期病灶通常有增强，恢复期常无增强，而 MS 具有空间及时间的多样性特点，其新旧病灶常同时存在，表现为新病灶增强而旧病灶不增强。

ADEM 不是一个特定的疾病，而是一种免疫介导的中枢神经系统炎性脱髓鞘综合征，尤其好发于儿童。ADEM 的典型 MRI 表现为白质、灰质核团和脊髓中广泛、双侧、不对称、均匀或略有不均匀的斑片状 T_2WI 高信号。皮质旁白质及深部白质较脑室周围白质更易受累，这是与 MS 白质病灶相区别的一个重要的鉴别点。此外，典型的 MS 病变易累及胼胝体，在 ADEM 病变中很少见。幕下病变在 ADEM 中很常见，包括脑干和小脑白质。病灶大小和形态多种多样，小片状、大片状、圆形、不规则形均可见。MRI 异常病变通常与临床症状同时出现。然而，在临床症状持续 1 个月后也可延迟出现 MRI 异常病灶，所以当临床发病时，脑和脊髓 MRI 表现正常也不能排除 ADEM 的诊断。30% ～ 100% 的 ADEM 患者可出现病灶增强，增强形式可表现为结节状、弥漫性，完整的或不完整的环状强化。

未来，可进一步细分潜在病因，包括中枢神经系统抗体，如水通道蛋白抗体、MOG 抗体，希望能加深我们对疾病的理解和指导治疗。关于 ADEM 是否可作为 MS 的首发表现形式，现在还存在争议。ADEM 的发病率较低，需要多中心、大样本地研究其发病机制、生物标志物、鉴别诊断和治疗方案，从而促进探索有效的具体治疗方法，以改善儿童脱髓鞘患者的长期预后。

参考文献

1. POHL D, ALPER G, VAN HAREN K, et al. Acute disseminated encephalomyelitis：Updates on an inflammatory CNS syndrome.Neurology，2016，87（9 Suppl 2）：S38-S45.

2. KRUPP L B, TARDIEU M, AMATO M P, et al. International pediatric multiple sclerosis study Group criteria for pediatric multiple sclerosis and immune-mediated central nervous system demyelinating disorders： revisions to the 2007 definitions. Mult Scler，2013，19（10）：1261-1267.

3. ALPER G，SREEDHER G，ZUCCOLI G. Isolated brain stem lesion in children：Is it acute disseminated encephalomyelitis or not? AJNR Am J Neuroradiol，2013，34（1）：217-220.

4. ZUCCOLI G, PANIGRAHY A, SREEDHER G, et al. Vasogenic edema characterizes Acute disseminated encephalomyelitis.Neuroradiology，2014，56（8）：679-684.

（刘亚欧　段云云）

MRI 新技术在脱髓鞘疾病中的应用及科研进展

MRI 新技术包括脑和脊髓磁共振波谱 （MR spectroscopy，MRS）、弥散张量成像 （diffusion tensor imaging，DTI）、三维结构像和功能磁共振成像 （functional MRI，fMRI） 等，可以从组织代谢、白质纤维束完整性及脑功能改变等不同角度更加深入反映病变，指导临床早期鉴别诊断、监测病情、评价残疾、认知障碍和判断预后。

18. 脑和脊髓体积测量

（1） MS 和 NMOSD 患者脑和脊髓萎缩

近年来，随着技术的进步，基于 MRI 三维结构像进行脑体积测量已经不仅仅局限于全脑，还可以测量灰质、白质、局部脑区甚至亚脑区的体积，成为常规 MRI 的重要补充。MS 脑萎缩可以发生在不同类型疾病的各个阶段，临床上病情稳定期未接受干预治疗的 MS 患者，脑体积每年减少 0.5% ～ 1%，而 MS 患者临床发作后脑萎缩速度明显加快。所有亚型的 MS 脑灰质的萎缩速度都比白质要快，而白质萎缩率在 MS 各个阶段基本不变，因此，灰质萎缩的程度可以反映疾病进展的程度。深部灰质萎缩是 MS 脑萎缩的重要特点。

NMO 患者全脑和灰白质萎缩程度都比 MS 轻微，MS 和 NMO 脑萎缩模式不同（图 33，图 34），MS 全脑萎缩较 NMO 显著且广泛，MS 灰质萎缩最显著区域位于丘脑、尾状核等深部灰质。NMO 脑萎缩主要是局部脑区的萎缩，包括局部灰质和白质区域，NMO 的灰质萎缩主要位于岛叶和额叶、颞叶皮层，参与视觉、运动或认知功能，而 NMO 白质萎缩主要位于额叶、顶叶皮层下白质（图 35）。

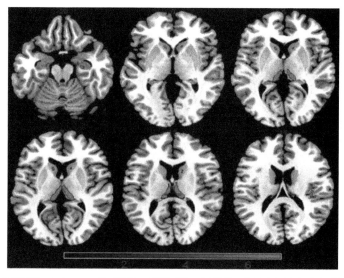

VBM 方法分析得出 MS 与 NMO 患者相比，两侧丘脑、尾状核、海马旁回及岛叶灰质萎缩较显著（红色标记）。

图 33　MS 和 NMO 灰质体积比较（彩图见彩插 2）

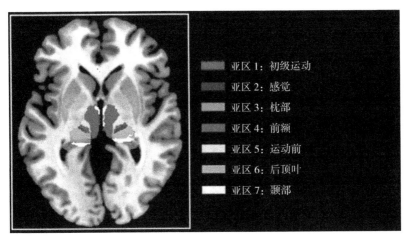

利用 DTI 分割算法将丘脑分为七个亚区，用于进一步比较疾病之间丘脑结构和功能连接的不同模式。

图 34　丘脑亚区分割（彩图见彩插 3）

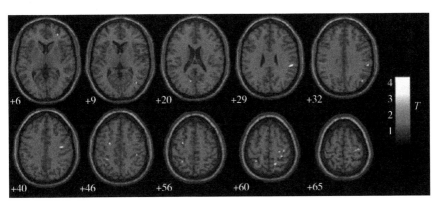

VBM 方法分析得出 NMO 患者脑白质萎缩主要位于额叶、顶叶皮层下区域（黄色标记）。

图 35　NMO 患者局部脑白质萎缩（彩图见彩插 4）

　　国内学者将 MS 和 NMO 患者的脑及脊髓结构 MRI 进行了对比研究，发现 NMO 患者以脊髓萎缩为主，脊髓萎缩程度与残疾进展相关，而 MS 患者以脑萎缩为主，脑内病灶和脑萎缩程度与残疾进展相关，并提出平均上段颈髓面积（mean upper cervical cord area，MUCCA）是评价临床残疾程度的重要 MRI 标志参数，尤其是在 NMO 患者中（图 36）。

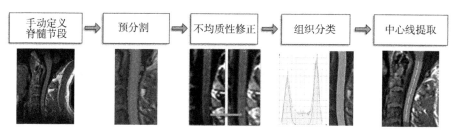

图 36　脊髓面积测量的图像处理方法（彩图见彩插 5）

（2）脑和脊髓体积测量与临床的相关性

①测量患者脑体积的变化能反映疾病进程，评价患者的临床残疾程度。灰质体积变化比白质能提供更多的临床信息，灰质萎缩的程度可以反映疾病进展的程度。研究发现，无论哪种 MS 亚型，无论病程长短，随访后发现残疾程度进展的 MS 患者（EDSS 评分增加）与残疾程度未进展的患者脑体积变化均有显著差异。

②测量脑体积变化还能为临床提供重要的预后信息。纵向多中心的临床影像研究发现，MS 患者随访 1 年时全脑体积和病灶体积变化能预测 10 年后的 EDSS。对复发性 MS 患者随访 13 年发现基线灰质萎缩是疾病残疾程度加重的唯一预测指标。因此，脑体积和灰质体积测量能评估并预测 MS 患者的临床情况，如果与病灶体积一起考虑则对临床进展的预测作用更强。

与 MS 不同，NMO 的全脑和局部脑区体积变化与临床进程、EDSS 无明显相关性，NMO 上段颈髓萎缩与临床残疾程度显著相关（图 37）。

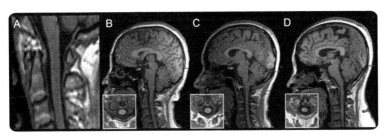

A：在矢状位 3D T$_1$WI 上选取用于测量的上段颈髓区域（长度 30 mm，上缘平 C2 上缘）；B ～ D：
分别为测量的健康志愿者、MS 患者和 NMO 患者的平均上段颈髓体积（MUCCA）（0.83 cm^2、0.76 cm^2
和 0.69 cm^2）。

图 37　健康志愿者和 MS、NMO 上段颈髓体积测量（彩图见彩插 6）

③测量脑体积变化有助于评价认知损伤。近期研究表明，在临床出现症状以前，脑体积与神经心理测验得到的认知评分有显著相关性。大样本纵向研究进一步验证，灰质体积的减小能解释认知功能下降和选择性认知功能损伤。选定的局部灰质区域的萎缩与不同的临床症状或认知损伤相关联，如病程较长或残疾程度较重的 MS 患者显示初级感觉运动中枢的局限性变薄；海马及其亚区的萎缩与认知缺陷相关；丘脑萎缩与认知处理速度、执行功能显著相关；尾状核萎缩与工作记忆、语言记忆损伤相关。

NMO 全脑灰质体积与 EDSS 不相关，而与认知评分相关。NMO 出现认知障碍的患者，脑灰质体积尤其是深部灰质体积明显减小，海马体积也是 NMO 预测认知损伤的主要指标。

④测量脑体积变化有助于药物疗效的监测。近期几乎所有药物与安慰剂对照的实验都发现药物组和对照组对脑体积的影响不同，说明药物对 MS 的神经变性进程有一定的影响。不同药物对于脑体积的影响程度不同，有些药物能明显降低脑萎缩率（如

芬戈莫德），有些药物显示混合作用（如富马酸二甲酯、特立氟胺），而少数药物却没有显著作用（如那他珠单抗）。针对这种情况，对近期所做的 13 个试验中脑体积、病灶数量和残疾程度变化的相关性数据进行整合分析，发现局部病灶和脑体积变化相结合能更好地反映临床疗效。这些定量测量的方法尽管技术上可行，但要作为临床实际疗效监测指标，其有效性还有待在个体水平进一步确认。

19. 弥散成像

弥散成像已广泛应用于 MS 不同阶段的 T_2 白质病灶、NAWM、灰质、视神经和脊髓的定量测量及分级。这些应用很大程度上改善了临床对该疾病不同的病理生理状态的理解及其临床表现复杂性的认识。

弥散成像在分析 MS 患者微观病理改变时主要在以下两方面应用。①信号分析：弥散成像信号增高提示细胞毒性水肿、弥散受限；信号减低提示结构破坏、弥散加快。②量化测量：使用 FA 值和多个弥散值可用于 MS 病灶、NAWM、灰质、视神经和脊髓的定量测量。

典型的病灶表现为平均弥散系数（meandiffusivity，MD）增加、FA 值减低。在急性病灶中心 ADC 值较病灶周边、NAWM 以及慢性病灶显著升高；边缘有"晕环"样高信号的环形病灶内存在多样的 ADC 值改变；亚急性和慢性病灶的 ADC 值呈中等程度升高。在 MS 病灶的连续观察中发现，在病灶出现强化之前，病灶呈逐渐的中等程度的 ADC 增高，Gd-DTPA 强化时 ADC 迅速显著升高，强化消失后 ADC 值呈缓慢下降。这也暗示在 MS 患者中，在新发增强病灶（BBB 破坏）出现之前，常规 MRI 上的 NAWM 已存在进行性的病变。近年来观察到 T_1 高信号病灶的 FA 值和定量弥散值的改变介于 T_1 低 / 等信号病灶与 NAWM/ 正常组织之间（弥散值按病灶低信号—等信号—高信号—NAWM—正常组织排序）（图 38）。

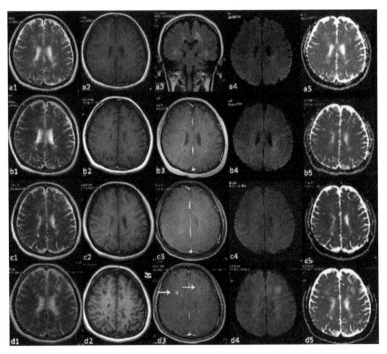

1 例首发症状时年龄为 27 岁的女性患者，图示 3 年间病灶缓解和进展交替存在，其中 a4 ~ d4 和 a5 ~ d5 分别对应不同时期病灶的 DWI 和 ADC 图。

图 38　MS 患者不同时期病灶

在视神经的 DTI 纤维束示踪中，具有 ON 的患者可降低双侧视神经的连接性（重建的连接数量），提示存在继发于视神经损伤的跨突触的退行性变，并且和视网膜损伤、视力降低具有相关性。

基于纤维束骨架的空间统计（tract-basedspace statistics，TBSS）可以在体素水平上对多个被试的 DTI 数据进行分析（图39）。使用该技术发现，在 MS 患者多个白质纤维束中存在显著的 FA 值降低，并且和对应的认知功能损伤相关。

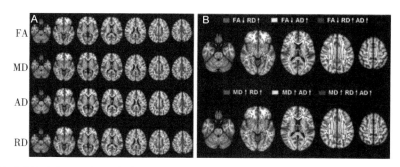

A: 绿色代表被试的 FA 骨架，红色代表 MS 患者较对照组存在显著下降的 FA（第一排）、增高 MD（第二排）、增高 AD（第三排）和增高 RD（第四排）值（$P < 0.05$，FWE 校正）；B: MS 患者定量 DTI 值在白质的重叠区域。

图 39　MS 患者 TBSS 分析结果（彩图见彩插 7）

20. 多发性硬化患者的弥散张量成像与临床功能评估的关系

MS 患者的弥散张量成像（diffusion tensor imaging，DTI）

参数改变和患者临床功能损伤程度之间的相关性已经得到证实，其中 T_2 可见病灶的 DTI 参数值被认为和临床评分之间具有较强的相关性，而此种相关性在特异性功能区的病灶 DTI 改变，被认为与相应功能损伤的关系更为紧密，例如，嗅觉相关的脑区内病灶的 FA 值和受损的嗅觉功能呈负相关，表明与嗅觉相关的脑区白质的损害很大程度上影响 MS 患者对气味的识别。此外，良性 MS 患者也发现在表现正常白质如胼胝体前部弥散系数变化与运动、疲劳、认知处理速度相关。DTI 正常或轻度异常的 MS 患者可表现较为良好的临床状态。对于灰质，DTI 的异常可能是疾病进入进展期或更多功能丧失的标志，灰质的弥散特征改变和 MS 患者神经心理学变化存在相关。在良性 MS 患者中，灰质损伤和认知损害的严重程度存在一定的相关性，与进展型 MS 患者观察到的运动功能损伤的结果相似。大样本、前瞻性的研究表明，DTI 衍生参数对组织破坏的测量可作为 MS 预后的临床标志。

21. 磁共振波谱成像

磁共振波谱（magnetic resonance spectroscopy，MRS）是目前唯一用于在体观察活体组织代谢变化、生化改变和特定化合物定量分析的非创伤性技术。它能够揭示组织内代谢物的变化，其参与神经系统疾病病理变化的主要代谢物包括：N- 乙酰天门冬氨酸（N-acetylaspartate，NAA）（2.02 ～ 2.05 ppm），是神经元和轴索生存能力与密度的标志物，为反映神经元和轴索丢失的最佳指标；胆碱复合物（choline，Cho）（3.20 ppm），参与细胞膜的合成及降解，反映细胞膜的髓鞘脱失和胶质增生；肌酸/磷酸肌酸（creatine/phosphocreatine，Cr）（3.03 ppm），是脑细胞能量的标志，在正常脑组织中峰值高度相对稳定；乳酸（lactate，Lac）（1.33 ppm），是葡萄糖无氧酵解的终产物，特有的表现为双峰波谱，Lac 的增加是炎性细胞代谢的结果；脂质（lipid，Lip）（0.90～11.30 ppm），提示坏死与髓鞘脱失；肌醇（myo-inositol，MI）（3.56 ppm），为神经胶质增生的标志物。对代谢产物进行定量分析的参数包括峰高（代表共振信号强度）、峰宽（代表共振频率）和峰下面积（与代谢产物含量成正比）。

（1）MRS 在 MS 和 NMO 中的应用

MS 病灶的波谱演变具有一定规律性，急性期表现为 NAA 降低、Cho 升高，Lac、MI 和 Lip 升高。急性期后数天至数周，Lac 进行性减少，直至正常水平，Cho、Lac 和 Lip 在数月后才恢复至正常，NAA 可持续在较低水平或部分恢复。轴索破坏是导致 MS 患者身体残疾的重要原因，1H-MRS 可通过测量病灶和表现正常脑白质（normal appearing white matter，NAWM）中的 NAA 含量，对轴索的破坏程度进行定量分析，并能判断预后。不同类型 MS 患者 NAA 的下降程度不同，通常为继发进展型多发性硬化症（secondary progressive multiple sclerosis，SPMS）＞复发型多发性硬化症（relapsing-remitting multiple sclerosis，RRMS）＞对照组。NAWM、T_1WI 等信号病灶和 T_1WI 低信号病灶的 NAA 逐渐减低，提示了程度不断加重的病理改变（图 40）。

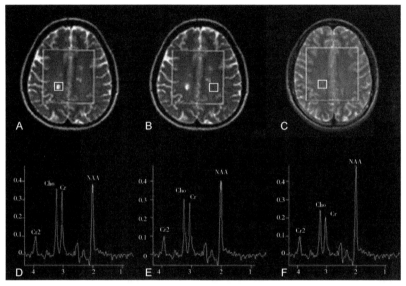

MS 患者女性，29 岁。A ~ C 分别为病灶、对侧 NAWM 和正常志愿者脑白质相应区域的采样容积，D ~ F 为在上述感兴趣区获取的 MRS 图。NAA：病灶 < NAWM < 正常脑白质，Cho：病灶 > NAWM > 正常脑白质。

图 40　MS 病灶、对侧 NAWM 和正常脑白质的 MRS 比较

MS 脑代谢异常与临床的残疾程度有一定的相关性。临床残疾程度进行性加重的 RRMS 患者、SPMS 患者和病程较长的患者都显示严重的 NAA 减低。但相比残障重的患者 [残疾状况评分量表（expanded disability status scale，EDSS）≥ 5 分]，轻度残障患者（EDSS < 5 分）的 NAA/Cr 与 EDSS 有更强的相关性。同样，病程相对短的患者（病程 < 5 年）NAA/Cr 与 EDSS 呈明显相关，而病程长的患者无此相关性，说明轴索损伤是疾病早期

预测临床残障的决定因素。

MS 患者 NAA 与疲乏和认知障碍也有相关性。有疲乏症状的患者豆状核 NAA/Cr 明显减低，说明基底节等特定区域的损伤可能导致 MS 常见的疲乏症状。检测表现正常脑组织的 NAA 异常能区分 MS 是否有认知障碍，说明 MRS 是检测 MS 认知障碍的敏感指标。

有关 NMO 的 MRS 研究比较少，有文章报道了 5 例水通道蛋白（AQP4）阳性的 NMO 患者脑内病灶的代谢异常，发现病灶处 Cho/Cr 增高，NAA/Cr 减低，并出现了乳酸峰，提示病灶处发生了急性炎症反应。而近期几项有关 NMO 患者表现正常脑组织的 MRS 研究都得到了一致的结果：无论 NMO 患者脑内是否有病灶，在 NAWM 和 NAGM 区都未发现明显的代谢异常，深部灰质丘脑等区域也未发现代谢异常。而 MS 即便在疾病最早期也能检测到 NAA、Cho、MI 等代谢产物浓度改变（图 41）。这一发现说明 NMO 脑内没有发生广泛的轴索损伤，这是区别于 MS 的一个重要特征，其有助于两种疾病的鉴别和不同病理生理机制的探索。

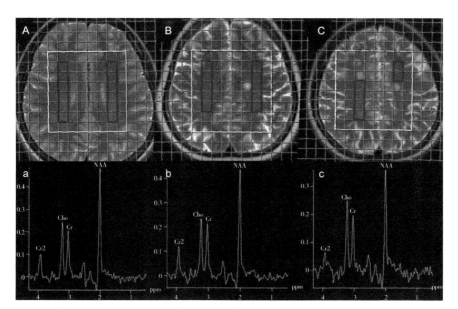

A ~ C 分别为健康志愿者、NMO 患者和 MS 患者的 NAWM 区域，a ~ c 为相应的 MRS 谱线，MS 与 NMO 比较，脑内代谢差异主要表现为 NAWM 的 NAA 减低。

图 41　MS 和 NMO 表现正常脑白质的代谢差异（彩图见彩插 8）

（2）MRS 鉴别诊断

研究表明，常规 MRI 与 MRS 相结合有助于假瘤样脱髓鞘病的准确诊断。短回波 MRS 发现谷氨酸和谷氨酰胺峰（β，γ-Glx）明显升高，而肿瘤性病变没有此峰。同时假瘤样病灶也出现了非特异性的代谢特点，如 Cho 峰、Lac 峰、Lip 峰升高及 NAA 峰的降低（图 42），这些在肿瘤性病变中也有类似表现。但在假瘤样脱髓鞘病急性期过后随访 Lip 和 Lac 却发现两者均明显减低，乳酸常积聚在坏死组织和无氧代谢脑组织内，Lac 峰升高，提示在急性炎症中有巨噬细胞的活动；Lip 增加提示急性脱髓鞘病变，因髓鞘和细胞膜破坏，脂质释出引起游离脂肪升高。

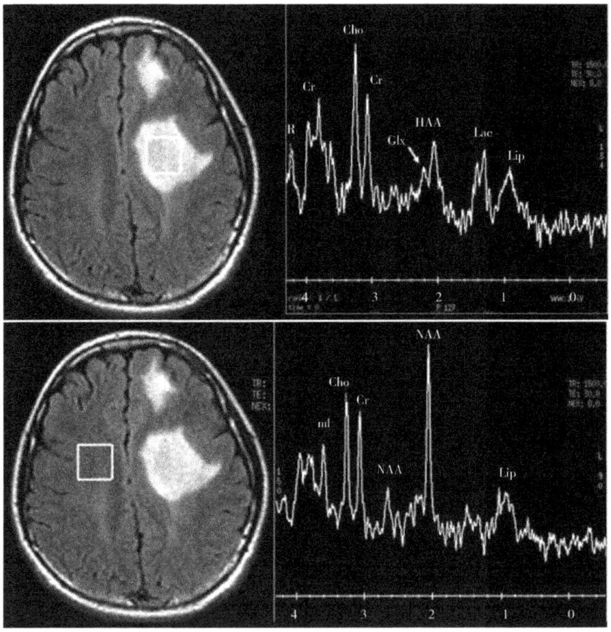

单体素短回波 MRS 显示左侧半卵圆中心病灶与对侧相应的脑白质区比较，谷氨酸和谷氨酰胺峰（β，γ-Glx）升高，Cho 峰、Lac 峰、Lip 峰升高，而 NAA 峰降低。

图 42　假瘤样脱髓鞘病的 MRS 改变

MRS 有助于鉴别 ADEM 和其他常规 MRI 表现类似的疾病，如肿瘤、急性 MS 病灶和其他感染性病变，但是已有 MRS 研究都是小样本的，尚缺乏大样本的研究。急性期 ADEM 病灶显示 NAA/Cr 减低、Cho/Cr 增高，伴有 Lip 峰增高，与 MS 急性病灶的表现很相似。Lac 也可以出现，并在数天内恢复正常。另外一项研究发现，ADEM 病灶处 NAA 减低在缓解期依然存在。

22. 功能成像

fMRI 成像基本原理：狭义的 fMRI 是指基于血氧水平依赖

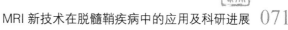

(blood oxygenation level dependent，BOLD) 效应原理，即通过测量神经元活动对局部氧耗量和脑血流的影响程度不匹配所导致的局部磁场性质变化的原理，而产生的一种新兴的神经成像方式。

主要方法分为两种：一种是任务态功能性磁共振 (task-fMRI)，即利用各种刺激诱导局部脑组织 BOLD 信号发生变化，间接反映神经元的活动；另一种为最常用的方法是静息态 fMRI (resting-state fMRI)，即在没有明确的输入或输出因素状态下，大脑内部发生 BOLD 信号的自发调节。静息态指的是受试者闭眼、放松、静止不动，并避免任何有结构的思维活动的状态。与基于任务的 fMRI 比较，它的临床应用简单，可操作性好，无须实验设计及被试训练等。

MS 功能特化网络或区域存在与结构损伤相关的功能损伤和重塑的改变：①在不同临床类型的 MS 患者（甚至在 CIS 阶段）中均可存在功能损伤和重塑的改变，可涉及运动、视觉、认知相关的脑网络，尽管改变在个体间存在一定的差异性；②脑组织的损伤程度（结构和代谢成像）和脑激活的改变程度具有相关性，而激活或功能连接在强度和范围上的增加往往被认为是适应性的代偿激活或者功能的重构；③部分研究认为脑的激活或功能连接模式可以用于预测临床预后和监测疾病进展。

有学者研究儿童 MS 患者感觉运动网络系统，发现其有效功能连接与健康志愿者无明显区别，因此提出儿童 MS 患者出现的相对较轻的临床表现可能是大脑的适应性保护作用的结果；而随着疾病进展，成年 RRMS 患者的皮层功能重塑将会超出自身代偿能力，而这可能是导致 MS 临床复发的原因。另有研究表明，进展型 MS 患者较正常人 DMN 活动度显著降低，而前扣带回在认知障碍的进展型 MS 中减低尤为明显，提示作为 DMN 的重要部分，前扣带回的功能障碍可能是进展型 MS 认知障碍的重要基础。最近有研究联合应用 fMRI 和 DTI 两种技术，发现 MS 患者运动网络的功能连接和锥体束、齿状核、红核及丘脑的白质纤维束连接相关，因此提出功能连接的改变可能是结构连接损伤的代偿，这一发现提示功能和结构连接相结合对于解释特定脑网络损伤引起的临床症状和对预后的判断具有重要作用。

和 MS 脑重塑主要来自丘脑功能的增高不同的是，NMO 全脑低频振幅（amplitude of low frequency fluctuations，ALFF）的改变主要集中在视觉、运动和认知网络中，结合 NMO 认知障碍的研究报道认为，NMO 患者认知改变的基础可能主要源于 DMN 局部一致性的降低。和 MS 患者功能连接降低、增高并存不同的是，NMO 功能连接以增高为主，涉及运动网络的中央前后回及旁小叶、视觉网络的枕叶皮层和杏仁体核之间的连接，以及尾状核、海马旁回的连接等。

NMO 患者静息态 DMN、额顶网络（frontoparietal network，FPN）均存在功能连接异常，提示患者的脊髓及视神经病变不只引起患者相应的临床症状，局部结构损伤所致的功能改变也不仅仅局限于病变对应的区域，脑功能网络是一个复杂的互相关联的网络，存在损伤与代偿的复杂过程。

23. 脊髓磁共振成像新技术

由于脊髓成像技术存在许多限制包括脊髓面积较小、磁敏感伪影，以及对于呼吸心跳运动、CSF 波动伪影的敏感性等，有关脊髓的 MRI 新技术研究相对较少。近年来新的 MRI 成像序列不断问世，既往多用于脑部成像的各种技术也开始用于脊髓，并成为重要的研究方向。

（1）脊髓 DTI

与健康志愿者相比，MS 患者脊髓病灶处的 ADC 值增高，FA 值减低，常规 MRI 上表现正常的脊髓 FA 值也减低，但病灶的减低程度更为严重。

（2）脊髓 MRS

MS 脊髓病灶急性期主要表现为 NAA 降低，恢复期主要表现为 NAA 逐渐升高，患者恢复程度与 NAA 的升高程度成正比，Cho、Lac、Lip 和 MI 急性期可以增高，然后在数天至数月内恢复正常。在脊髓 NAWM 的波谱研究中，RRMS 患者的代谢产物均无异常改变，但 SPMS 患者 NAWM 的 NAA/Cr 比值及 NAA、Cr 绝对值均较 RRMS 和正常人显著减低，说明 SPMS 患者的 NAWM 存在隐匿性病灶。

（3）脊髓 fMRI

研究发现对腕关节进行被动的感觉任务，MS 患者的脊髓较正常志愿者出现范围广泛和信号增强的激活区域，提示了脊髓的代偿功能或功能重塑。Agosta 等发现 MS 的脊髓激活区较对照组增大，主要位于脊髓 C_5 节段的右侧前角、C_6 的右侧前角和后角及 C_6 和 C_7 的脊髓中央部，提示脊髓神经元之间的传导延迟；该研究组采用相同设计进一步发现原发进展型（primary progressive MS，PPMS）患者的脊髓激活显著强于正常对照。另有研究发现，RRMS 和 SPMS 患者的脊髓功能激活均强于正常人，但两种类型的 MS 之间并无明显差异。与轻度残疾患者相比较，严重残疾患者的脊髓过度激活更为明显，提示 MS 患者脊髓功能异常，亦可能反映其病情的严重程度。

总之，MS 作为中青年人群中非外伤性致残的最常见原因，应当引起神经科和影像科医师的高度重视，联合应用常规 MRI 和 MRI 新技术可以更好地诠释 MS 的脑和脊髓结构及功能改变，为早期做出准确诊断、全面评价神经功能受损、预测认知功能损伤、指导治疗、判断预后起到重要作用。

参考文献

1. ROOSENDAAL S D，BENDFELDT K，VRENKEN H，et al. Grey matter volume in a large cohort of MS patients：relation to MRI parameters and disability. Mult Scler，2011，17（9）：1098-1106.

2. FILIPPI M, PREZIOSA P, COPETTI M, et al. Gray matter damage predicts the accumulation of disability 13 years later in MS. Neurology, 2013, 81 (20): 1759-1767.

3. POPESCU V, KLAVER R, VERSTEEG A, et al. Postmortem validation of MRI cortical volume measurements in MS. Hum Brain Mapp, 2016, 37 (6): 2223-2233.

4. SULLIVAN D C, OBUCHOWSKI N A, KESSLER L G, et al. Metrology standards for quantitative imaging biomarkers. Radiology, 2015, 277 (3): 813-825.

5. DE STEFANO N, STROMILLO M L, GIORGIO A, et al. Establishing pathological cut-offs of brain atrophy rates in multiple sclerosis. J Neurol Neurosurg Psychiatry, 2016, 87 (1): 93-99.

6. DUAN Y, LIU Y, LIANG P, et al. Comparison of grey matter atrophy between patients with neuromyelitis optica and multiple sclerosis: a voxel-based morphometry study. Eur J Radiol, 2012, 81 (2): e110-e114.

7. RADUE E W, BARKHOF F, KAPPOS L, et al. Correlation between brain volume loss and clinical and MRI outcomes in multiple sclerosis. Neurology, 2015, 84 (8): 784-793.

8. LIU Y, FU Y, SCHOONHEIM M M, et al. Structural MRI substrates of cognitive impairment in neuromyelitis optica. Neurology, 2015, 85 (17): 1491-1499.

9. LIU Y, JIANG X, BUTZKUEVEN H, et al. Multimodal characterization of gray matter alterations in neuromyelitis optica. Mult Scler, 2018, 24 (10): 1308-

中国医学临床百家

1316.

10. LIU Y, DUAN Y, HUANG J, et al. Multimodal Quantitative MR Imaging of the Thalamus in Multiple Sclerosis and Neuromyelitis Optica. Radiology, 2015, 277 (3): 784-792.

11. LIU Y, WANG J, DAAMS M, et al. Differential patterns of spinal cord and brain atrophy in NMO and MS. Neurology, 2015, 84 (14): 1465-1472.

12. SORMANI M P, ARNOLD D L, De Stefano N. Treatment effect on brain atrophy correlates with treatment effect on disability in multiple sclerosis. Ann Neurol, 2014, 75 (1): 43-49.

13. PREZIOSA P, ROCCA M A, MESAROS S, et al. Intrinsic damage to the major white matter tracts in patients with different clinical phenotypes of multiple sclerosis: a voxelwise diffusion-tensor MR study. Radiology, 2011, 260 (2): 541-550.

14. LIU Y, DUAN Y, HE Y, et al. Whole brain white matter changes revealed by multiple diffusion metrics in multiple sclerosis: a TBSS study. Eur J Radiol, 2012, 81 (10): 2826-2832.

15. KERN K C, SARCONA J, MONTAG M, et al. Corpus callosal diffusivity predicts motor impairment in relapsing-remitting multiple sclerosis: a TBSS and tractography study. Neuro Image, 2011, 55 (3): 1169-1177.

16. HUBBARD E A, WETTER N C, SUTTON B P, et al. Diffusion tensor imaging of the corticospinal tract and walking performance in multiple sclerosis. J Neurol Sci, 2016, 363: 225-231.

17. MESAROS S, ROCCA M A, KACAR K, et al. Diffusion tensor MRI tractography and cognitive impairment in multiple sclerosis. Neurology, 2012, 78 (13): 969-975.

18. SHU N, LIU Y, LI K, et al. Diffusion tensor tractography reveals disrupted topological efficiency in white matter structural networks in multiple sclerosis. Cereb Cortex, 2011, 21 (11): 2565-2577.

19. LI Y, JEWELLS V, KIM M, et al. Diffusion tensor imaging based network analysis detects alterations of neuroconnectivity in patients with clinically early relapsing-remitting multiple sclerosis. Hum Brain Mapp, 2013, 34 (12): 3376-3391.

20. PELIZZONI I, MACCO R, MORINI M F, et al. Iron handling in hippocampal neurons: activity-dependent iron entry and mitochondria-mediated neurotoxicity. Aging Cell, 2011, 10 (1): 172-183.

21. ZIVADINOV R, SCHIRDA C, DWYER M G, et al. Chronic cerebrospinal venous insufficiency and iron deposition on susceptibility weighted imaging in patients with multiple sclerosis: a pilot case-control study. Int Angiol, 2010, 29 (2): 158-175.

22. WILLIAMS R, BUCHHEIT C L, BERMAN N E, et al. Pathogenic implications of iron accumulation in multiple sclerosis. J Neurochem, 2012, 120 (1): 7-25.

23. FILIPPI M, ROCCA M A, BARKHOF F, et al. Association between pathological and MRI findings in multiple sclerosis. Lancet Neurol, 2012, 11 (4): 349-360.

中国医学临床百家

24. COLORADO R A, SHUKLA K, ZHOU Y, et al. Multi-task functional MRI in multiple sclerosis patients without clinical disability. NeuroImage, 2012, 59 (1): 573-581.

25. ROCCA M A, ABSINTA M, MOIOLA L, et al. Functional and structural connectivity of the motor network in pediatric and adult-onset relapsing-remitting multiple sclerosis. Radiology, 2010, 254 (2): 541-550.

26. KERN K C, SARCONA J, MONTAG M, et al. Corpus callosal diffusivity predicts motor impairment in relapsing-remitting multiple sclerosis: a TBSS and tractography study. Neuroimage, 2011, 55 (3): 1169-1177.

27. ROCCA M A, AMATO M P, DE STEFANO N, et al. Clinical and imaging assessment of cognitive dysfunction in multiple sclerosis. Lancet Neurol, 2015, 14 (3): 302-317.

28. BENEDICT R H, MORROW S, RODGERS J, et al. Characterizing cognitive function during relapse in multiple sclerosis. Mult Scler, 2014, 20 (3): 1745-1752.

29. SUMOWSKI J F, WYLIE G R, DELUCA J, et al. Intellectual enrichment is linked to cerebral efficiency in multiple sclerosis: functional magnetic resonance imaging evidence for cognitive reserve. Brain, 2010, 133 (2): 362-374.

30. PARISI L, ROCCA M A, VALSASINA P, et al. Cognitive rehabilitation correlates with the functional connectivity of the anterior cingulate cortex in patients with multiple sclerosis. Brain Imaging and Behavior, 2014, 8 (3): 387-393.

31. ZITO G, LUDERS E, TOMASEVIC L, et al. Inter-hemispheric functional connectivity changes with corpus callosum morphology in multiple sclerosis.

Neuroscience, 2014, 266 (18): 47-55.

32. LIU Y, LIANG P, DUAN Y, et al. Abnormal baseline brain activity in patients with neuromyelitis optica: a resting-state fMRI study. Eur J Radiol, 2011, 80 (2): 407-411.

33. D' HAESELEER M, CAMBRON M, VANOPDENBOSCH L, et al. Vascular aspects of multiple sclerosis. Lancet Neurol, 2011, 10 (7): 657-666.

34. RAZ E, CERCIGNANI M, SBARDELLA E, et al. Clinically isolated syndrome suggestive of multiple sclerosis: voxelwise regional investigation of white and gray matter. Radiology, 2010, 254 (1): 227-234.

35. ROCCA M A, PREZIOSA P, MESAROS S, et al. Clinically isolated syndrome suggestive of multiple sclerosis: dynamic patterns of gray and white matter changes-a 2-year MR imaging study. Radiology, 2016, 278 (3): 841-853.

36. RIGOTTI D J, INGLESE M, KIROV I I, et al. Two-year serial whole-brain N-acetyl-L-aspartate in patients with relapsing-remitting multiple sclerosis. Neurology, 2012, 78 (18): 1383-1389.

37. GASS A, RICHARDS T L. Serial proton magnetic resonance spectroscopy of normal-appearing gray and white matter in MS. Neurology, 2013, 80 (1): 17-18.

38. KHAN O, SERAJI B N, BAO F, et al. The Relationship Between Brain MR Spectroscopy and Disability in Multiple Sclerosis: 20-Year Data from the U.S. Glatiramer Acetate Extension Study. J Neuroimaging, 2017, 27 (1): 97-106.

39. DESEZE J, BLANC F, KREMER S, et al. Magnetic resonance spectroscopy evaluation in patients with neuromyelitis optica. J Neurol Neurosurg Psychiatry, 2010,

81（4）：409-411.

40. FAIVRE A, ROBINET E, GUYE M, et al. Depletion of brain functional connectivity enhancement leads to disability progression in multiple sclerosis：A longitudinal resting-state fMRI study. Mult Scler, 2016, 22（13）：1695-1708.

41. GAMBOA O L, TAGLIAZUCCHI E, VON WEGNER F, et al. Working memory performance of early MS patients correlates inversely with modularity increases in resting state functional connectivity networks. Neuro Image, 2014, 94（6）：385-395.

42. LI Y, JEWELLS V, KIM M, et al. Diffusion tensor imaging based network analysis detects alterations of neuroconnectivity in patients with clinically early relapsing-remitting multiple sclerosis. Hum Brain Mapp, 2013, 34（12）：3376-3391.

43. LIU Y, DUAN Y, HE Y, et al. Altered topological organization of white matter structural networks in patients with neuromyelitis optica. PLoS One, 2012, 7（11）: e48846.

44. LIU Y, WANG H, DUAN Y, et al. Functional brain network alterations in clinically Isolated syndrome and multiple sclerosis：A graph-based connectome study. Radiology, 2017, 282（2）：534-541.

45. NIGRO S, PASSAMONTI L, RICCELLI R, et al. Structural 'connectomic' alterations in the limbic system of multiple sclerosis patients with major depression.Mult Scler, 2015, 21（8）：1003-1012.

46. RICHIARDI J, GSCHWIND M, SIMIONI S, et al. Classifying minimally disabled multiple sclerosis patients from resting state functional connectivity. Neuro

中国医学临床百家

Image, 2012, 62: 2021-2033.

47. ROCCA M A, VALSASINA P, MEANI A, et al. Impaired functional integration in multiple sclerosis: a graph theory study. Brain Struct Funct, 2016, 221 (3): 115-131.

48. ROMASCANO D, MESKALDJI D E, BONNIER G, et al. Multicontra stconnectometry: a new tool to assess cerebellum alterations in early relapsing-remitting multiple sclerosis. Hum Brain Mapp, 2015, 36 (4): 1609-1619.

49. SCHOONHEIM M M, GEURTS J J, LANDI D, et al. Functional connectivity changes in multiple sclerosis patients: a graph analytical study of MEG resting state data. Hum Brain Mapp, 2013, 34 (1): 52-61.

50. SCHOONHEIM M M, HULST H E, LANDI D, et al. Gender-related differences in functional connectivity in multiple sclerosis. Mult Scler, 2012, 18 (2): 164-173.

51. SHU N, DUAN Y, XIA M, et al. Disrupted topological organization of structural and functional brain connectomes in clinically isolated syndrome and multiple sclerosis. Sci Rep, 2016, 6: 29383.

52. SHU N, LIU Y, LI K, et al. Diffusion tensor tractography reveals disrupted topological efficiency in white matter structural networks in multiple sclerosis. Cereb Cortex, 2011, 21 (11): 2565-2577.

53. TEWARIE P, STEENWIJK M D, TIJMS B M, et al. Disruption of structural and functional networks in long-standing multiple sclerosis. Hum Brain Mapp, 2014, 35 (12): 5946-5961.

54. SCHLAEGER R, PAPINUTTO N, ZHU A H, et al. Association Between Thoracic Spinal CordGray Matter Atrophy and Disability in Multiple Sclerosis. JAMA Neurol, 2015, 72 (8): 897-904

55. LIU Y, DUAN Y, HUANG J, et al. Different patterns of longitudinal brain and spinal cord changes and their associations with disability progression in NMO and MS.Eur Radiol, 2018, 28 (1): 96-103.

56. LIU Y, WANG J, DAAMS M, et al. Differential patterns of spinal cord and brain atrophy in NMO and MS.Neurology, 2015, 84 (14): 1465-1472.

57. MARCEL C, KREMER S, JEANTROUX J, et al.Diffusion-weighted imaging in noncompressivemyelopathies: a 33-patient prospective study. J Neurol, 2010, 257 (9): 1438-1445.

58. RIVERO R L, OLIVEIRA E M, BICHUETTI D B, et al. Diffusion tensor imaging of the cervical spinal cord of patients with Neuromyelitis Optica. Magn Reson Imaging, 2014, 32 (5): 457-463.

59. VALSASINA P, AGOSTA F, ABSINTA M, et al.Cervical cord functional MRI changes in relapse-onset MS patients. J Neurol Neurosurg Psychiatry, 2010, 81 (4): 405-408.

（段云云　刘亚欧）

脱髓鞘疾病的光学相干断层成像表现

中枢神经系统脱髓鞘疾病中，NMOSD 和 MS 常合并视神经损害，光学相干断层成像（optical coherence tomography，OCT）通过光学相干模式实现视网膜成像，可用于测量视网膜神经节细胞在视盘上汇聚的无髓纤维轴索，对于视神经在眶内的改变进行量化，从而为患者的病情、诊断、鉴别及预后提供评估工具。

24. 光学相干断层成像原理及检查方法

OCT 检测机制与 B 超类似，不同的是 OCT 采用红外光替代超声波，由发光二极管发出的低相干光传到干涉仪后被分为两束，一束进入探测光路，另一束则进入参照光路。由于不同深度被检组织的空间结构不同，其对光的反射或反向散射的特性也不相同，根据反射率的不同进行成像。这一检查可以提供视盘周围及黄斑区视神经纤维层厚度的数据，并根据各节段厚度、容积生成黄斑图像。谱域 OCT 的研发提高了检查分辨率（2 μm），缩短了成像时间，实现了三维扫描和视频影像。同时，眼球跟踪系统能够帮助研究者探查到微米级的细小差异。在相关研究中发现，OCT 更易操作，便于复查，提供了视神经变性（视网膜神经纤维层及黄斑区变薄）的有效测量方法。

神经眼科常用的检查方法如下。黄斑相关参数测量及图像分析：应用 MM6 扫描模式，当 SSI ≥ 50 时，按下手动控制杆顶端的按钮。分别对距黄斑小凹中点 1 mm、3 mm、6 mm 范围内视网膜厚度进行检测，并由计算机自动计算相应黄斑区的容积，在 3 mm、6 mm 范围处分测上、下、鼻、颞象限内视网膜厚度，由计算机图像分析系统进行相关数据测量、计算。视盘扫描：选择视盘扫描程序，当 SSI ≥ 50 时，按下手动控制杆顶端的按钮。以视盘为中心，测量直径 3.4 mm 的区域视网膜平均厚度，并分别测量视盘上方、下方、颞上、颞下、鼻上、鼻下等不同位点的视网膜神经纤维层厚度。并通过 Optovue 软件对各个扫描程序所获图像进行分析及数据收集。

正常视网膜 OCT 断层像从内侧至外侧依次排列各层结构，最内侧的黄绿色薄光带是玻璃体—视网膜界面反射光，其下见一条红色高反射宽光带，代表视网膜神经纤维层，再外侧的中反射带是视网膜的内、外丛状层反射光，视网膜光感受器内外节细胞和内外颗粒层反射最低，再外侧又见一高反射的红色光带，是视网膜色素上皮层和脉络膜毛细血管层的反光。

25. 视网膜的解剖结构

按照距玻璃体由近至远的顺序，视网膜可分为 10 层：①内界膜系由细胞构成的基膜。②神经纤维层主要由神经节细胞的轴突组成（该层与内界膜之间存在一层由 Müller 细胞足盘构成的薄层）。③神经节细胞层这一层包含神经节细胞的细胞核，形成视神经纤维的神经轴索，以及部分无轴突细胞。④内丛状层 / 内网状层主要包含双极细胞的轴突及神经节细胞的树突形成的突触，并存在部分无轴突细胞。⑤内核层又称内颗粒层，由双极细胞、水平细胞、无长突细胞、Müller 细胞的胞核组成，炎性反应时小胶质细胞活动主要存在于该层。⑥外丛状层 / 外网状层视杆细胞及视锥细胞分别终止于杆小球及视锥细胞小足，这些结构同双极细胞的树突在该层形成突触，在黄斑区域中被称作亨勒氏纤维层。⑦外核层又称外颗粒层，由光感受器细胞的胞体组成。⑧外界膜这一层将感光细胞的内部与其细胞核分隔开。⑨感光层包括视杆细胞及视锥细胞，受刺激后将其刺激的形态传递到大脑，通过大脑的不同部分平行工作产生外部环境的概念。⑩视网膜色素上皮层：视网膜色素上皮细胞是一种单层细胞，位于神经视网膜和血管脉络膜血管层之间，支撑着神经视网膜。

26. 多发性硬化和视神经脊髓炎谱系疾病患者的 OCT 表现特点

　　MS 及 NMO 均为免疫介导的中枢神经系统疾病，常累及视神经。特异性抗体星形细胞水通道蛋白 AQP4-IgG 的发现有助于 NMO 和 MS 的鉴别诊断，并界定了一个更为宽泛的疾病谱系，被称作 NMOSD。多项研究发现，用于获取视神经结构和功能数据相关信息的技术有助于中枢神经系统疾病的诊疗。目前，有许多技术可用于评估视神经功能，比如视敏度、对比灵敏度、色觉、视野检查、诱发电位及图形视网膜电图；而用于视神经及视网膜解剖结构的评价的技术包括 MRI、OCT、共焦激光扫描检眼镜（confocal scanning laser ophthalmoscope，CSLO），以及变化角膜补偿器的偏振光激光扫描仪（GDx-VCC）。OCT 同 CSLO 相比，能够缩短检查时间，而同 GDx-VCC 相比，对于视神经纤维层鼻侧、颞侧的厚度改变更为灵敏。此外，OCT 的优势还在于能够测量视网膜各个象限的厚度，检测更为全面；非侵入性断层成像，重复性好；分辨率高，成像快；穿透深度几乎不受眼透明屈光介质的限制；红外线扫描无闪光感；轻度屈光间质混浊不受影响；能够对图像量化测定等。

　　ON 的常见表现包括特发性脱髓鞘性 ON 及视神经轴索损伤。这一病变可导致视网膜神经节细胞坏死，黄斑容积减小，视功能障碍甚至永久性视力损伤。既往的研究中侧重于对于 MS

及 NMO 患者视网膜神经纤维层厚度进行比较，普遍认为 MS 患者的视网膜神经纤维层变薄程度较轻，常为局部改变，而 NMO 患者则表现为视网膜各象限普遍性改变；此外，NMO 患者的视网膜改变同合并 ON 情况有明显的相关性，而 MS 患者在不合并视神经炎的阶段也可以出现视网膜的亚临床病变；2012 年 Gelfand 等人通过谱域光学相干断层成像（spectral domain opticalcoherence tomography，SD-OCT）在 MS 患者中发现了一种新的视网膜病变特征，微囊性黄斑水肿，之后的研究中发现，这一表现在 MS 及 NMOSD 患者中有不同的特点，可能对疾病鉴别及预后评价有一定价值。

OCT 检查的主要内容：

（1）视网膜神经纤维层厚度

有研究显示，视网膜神经纤维层厚度与性别无关，与年龄相关。随着年龄的增长，视网膜神经纤维层厚度减低，约 0.3 μm/ 年的减低速度，或 0.27%/ 年。关于 NMOSD 中 OCT 表现的横断面研究表明，合并 ON 的 NMOSD 患者（NMOSD-ON）同健康对照组相比较而言，视网膜神经纤维层改变显著，视网膜神经纤维层变薄早期出现并十分常见。

①在合并 ON 的情况下，NMOSD 患者同 MS 相比，视网膜神经纤维层通常明显更薄。一项 Meta 分析显示，ON 明显影响视网膜神经纤维层完整性，RRMS 患者较健康对照组相比，患眼的视网膜神经纤维层厚度平均减低 20 μm。一项研究指出，MS

相关性 ON 患者视网膜神经纤维层厚度平均减低 17.6 μm，而 NMOSD 患者则减低 31.1 μm。有研究发现，NMOSD 患者合并 ON 后视网膜神经纤维层厚度可降至 55 ~ 83 μm，各对照组则为 93 ~ 108 μm。

②在不合并 ON 的情况下，多项研究表明，MS 患者视网膜神经纤维层厚度平均减低 7 μm，而 NMOSD 患者平均视网膜神经纤维层厚度正常。这一点提示我们，NMOSD 患者很少合并亚临床改变，这同既往研究中视觉诱发电位检测的发现相一致。

然而，有一项临床研究中发现，同对照组相比，不合并 ON 病史的 NMOSD 患者视觉诱发电位 P100 潜伏期延长，而整体潜伏期仍处于正常范围内。并且有研究发现，在不合并 ON 病史的 NMOSD 患者中，联合神经节细胞层 / 内丛状神经节细胞层（ganglion cell inner plexiform，GCIP）变薄。这些特例可能是由于在回顾性研究中，ON 病史不明确、OCT 设备不同、切分技术不同及 GCIP 厚度变化较为细微所致。

NMOSD 相关 ON 患者同 MS 患者相比较，视网膜变薄的节段区域不同：在 NMOSD 患者中，ON 影响整个视盘周围的 RNFL，对上侧、下侧影响更为显著；而 MS 患者中，更常出现颞侧 RNFL 的改变，这一区域较多轴突短小的视神经纤维，这提示了我们二者发病机制的不同。因此，SD-OCT 可辅助鉴别合并 ON 的 NMOSD 和 MS。然而为了验证这些属于较早期发现，仍需要进一步研究确认。

（2）黄斑区改变

①既往的研究常常强调了 MS-ON 患者的黄斑区视网膜改变，以及 NMOSD-ON 患者的视网膜神经纤维层改变，这与二者致病机制不同有关。黄斑区视网膜纤维层变薄在 NMOSD 相关性视神经炎中较 MS 相关性视神经炎中更为显著，这同 NMOSD 患者视觉恢复欠佳相一致。

②微囊性黄斑水肿：2012 年 Gelfand 等人通过 SD-OCT 在 MS 患者中发现了微囊性黄斑水肿，这一病变主要表现为 OCT 黄斑成像中边界清晰的囊性、低反射区域，主要分布于视网膜内核层。Gelfand 在研究中提出，这一表现和 MS 疾病严重程度（EDSS 评分）相关，微囊性黄斑水肿的出现可能同更高的临床致残率及疾病活动性有关，因此在疾病严重程度和预后评估中具有一定意义；之后陆续有研究发现，微囊性黄斑水肿不是 MS 相关性视神经炎特异性改变，这一表现也出现在 NMOSD 患者及其他视神经疾病中（慢性复发性炎性视神经病变、缺血性病变、莱伯病等）；有研究中统计，该病变可出现于 5% 的 MS 患者及 20% ～ 26% 的 NMO 患者中，在 AQP4-IgG 阳性患者中，合并视神经炎者的患侧眼中，40% 患者合并该病变，但健侧眼并未出现这一表现。

（3）视网膜其他分层变化特点

在 MS-ON 及 NMOSD-ON 患者中，不仅视盘周围视网膜神经纤维层厚度变薄，而且神经元细胞层、神经节细胞层和内网状层也都有一定的损伤，在 OCT 检测时，各层会有一定的变薄，其中普遍以 NMOSD 患者受累更为显著。

27. 光学相干断层成像在鉴别诊断中的价值

（1）视网膜神经纤维层厚度改变

由于 NMOSD 和 MS 的治疗方案不同，良好的患者管理重点在于早期准确的诊断。然而对于血清抗体阴性的 NMO 患者而言鉴别相对困难，因此 OCT 对于 MS-ON 和 NMO-ON 的鉴别诊断，特别是对于早期患者，具有一定的潜在意义。有研究指出，RNFL 每下降 1 μm，该病例归入 NMOSD 组的概率提高 8%。一项多层分割研究发现，颞侧区域内侧（中心凹中央部）的外核层（outer nuclear layer，ONL）厚度大于 83 μm、外上区域（中心凹中央部）的内网状层厚度小于 62 μm 者提示为 NMO。并有研究显示，视盘周围视网膜神经纤维层厚度及鼻侧和颞侧视盘周围视网膜神经纤维层厚度测量均有助于 NMOSD-ON 和 MS-ON 的鉴别。然而由于这些实验的样本量较小，其分析具有探索性，仍需谨慎采纳。在应用于临床诊断之前，需进行更大规模的实验来验证。

（2）OCT 检测与视功能检测关系

MS 患者及 NMOSD 患者的 OCT 表现与视敏度检查结果有一定的相关性。使用 1.25% 低对比度率视力图进行单眼检测，合并 ON 的 NMOSD 患者读取字母正确数量平均为 4 个；MS 相关性 ON（MS-ON）患者和健康对照组分别为 6.5 个、16 个。同一研究显示，在合并 ON 的 NMOSD 患者中，RNFL 降至 60 μm 以下时，高分辨视力明显减低。

（3）OCT 检测与临床神经功能致残的关系

MS-ON 的相关研究中，大部分 MS-ON 患者视网膜神经纤维层厚度变化与 EDSS 的程度相一致。然而，NMOSD 患者的视网膜神经纤维层厚度仅部分与 EDSS 相关。产生上述结果的原因可能是由于 EDSS 量表内容中对于视力的评价敏感性有限所致。也可能是由两种疾病病理生理学机制以及中枢神经轴索受累分布区域的差异所致。因此，应选取有效残疾量表对 NMOSD 患者进行特异性评价，评估量表的改良可能有助于进一步明确 OCT 检测能否作为疾病活动性的新的临床生物标志物。

（4）OCT 检测与脑容积的关系

动物实验表明，OCT 检测到的视网膜神经纤维层厚度变薄能够反映视网膜神经轴索损伤。有关于 MS 的 OCT/MRI 检查的研究表明，RNFLT 改变与白质、灰质及各部分脑实质的萎缩均有较明显相关性。一项关于临床孤立综合征（clinically isolated syndromes，CIS）患者和 RRMS 患者早期的队列研究表明，在疾病的早期复发阶段，OCT 进行视网膜测量可反映白质损伤，随病程的发展，RNFLT 变薄与皮质变薄程度呈正相关，在根据病程进行分组时，RNFLT 和皮质厚度均随时间推移出现进行性减低，而 MRI 检测则表现出全脑白质、灰质容积的减少。

28. 光学相干断层成像检查对神经损害治疗前后的评价

在治疗相关性研究中有一项研究指出，对于首次出现 ON 的 NMOSD 患者分别使用甲泼尼龙静脉注射（2 g/d，3 ～ 5 d）和甲泼尼龙联合血浆置换治疗（五次连续置换），并对治疗后视功能进行比较。在血浆置换组中，75% 的患者好转至 20/40 以上，而在甲泼尼龙组中 Snellen 当量没有改善（起始及结束检测均为 20/400）。尽管在 PE 组中高对比度视力更好，视网膜神经纤维层厚度没有统计学差异（甲泼尼龙静脉注射组平均厚度 63 μm，PE 组平均厚度 70 μm，P=0.16）。另一项研究中，对于大剂量糖皮质激素治疗无效的患者，也应用了 PE。这一研究中，试验组患者视网膜神经纤维层厚度维持了一年无变化，其中 1 例患者视网膜神经纤维层厚度甚至在 4 年里保持稳定。在另一项回顾性研究显示，NMO 患者在发生急性 ON 早期应用甲泼尼龙治疗可协助保护视网膜神经纤维层厚度。视网膜神经纤维层厚度大于 71.41 μm 的患者与不足这一水平者相比，往往是接受了更为早期的治疗，ON 患者平均视网膜厚度同自发病至接受静脉糖皮质激素治疗的时间呈负相关。因此在临床实验中，OCT 作为无创性检查，可作为 ON 患者治疗疗效评价的方法之一。

29. 儿科视神经脊髓炎和神经炎患者的光学相干断层成像的应用

儿科 NMO 患者的多数临床表现特征同成人起病的 NMO 相似，约 50% 的儿童 NMOSD 病例会遗留严重的单侧或双侧视力损伤，而绝大多数病例出现反复发作的 ON。由于患者配合欠佳，儿童的 MRI、VEP 检查可能较为困难，因此，OCT 可能成为鉴别 NMOSD 及其他原因所致神经炎的重要工具。目前仍需进行儿科脱髓鞘疾病的纵向分析，进行急性期及预防性治疗的临床研究。

神经系统疾病诊治的进展有赖于发现、探索新的影像或分子生物学标志。疾病发病机制、患者预后分层、治疗效果的判断都需要这些生物标志，同时它们还是临床实验中的研究指标。OCT 能够对视神经轴索损伤及相应的 GCL 变性进行量化和监测，这或许能够协助评估 MS-ON 及 NMO-ON 中的视神经组织损伤。尽管 OCT 无法检测视神经以外的病变，但它对于视神经损伤后视网膜改变的精确测量有助于判断视神经损伤预后、评估治疗效果、衡量神经保护及再生情况，并根据其损伤特征不同进行患者分组。对于前视路的多模式综合研究有助于提高对合并 ON 的 NMOSD 患者的研究，这可能为患者分析提供有用的临床工具。OCT 影像同多焦视觉诱发电位、临床查体（如视野）、视敏度、视觉生活质量具有较好的一致性，这有助于脱髓鞘疾病中 ON 的综合评价。对于患者的多模式评估有助于疾病中各因素的整合，包括自分子和细胞水平到视觉系统水平的表现。新的激光技术推动了视网膜改变的分子学分析、RNFLT 和 RGC 的单细胞显像、神经活动的影像学评估（可通过视网膜点图描记术进行整合），以及血液和其他视网膜液改变的监测。在未来的研究和疾病诊治中，这一技术对于中枢神经系统损伤及神经保护和再生治疗效果评估具有潜在意义。

参考文献

1. PARK K A, KIM J, OH S Y. Analysis of spectral domain optical coherence tomography measurements in optic neuritis：Differences in neuromyelitis optica, multiple sclerosis, isolated optic neuritis and normal healthy controls. Acta Ophthalmol, 2014, 92（1）：e57–e65.

2. KAUFHOLD F, ZIMMERMANN H, SCHNEIDER E, et al. Optic neuritis is associated with inner nuclear layer thickening and microcystic macular edema independently of multiple sclerosis. PLoS One, 2013, 8（8）：e71145.

3. PETZOLD A, DE BOER J F, SCHIPPLING S, et al. Optical coherence tomography in multiple sclerosis：a systematic review and meta-analysis. Lancet Neurol, 2010, 9（9）：921–932.

4. NAKAMURA M, NAKAZAWA T, DOI H, et al. Early high-dose intravenous methylprednisolone is effective in preserving retinal nerve fiber layer thickness in patients with neuromyelitis optica. Graefes Arch Clin Exp Ophthalmol, 2010, 248（12）：

1777–1785.

5. LANGE A P, SADJADI R, ZHU F, et al. Spectral-domain optical coherence tomography of retinal nerve fiber layer thickness in NMO patients. J Neuroophthalmol, 2013, 33 (3): 213–219.

6. SCHNEIDER E, ZIMMERMANN H, OBERWAHRENBROCK T, et al. Optical coherence tomography reveals distinct patterns of retinal damage in neuromyelitis optica and multiple sclerosis. PloS One, 2013, 8 (6): e66151.

7. MONTEIRO M L R, FERNANDES D B, APÓSTOLOS-PEREIRA S L, et al. Quantification of retinal neural loss in patients with neuromyelitis optica and multiple sclerosis with or without optic neuritis using Fourier-domain optical coherence tomography. Invest Ophthalmol Vis Sci, 2012, 53 (7): 3959–3966.

8. SYC S B, SAIDHA S, NEWSOME S D, et al. Optical coherence tomography segmentation reveals ganglion cell layer pathology after optic neuritis. Brain, 2012, 135 (pt2): 521–533.

9. SOTIRCHOS E S, SAIDHA S, BYRAIAH G, et al. In vivo identification of morphologic retinal abnormalities in neuromyelitis optica. Neurology, 2013, 80 (15): 1406–1414.

10. RINGELSTEIN M, KLEITER I, AYZENBERG I, et al. Visual evoked potentials in neuromyelitis optica and its spectrum disorders. Mult Scler, 2014, 20 (5): 617–620.

11. BOCK M, BRANDT A U, DÖRR J, et al. Patterns of retinal nerve fiber layer loss in multiple sclerosis patients with or without optic neuritis and glaucoma patients.

Clin Neurol Neurosurg, 2010, 112: 647–652.

12. GELFAND J M, NOLAN R, SCHWARTZ D M, et al. Microcystic macular oedema in multiple sclerosis is associated with disease severity. Brain J Neurol, 2012, 135 (Pt 6): 1786–1793.

13. GELFAND J M, CREE B A, NOLAN R, et al. Microcystic inner nuclear layer abnormalities and neuromyelitis optica. JAMA Neurol, 2013, 70 (5): 629–633.

14. VON GLEHN F, JARIUS S, CAVALCANTI LIRA R P, et al. Structural brain abnormalities are related to retinal nerve fiber layer thinning and disease duration in neuromyelitis optica spectrum disorders. Mult Scler, 2014, 20 (9): 1189–1197.

15. MERLE H, OLINDO S, JEANNIN S, et al. Treatment of optic neuritis by plasma exchange (add-on) in neuromyelitis optica. Arch Ophthalmol, 2012, 130 (7): 858–862.

16. KHATRI B O, KRAMER J, DUKIC M, et al. Maintenance plasma exchange therapy for steroid-refractory neuromyelitis optica. J Clin Apheresis, 2012, 27 (4): 183–192.

（魏　欣）

中国医学临床百家

感觉诱发电位在多发性硬化诊断中的应用

诱发电位是指神经系统在某一特定部位给予适宜刺激后，在中枢和周围神经记录到的与刺激有锁时关系的电活动。根据检测不同神经的传导通路分为运动诱发电位和感觉诱发电位。临床上容易检测并广泛应用的是感觉诱发电位，包括视觉诱发电位、脑干听觉诱发电位和体感诱发电位。20 世纪 90 年代以来，随着影像技术的飞速发展和普及，对发现 MS 的病灶提供了非常有价值的诊断方法，使诱发电位的应用明显减少，但它在 MS 患者的诊断价值中仍无法被完全取代。国内崔丽英等在一项 69 例 MS 的研究中发现，EPs 和 MRI 检查均能发现临床病灶，14 例患者经 MRI 检查发现病灶但无相应临床症状，15 例患者有临床症状而 MRI 检查未见相应病灶，但 EPs 检查可见异常，因此 MRI 及 Eps 在 MS 诊断上可以互为补充。Frédéric London 等（2017 年）对 108 例缓解复发型 MS 患者进行了长达 5 ～ 15 年的诱发电位与 EDSS 评分的研究，发现发病 10 年以上的患者 EDSS 评分与发病早期综合诱发电位评分有良好的相关性，即发病早期视、听、体感、运动诱发电位总评分大于 4 分者，发病 10 年和 11 ～ 15 年后的 EDSS 评分明显增加，其残障进展的风险分别增加 60% 和 73%，提示早期综合诱发电位评估具有预测未来残障的价值。

因此，MS 患者进行诱发电位检查的主要目的在于：①对有临床症状或体征，而影像学检查尚正常的患者，协助提供中枢神经系统损伤的证据；②对无临床症状的患者，发现感觉传导通路上的亚临床病灶；③动态观察感觉神经传导通路上脱髓鞘病灶的变化，判断预后。

感觉诱发电位的应用也有一定的局限性，首先，它只能反映感觉传导通路上的异常，不能反映运动传导通路的问题；其次，不能对发现的异常进行定性诊断，也就是说，不能明确何种原因造成的脱髓鞘损伤；最后，感觉诱发电位的检查方法是通过刺激外周的感受器，并最终在皮肤上记录到诱发电位。因此，如果外周传导通路有异常，也会导致其结果异常，只有在外周传导通路检查正常的情况下，才能确定其异常结果为中枢神经系统所致。

30. 视觉诱发电位

视觉诱发电位是枕叶皮层接受视觉刺激后从头皮上记录到的

一个电反应。当整个视觉传导通路正常时，则可在枕叶皮层记录到一个正常波形。当视觉传导通路的任何一个部位出现异常，波形都会异常，因此，定位价值有限。对于视交叉后病变，可以通过影像学检查补充，因此，视觉诱发电位的应用价值主要用于发现视交叉前病变。

31. 视觉诱发电位的解剖基础

视神经是特殊的躯体感觉神经，由视网膜神经节细胞的轴突在视盘处聚集而成，经视神经孔进入颅中窝，在蝶鞍上方，来自鼻侧的纤维交叉到对侧，与来自颞侧的未交叉纤维共同形成视束，终止于外侧膝状体，在外侧膝状体换神经元后再发出神经纤维，经内囊后肢后部形成视放射，终止于枕叶视皮质中枢。

（1）操作方法

视觉诱发电位根据其刺激方式可分为闪光视觉诱发电位和模式视觉诱发电位，前者主要用于不能配合检查的患者，如婴幼儿，刺激模式可有棋盘格、条栅等不同图形刺激，临床上应用较广的是单眼全视野棋盘格翻转式视觉诱发电位，此方法易于记录，异常率高。视力可影响检查结果，因此患者检查前要粗测视力，并排除眼底病变，屈光不正的患者检查时须配戴平时常用的眼镜，检查前避免散瞳。

应在安静、黑暗的环境下进行检查，确保患者注意力集中。采用棋盘格翻转刺激法，应让患者眼睛距离屏幕 1 m，并保持平视，遮蔽单眼，使检测眼始终盯住屏幕中央的红点，确保刺激信号被接受。棋盘格的大小、颜色对比度、亮度等都可影响检查结果。一般单级导联记录电极置于皮层区 Oz，双极导联除 Oz 外，在 Oz 左右 5 cm 处增加 Oz1 和 Oz2，参考电极置于头顶部 Cz，地线置于前额部 Fpz。刺激频率在 1 ～ 2 Hz，刺激次数在 200 ～ 500 次，重复记录 2 次以保证可重复性。

（2）正常图形及影响因素

正常人在枕区记录到的视觉诱发电位波形（图 43），即 NPN 三相波（N 为负向波，波形向上；P 为正向波，波形向下），分别为 N75、P100、N145。P 波因其常在刺激后的 100 ms 出现，故命名为 P100，通常观察刺激呈现之后 P100 的潜伏期，P100 波形为 V 型，少数情况下为 W 型，可沿其下降支和上升支做一延长线，其交点为 P100 潜伏期，N75 波峰到 P100 波峰之间的距离为 P100 的波幅。P100 潜伏期反映从眼睛接收到刺激信号，然后刺激经过视觉传导通路到达枕叶皮层并被皮肤表面电极所记录所需要的时间。通常 P100 潜伏期延长大于正常均值加 3 个标准差为异常，双侧比较侧间差大于 10 ms 为异常，这两种异常情况反映传导通路上有视神经脱髓鞘损伤。单纯的波幅降低不足以作为判断异常的依据，因为个体间波幅的差异非常大。年龄增长可使 P100 潜伏期增加，有研究显示 50 岁以后大约每增加 10 岁，P100 潜伏期增加 2.5 ms，这可能与生理性老化有关。男性 P100 潜伏期较女性略长，这可能与头围大视通路相对延长有关。轻度视力下降对潜伏期影响较小，但对波幅影响较大，严重视力下降不宜做视觉诱发电位检查。

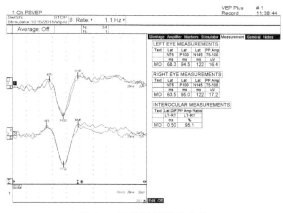

图 43　正常视觉诱发电位

（3）MS 患者视觉诱发电位的异常表现

MS 主要病理改变是脱髓鞘损伤，视神经很容易受累。视觉诱发电位可用来评估 MS 患者在视觉传导通路上的损伤，尤其是亚临床病灶，当视觉传导通路上尤其是视神经出现脱髓鞘损伤时，P100 潜伏期延长，患者可出现视力下降或正常。

单侧 P100 潜伏期明显延长，提示病变侧视交叉前脱髓鞘损伤可能性大，不排除视网膜病变或视神经压迫性损伤。如双侧 P100 潜伏期明显延长，则提示双侧视交叉前病变。如双侧潜伏期轻度延长且程度相近，则提示双侧视觉传导通路任何部位损伤都有可能，但视交叉后病变可能性大。双侧比较 P100 潜伏期侧间差大于 10 ms，提示延长侧视交叉前脱髓鞘损伤。单眼视觉诱发电位消失，除外技术及患者配合不良等因素，提示患侧视交叉前病变。

国内崔丽英等在一项69例MS患者的研究中，发现视觉诱发电位的阳性率为69.57%，其中临床正常而视觉诱发电位异常者高达57.89%，尚有16.13%的患者有临床症状而视觉诱发电位正常，这提示视觉诱发电位虽有较高的敏感性，但仍有假阴性。

虽然P100潜伏期延长提示视神经传导通路的脱髓鞘损伤，但并不能明确病因，也可能见于其他脱髓鞘性病变，如视神经脊髓炎、脊髓亚急性联合变性等。

32. 脑干听觉诱发电位

脑干听觉诱发电位是指人耳接受声音刺激后，从头皮记录到的一系列电活动，反映从耳蜗听神经到脑干听觉传导通路的功能，因此，从外周到中枢的传导通路上的任何病变都会引起脑干听觉诱发电位异常，对发现脑干亚临床病灶很有诊断价值。

（1）脑干听觉诱发电位的解剖基础

听觉传导通路起自内耳螺旋神经节的双极神经元，其周围突感受内耳毛细胞的冲动，中枢突进入内听道形成耳蜗神经，一部分神经纤维经双侧的上橄榄核、外侧纵束终止于四叠体下丘，另有一部分纤维直接进入外侧纵束终止于内侧膝状体。从下丘和内侧膝状体发出的纤维经内囊后肢形成听辐射，终止于颞横回皮质听觉中枢。

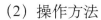

（2）操作方法

检查前，应先检测患者两耳听阈值，通常刺激强度为听阈值基础上增加 60 dB，如波形不佳，可适当增加刺激强度。检查时要让患者放松，保持室内安静。单耳刺激，刺激频率为短声刺激，10 ～ 30 Hz，刺激频率 1000 ～ 2000 次，常用带通为 100 ～ 3000 Hz，对侧耳给予白噪音，一般给予小于刺激耳 30 ～ 40 dB 的强度。记录电极置于双侧耳垂（A1，A2），共用参考电极置于头顶（Cz），地线置于前额正中（Fpz），左、右耳分别检查。

（3）正常图形及影响因素（图 44）

正常人在顶部记录到的脑干听觉诱发电位均为向上的负波，通常为 5 ～ 7 个，用罗马数字 I ～Ⅶ命名，因为后两个波不恒定出现，因此不作为判定的指标。各波的电位发生源并非十分明确，尤其是脑干部分，一般认为，Ⅰ波的电位发生源在听神经的颅外段，Ⅱ波可能在听神经的颅内段，Ⅲ波可能与上橄榄核的电活动有关，Ⅳ波起源于外侧丘系，Ⅴ波起源于下丘脑的中央核团区，Ⅳ、Ⅴ波常有融合。通常Ⅰ、Ⅲ、Ⅴ波相对恒定，临床意义最大。

中国医学临床百家

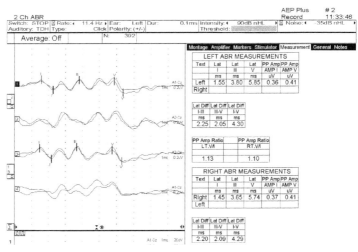

图 44　正常听觉诱发电位

　　脑干听觉诱发电位观察的主要参数：Ⅰ、Ⅲ、Ⅴ波的绝对潜伏期和波间期，以及Ⅴ／Ⅰ波幅比值。各实验室应有自己的正常值，如Ⅰ波潜伏期延长，提示听神经颅外段脱髓鞘病变，此时Ⅲ波、Ⅴ波的潜伏期可能随之延长，但并不能说明出现脑干传导通路异常，此时波间期尤为重要。Ⅰ～Ⅴ波波间期代表耳蜗听神经到中脑之间的传导通路；Ⅰ～Ⅲ波波间期代表耳蜗听神经到下位脑干上橄榄核之间的传导通路；Ⅲ～Ⅴ波代表下位脑干上橄榄核到上位脑干下丘脑之间的传导通路，两侧的侧间差应小于0.5 ms。各波幅绝对值差异很大，不作为判断指标，Ⅴ／Ⅰ波幅比值可以协助判断外周和中枢神经损伤情况，因Ⅰ波产生于耳蜗听神经，Ⅴ波产生于下丘脑，因此，Ⅴ／Ⅰ波幅比值小于0.5，提示听觉中枢可能损伤；Ⅴ／Ⅰ波幅比值大于3提示外周听神经损伤可能。脑干听觉诱发电位的影响因素很多，年龄增长可使绝对潜伏期延长，波幅降低，女性较男性波间期稍短，听阈异常也可受到影响。刺激声波的极性可影响脑干听觉诱发电位的绝对潜伏期，疏波短声（耳机膜片的最初振动方向是离开鼓膜）可产生较为清晰的Ⅰ波，因此较为常用。刺激强度增大各波潜伏期缩短而波幅增高，刺激频率过快可使绝对潜伏期和波间期延长。镇静剂一般对波间期影响不大。

（4）MS 患者脑干听觉诱发电位的异常表现

MS 患者主要为中枢段听觉传导通路的异常，可以表现为Ⅲ波或Ⅴ波的波幅减低或消失，Ⅴ/Ⅰ波幅比值小于 0.5，Ⅰ～Ⅴ波波间期或Ⅲ～Ⅴ波波间期延长。崔丽英等报道脑干听觉诱发电位在 MS 的阳性率为 55.07%，其中临床正常而脑干听觉诱发电位异常的占 48.89%，临床异常而脑干听觉诱发电位正常的占 33.33%。

33. 体感诱发电位

体感诱发电位是指躯体感觉神经的外周部分在接受适当刺激后，在其相应的感觉传导通路上记录到的电反应，反映上、下肢的周围神经、脊髓后索、脑干、丘脑、丘脑放射和皮质感觉区的功能。因感觉传导通路较长，更容易发现异常，同脑干听觉诱发电位一样，体感诱发电位也受到外周神经的影响。目前临床上常用的是上肢正中神经和下肢胫神经体感诱发电位。

（1）体感诱发电位的解剖基础

与体感诱发电位相关的主要是与肌肉、肌腱、关节相关的深感觉传导通路，在受到刺激后诱发短潜伏期电位，波形稳定，容易重复，受影响因素小；而与痛温觉和触压觉相关的深感觉传导通路，在受到刺激后诱发中、长潜伏期电位，不是我们关注的范围。传导关节位置觉的感觉传导通路起自肌梭，经后根神经节传入脊髓，在后索内上行，传导下肢深感觉的纤维在内侧，形成薄束，传导上肢深感觉的纤维在外侧，形成楔束，在颈髓和延髓的交界处形成薄束核和楔束核，神经纤维交叉到对侧后形成内侧丘系，经丘脑腹后外侧核，投射到大脑半球中央后回皮质感觉区。

（2）操作方法

上肢体感诱发电位一般刺激正中神经，刺激点在腕部，下肢体感诱发电位一般刺激胫神经，刺激点在踝部。刺激时程为 $0.1 \sim 0.2$ ms，刺激强度以刚刚出现拇指或足趾抖动为准，频率 $3 \sim 5$ Hz，叠加 1000 次左右。记录点应包括外周神经、脊髓和皮层，各实验室的记录点和正常值可能略有不同。本实验室上肢外周神经的记录点在锁骨上窝 Erb′ 点，反映臂丛神经电位（N9），参考电极置于对侧 Erb′ 点，颈髓的记录点 C_7，反映下颈段脊髓后角的突触后电位（N13），皮层的记录点在对侧 C_3 或 C_4，反映皮质感觉区电位（N20），C_7 与皮层共用参考电极置于前额正中（Fpz），地线电极置于前臂刺激电极与记录电极之间。下肢外周神经的记录点在腘窝中部胫神经走形处（N8），参考电极置于膝内侧，脊髓记录点在 L_4（N18），反映腰髓突触后电位，参考电极置于同侧髂骨，皮层记录点置于头顶（Cz）（P40），反

映中央后回感觉皮质下肢腿区域的电位，参考电极置于前额正中
（Fpz），地线电极置于小腿腓肠肌上。检查下肢时，患者最好侧
卧位以便放松。

（3）正常图形及影响因素

体感诱发电位的波形因记录方法不同而有差异，本实验室
方法所记录到的正常波形（图45，图46）。上肢体感诱发电位

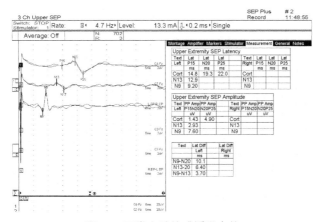

图45　正常上肢体感诱发电位

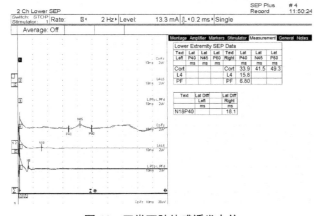

图46　正常下肢体感诱发电位

正常情况下波形清晰，N9 潜伏期反映从刺激点到臂丛神经处外周神经传导，N13 反映颈髓处突出后电位，N20 反映上肢皮质感觉区电位，N9 ～ N13 波间期反映臂丛神经处到颈髓的传导，N13 ～ N20 反映同侧颈髓内到薄束核、楔束核以及对侧内侧丘系至丘脑、丘脑辐射的上肢感觉中枢通路的传导。下肢体感诱发电位中，N18 电位较小，有时正常人较难引出，尤其老年人，N8 反映胫神经从踝部刺激点到胭窝处的传导，N18 反映腰髓突触后电位，P40 反映中央后回感觉皮质下肢腿区域的电位，N8 ～ N18 反映从胭窝到腰髓的传导，N18 ～ P40 反映从脊髓到脑干薄束核、丘脑、丘脑辐射的下肢感觉中枢通路的传导。

因体感诱发电位传导通路较长，受影响因素较多，年龄、腿长、室温等都容易影响外周部分神经传导的潜伏期，中枢部分受影响因素较小。如体感诱发电位所有波形都没有引出波形，应加做周围神经感觉传导检查，以明确是否为周围神经损伤，或技术误差。如外周段没有波形，而中枢段波形正常引出，则考虑为技术因素。

（4）MS 的体感诱发电位异常表现体感诱发电位的传导通路较长，尤其下肢体感诱发电位，可以反映脊髓全长和颅内的感觉传导，因此阳性率较上肢更高。MS 的体感诱发电位异常主要表现在：一侧或双侧上肢 N13 ～ N20 波间期延长，N20 潜伏期延长或消失，N9、N13 异常较少见；一侧或双侧下肢 N18 ～ P40 波间期延长，P40 潜伏期延长或消失，N8、N18 异常少见。

崔丽英等在 69 例 MS 患者的研究中，发现体感诱发电位在 MS 的异常检出率为 50.72%，其中临床正常而体感诱发电位异常的占 34.62%，临床异常而体感诱发电位正常的占 39.53%，可见体感诱发电位虽能发现临床上病变，但是敏感性并不高。NefatiKiylioglu 等（2015 年）对 26 例病史 1～16 年的缓解复发型 MS 的体感诱发电位与临床功能评分相关性进行研究，其中最初症状在脑干占 39.3%，脊髓占 25%，脑干和脊髓共占 17.9%，单有或同时具有视觉症状的占 17.9%，研究期间大约一般患者仍有相应损伤部位的症状，上、下肢体感诱发电位的敏感性分别为 92% 与 77%，长脊髓传导时间的延长与 EDSS、EDSS-A、MSWS-12、T25FWT 等评分相关。2016 年 Magnano 等研究发现，在 45 例完成 15 个月左右随访的 MS 患者中，P14 可以作为脑干病变的一个指标，比临床和 MRI 更早出现异常，可能起源于下位脑干。

参考文献

1. 党静霞 . 肌电图诊断与临床应用 .2 版 . 北京：人民卫生出版社，2013.

2. 肖岩，刘明生，崔丽英 . 诱发电位和 MRI 检查在多发性硬化诊断中的价值 . 中国神经免疫学和神经病学杂志，2010（17）：22-24.

3. KIYLIOGLU N，PARLAZ A U，AKYILDIZ U O，et al.Evoked potentials and disability in multiple sclerosis：A different perspective to a neglected method.Clin Neurol Neurosurg，2015，133：11-17.

中国医学临床百家

4. MAGNANO I, PES G M, CABBOI M P, et al.Comparison of brainstem reflex recordings and evoked potentials with clinical and MRI data to assess brainstem dysfunction in multiple sclerosis: a short-term follow-up.Neurol Sci, 2016, 37 (9): 1457-1465.

5. LONDON F, EL SANKARI S, VAN PESCH V.Early disturbances in multimodal evoked potentials as a prognostic factor for long-term disability in relapsing-remitting multiple sclerosis patients.Clin Neurophysiol, 2017, 128 (4): 561-569.

（卢　岩）

多发性硬化及其相关疾病

MS 是一种常见的以自身免疫介导为主的中枢神经系统脱髓鞘疾病，在欧美国家青壮年中，除外意外伤害后首位的致残病因，为患者家庭经济及社会医疗带来沉重的负担。疾病为慢性病程，急性或亚急性发展，神经功能缺损症状可自行缓解或经治疗后缓解，但常反复发作并逐渐加重。病灶常发生于侧脑室旁、近皮层、小脑幕下、脊髓、视神经等部位，免疫活动导致至少两个区域在不同时间出现发作性神经功能障碍，具有时间多发及空间多发的特点。目前依据 2017 年更新的 McDonald 诊断标准诊断，结合病史、查体、影像学及 CSF 分析等实验室检查明确诊断。目的为及早识别 MS 患者并鉴别其他疾病，避免漏诊及误诊，合理启动疾病修正治疗，减轻免疫活动带来的神经功能损伤并减少复发。

34. 多发性硬化病理特点和发病机制

MS 病理特点为髓鞘脱失，伴大量炎性细胞浸润。大体标本见大脑或脊髓的病灶斑块，镜下病灶由不连续的脱髓鞘区域构成，轴索相对保留，随病程进展轴索缺失。

病理标本可见脑组织萎缩及脑室扩张，病灶大且靠近表面时可通过肉眼观察。活动期病灶呈黄白色或粉色，边界不清，陈旧病灶为灰蓝色半透明样，边界清晰。单个病灶可以很小，直径 1～2 cm，但可融合成较大斑块。病灶位于静脉周围，常见于脑室旁白质、脑深部白质、胼胝体、脑干及脊髓，与影像学部位一致；但是，皮质附近存在大量肉眼不可见的病灶，需显微镜下观察。

过去认为 MS 病理特点以脱髓鞘为主，轴索相对保留，但越来越多研究发现轴索损伤或丢失在疾病早期即可出现，并持续进展，导致神经系统功能永久性障碍。急性期，炎性细胞浸润横断轴索，断端形成卵圆体，继发出现沃勒变性（轴索顺行退变），并最终出现神经元逆行变性。横断的轴索数量与炎症活动程度相关，与髓鞘损伤程度成正比。在慢性脱髓鞘病灶中，由于轴索缺少髓鞘的营养支持及保护作用；另外，炎症介质干扰线粒体能量代谢；同时局部的水肿引起缺血，均能导致轴索损伤。

少突胶质细胞在中枢神经系统中构成髓鞘，细胞的凋亡或坏死产生脱髓鞘的病理改变。少突胶质细胞受损机制包括兴奋性氨基酸毒性作用、NO 及活性氧的氧化损伤、细胞因子介导的细胞溶解和凋亡。在病灶边缘，可见少突胶质细胞数量增加，提示髓鞘再生，与临床症状缓慢恢复相关。再生机制可能涉及残留细胞的增生修复或祖细胞的分化。

小胶质细胞属于单核吞噬细胞系统,为免疫效应细胞。一方面可提呈抗原、产生炎症介质损伤组织,另一方面可吞噬细胞碎片或损坏的神经元起保护神经和促进生长的作用。小胶质细胞能表达 MHC-Ⅱ类分子及其刺激分子,参与递呈抗原;同时能分泌 TNF-α、趋化因子及 NO 等炎症因子,或在吞噬髓鞘蛋白过程中诱发促炎症因子的释放,进一步通过谷氨酸的兴奋毒性、氧化损伤等多种机制损伤神经细胞。动物实验中证实,小胶质细胞能诱导少突胶质细胞凋亡。另外,小胶质细胞产生的因子可下调炎症因子表达、募集少突胶质祖细胞、促进少突胶质细胞的分化和成熟、诱导神经保护因子产生,有助于髓鞘及神经的再生。小胶质细胞还可通过吞噬髓鞘碎片,减少生长抑制因子的产生,减少对髓鞘成熟和轴突生长的抑制,促进组织修复。

星形胶质细胞起支持和分隔的作用,也具有抗原提呈功能,可见于活动性病灶边缘。细胞表面蛋白及细胞因子,可诱导血源性免疫细胞迁移、参与免疫反应。慢性病灶中星形胶质细胞增生形成胶质瘢痕,可阻碍髓鞘再生修复。

活动期病灶特点之一为 BBB 的破坏。研究提示,炎症早期内皮细胞间紧密连接尚未破坏,抗体、细胞因子等通过囊泡运输进入脑组织;后期,细胞因子和趋化因子影响内皮细胞结构、白细胞迁移时机械分离或分泌的酶破坏内皮细胞的紧密连接及氧化应激和 NO 等损伤内皮细胞导致 BBB 的结构性破坏。

炎症因子:如前文所述,在活动性病灶中 Th1 细胞特征性表达的 IFN-γ、TNF 及 IL-2 等促炎因子水平升高，其他还包括 IL-12、IL-17、TNF-α 及骨桥蛋白。其中，骨桥蛋白可促进巨噬细胞产生 IFN-γ 及 IL-12，参与 T 淋巴细胞早期的活化。黏附分子的表达上调，淋巴细胞—巨噬细胞非特异性迁移至病灶处。活化的间质金属蛋白酶（matrix metalloproteinases，MMPs）松解内皮细胞处的紧密连接、破坏血 - 脑屏障的基底膜，促进 T 细胞迁移病灶处其他可溶性因子升高，包括补体成分及由巨噬细胞和小胶质细胞释放的白三烯、血栓素、蛋白酶等，自由基、NO 及其衍生物等参与髓鞘损伤。

35. 多发性硬化危险因素

（1）基因

遗传基因和非遗传因素相互作用影响疾病。与普通人群相比，MS 存在家族聚集性倾向，父母其一患 MS 的孩子，患 MS 的风险约 2%，而父母均为 MS 的孩子，患病风险 6% ～ 12%。双胞胎的研究显示在同卵双生者中共患率约 30%，而异卵双生子中共患率为 2% ～ 5%。MS 患者的一级家属患病率风险增加 3% ～ 5%，为普通人群的 30 ～ 50 倍；而领养者发病率与普通人群大致相同。种族可能影响 MS 的易感性。北欧地区白种人发病率最高，而亚洲、非洲或美国印第安人居住的区域发病风险低。日本与欧洲各国处于同一纬度，但日本人发病风险低，而旅居美国的日本裔子代与亲代仍保持着较低的发病风险。南美洲的白种人，有中等程度的 MS 发病率，而在周围的黑种人中 MS 发病率极低。许多基因位点可影响 MS 的易感性，影响最大的为 Ⅱ 类人白细胞抗原（human leukocyte antigen，HLA），包括 HLA-DRB1*1501、HLA-DQA1*0102、HLA-DQB1*0602 等，DR 基因、DQ 基因表达的膜蛋白与配体共同构成 T 细胞受体的配体。其他易感基因还包括 Ⅰ 类 HLA-A3、HLA-B7 抗原基因。另外还发现了一些起保护因素的基因位点，如 HLA-A*02。编码 IL-7 受体和 IL-2 受体的位点也与 MS 易感性强烈相关。IL-7 和 IL-2 受体在 CD4⁻CD8⁻ 胸腺细胞的分化中起重要作用，并参与阳性选择后 CD4⁺CD8⁺ 细胞的存活，不仅影响 MS 发病，也可能在疾病病程和预后中起作用。

（2）感染

直接支持病毒感染的证据较少，主要研究的病毒包括人疱疹病毒 6（Human herpes virus 6，HHV6）、EB 病毒、肺炎衣原体等。EB 病毒可能与 MS 最相关，尽管在人群中普遍存在 EBV 感染，但 MS 患者中可达 90%～95%，血清中阳性率可超过 99%。另外，青少年时患传染性单核细胞增多症也可能为 MS 的危险因素。

（3）维生素 D

许多研究显示维生素 D 水平降低会增加患 MS 风险，补充维生素 D 后 MS 发病的风险降低。国外有研究发现春季出生的人患有 MS 的风险增加，而冬季出生的人 MS 患病风险降低。春季生产的母亲妊娠期间为秋冬季，接受日照的时间较夏季妊娠时间短，可能影响出生胎儿体内的维生素 D 水平，间接引起 MS 患病风险增高。同一时间，不同纬度接受日照的程度也有不同，由北向南紫外线剂量逐渐增高，而 MS 患病率随纬度减少而降低。由此提出，维生素 D 水平的降低可能增加 MS 患病风险。

（4）吸烟

有研究发现，年轻人血液中烟草成分可替宁水平的升高，伴随着 MS 发病风险增加 50%。吸烟产生的氰化物具有直接的神经毒性，而尼古丁具有免疫调节作用及增加 BBB 透过率的作用，可能增加了 MS 发病风险。在随访 CIS 患者时也发现，吸烟者首次复发间期明显缩短，更容易进展为临床确诊的 MS。

36. 多发性硬化流行病学

MS 发病率、患病率：

平均中位发病年龄为 29 ～ 32 岁。原发进展型 MS（PPMS）平均发病年龄为 35 ～ 39 岁。约 5% 患者发病年龄早于 18 岁，40 岁以后发病患者约 20%，50 岁以后发病更少见。与其他自身免疫疾病相同，女性患者多见，MS 患者女性和男性之比约为 2∶1，而在 PPMS 中接近于 1∶1。2013 年国际多发性硬化症联合会（Multiple Sclerosis International Federation，MSIF）与 WHO 发布的 Atlas of MS 推测全球约 2300 万 MS 患者，较 2008 年增加了 200 万。MS 高发区包括欧洲（含俄罗斯在内）、新西兰、澳大利亚东南部。在许多区域，如北美、欧洲等地区患病率超过 100/10 万，报道的最高患病率在奥克尼群岛为 300/10 万。2002

年美国国家 MS 协会推测美国 MS 患者数量约 40 万。日本估测患病率 16.2/10 万，平均发病年龄在 28.3 岁。韩国患病率约 3.5/10 万，平均发病年龄 30.4 岁。中国缺少大范围的流行病学报道，有研究报道上海患病率 1.39/10 万，平均发病年龄在 32.9 岁；香港地区患病率（0.77 ～ 4.8）/10 万，平均发病年龄在 21.9 岁，台湾地区患病率约 2.96/10 万。中国并非 MS 高发地区，但人口基数大的国情，决定国内患者数量多。

37. 多发性硬化经典的临床症状及体征

（1）视觉通路损伤

2017 年更新的 McDonald 诊断标准中未将视神经纳入满足空间多发的病灶部位，但临床中约 50% 的 MS 患者出现视力损伤，而约 20% 患者以 ON 首发。视觉通路上任意部位均可受累，包括视神经、视束、视皮质等，可有视力、视野受损或为无症状的亚临床病变。ON 表现为不同程度的视力下降，主要为视敏度下降，伴有眼球活动时疼痛，偶见色觉下降，特点为急性或亚急性的起病，通常单侧视神经受累。查体常见传入性瞳孔障碍，即患侧直接光反射消失而间接光反射存在，当双侧受累时光反射均消失。多数患者眼底检查正常，少数见视盘轻度水肿。当发现眼底出血或视盘高度水肿时应排查其他疾病。视野检查示中心暗点或中心盲点暗点（即中心暗点包含了生理性盲点）。多数患者经数周至数月视力可恢复，但常反复发作。

中国医学临床百家

MS 罕见双侧 ON，出现时应注意鉴别 NMOSD、MOG- 抗体介导的免疫脱髓鞘疾病、Leber 遗传性视神经病变、中毒性视神经病变等疾病。双侧 ON 的 MS 患者，通常不对称起病且一侧更重。约 9% 患者出现同向性偏盲，为视交叉以后视束或视放射受累导致。视交叉极少受累，见于约 5% 的患者，表现为双侧颞侧视野缺损的视交叉病灶，尤其应注意与 NMOSD 鉴别。

极少数患者合并眼球内炎症，常见玻璃体内炎症，患者可无症状或诉视野中有漂浮物或视物模糊。前部葡萄膜炎罕见，可表现为疼痛、畏光及视力下降。其他还包括前葡萄膜炎、中间葡萄膜炎（睫状体平坦部葡萄膜炎）、视网膜静脉炎。

（2）小脑幕下病灶表现

脑干、小脑受累时表现多样且相互重叠，诊断标准将其归为小脑幕下受累表现，作为满足空间多发的部位之一。小脑幕下受累可见于约 81.6% 的患者，最常见为复视（68%）、面部感觉异常（32%）、步态不稳（31%）。很多运动障碍本质上为协调性受损，但严重影响运动功能及生活质量。首次发作的临床孤立综合征患者存在小脑幕下症状性病灶时更容易复发，进展为临床确诊的 MS 风险更高，残疾程度更重，预后较差。进展性病程中，小脑功能障碍出现越早，更容易进展为严重残疾。

小脑为 MS 病灶好发部位，灰质及白质均可受累。皮层脱髓鞘范围弥散，可累及皮质各层细胞。小脑皮质内脱髓鞘病灶与幕上脱髓鞘程度成比例，在病程晚期出现的概率升高，反映了疾病积累的程度及晚期病程。小脑病变主要影响精细动作，导致协调运动功能障碍，如步态不稳、肢体不协调、运动杂乱无章及语音、语调异常，同时也会影响认知、情感等高级功能。法国学者Jean Martin Charcot 首先描述了小脑受累患者表现：震颤、眼震及吟诗样语言，称为 Charcot 三联征。语言功能受累还表现为构音不清或爆炸式语言，影响语言流利性。辨距不良、复杂运动分解常见，还可出现病灶同侧肌张力降低，肢体姿势异常。震颤最常见于上肢，也可累及下肢、头颈、声带及躯干，包括姿势性震颤及意向性震颤。震颤的出现与小脑、侧脑室旁病灶、丘脑中央中核及其联系纤维相关。严重时，即使患者肌力正常，但因肢体不灵活也会影响肢体行走或站立。小脑蚓部及中间区处病灶主要引起肢体不协调、不能维持平衡，半球病灶则影响执行、运用及认知。小脑后区与额叶背外、顶下小叶、外侧颞叶联系而影响高级认知功能。小脑认知情感综合征（cerebellar cognitive-affective syndrome，CCAS）表现为执行功能障碍，如缺乏规划、设计，语言流利性、抽象逻辑思维、工作记忆、视觉—空间技能及记忆力等功能受损，可出现处理信息的速度及言语流利性下降。

（3）动眼通路的损伤

MS 患者中 40% ~ 76% 出现眼球运动障碍，最常见表现为眼震、核间性眼肌麻痹，可同时合并其他脑干综合征。控制眼球运动的传出信号自大脑途经脑干下传至控制眼外肌的神经核团，也整合了来自小脑、本体感觉及视觉的反馈环路信号。眼动障碍严重影响日常生活，并提示患者预后更差。

核间性眼肌麻痹（internuclear ophthalmoplegia，INO）为 MS 患者中最常见的眼动障碍，为双眼水平运动的异常，表现为患侧眼球内收障碍，伴外展时水平眼震，而对侧外展正常，外转时眼白外露。病灶由内侧纵束（medical longitudinal fasciculus，MLF）受损导致，MLF 走行于四脑室腹侧脑桥被盖部或中脑导水管腹侧中脑被盖部，受损时影响双眼共轭运动。症状轻微时患者可无不适主诉，或仅视物不清，运动时出现视物成双。当患者诉视物不清时，应与视力下降区分，注意询问单眼视物感受，或借助眼科检查区分。随着病情缓解，复视症状可恢复。老年患者出现 INO 应注意与脑卒中鉴别。

MS 患者特征性眼震为获得性钟摆样眼震（acquired pendular nystagmus，APN），为眼球往复似钟摆样摆动，两个方向上速度相等，无快、慢相之分。MS 导致的 APN 特点为高频率、小幅度的规整摆动，振动波形呈正弦曲线，频率 2 ～ 6 Hz，通常为双侧，常导致振动性视幻觉，即视野内物体主观上的振动。病变主要位于脑桥旁正中，也见于脑桥被盖部或小脑，或慢性视神经病变。脑干神经整合中枢位于脑桥，接受来自大脑的运动信号及来自小脑、前庭、视觉等处的反馈信号，整合为位置信息传出，引起达到预定眼球位置的眼外肌运动并使其持续收缩以维持位置固定。有假说认为，脱髓鞘病灶使反馈的位置信息逐渐衰减，导致矫正机制不断错误的启动将眼睛重新定位到所需位置，因此出现凝视诱发的眼震。

另外，还可见跳动型性眼震，表现为眼球摆动在两个方向上速度不同，有快、慢相之分，最常见为凝视诱发的眼震（gaze-evoked nystagmus，GEN），快相向凝视侧，横向侧视时为水平眼震，向上注视时出现垂直眼震。水平侧视时，神经网络涉及前庭小脑、内侧纵束及前庭内侧核，而前庭上核、中脑 Cajal 间质核参与垂直凝视，因此小脑或脑干病变均可引起 GEN。GEN 常见于慢性病程，需查体发现。钟摆样眼震可合并跳动性眼震。原位上视性眼震见于延髓后部或脑桥被盖部离散病灶，眼震受头位影响，在前倾或仰卧位受抑制，而 MS 患者中罕见下视性眼震。

扫视时运动过度为眼球运动的精准性及运动轨迹异常，属于共济失调表现，见于慢性小脑病变患者，可在小脑蚓部背侧动眼神经区及小脑顶部动眼神经区发现病灶。

颅神经受累时可帮助定位脑干病灶，但需要排除其他疾病导致的脑干病灶。MS 患者中也可出现第Ⅲ、第Ⅳ、第Ⅵ对颅神经受损，青年患者可出现急性复视。面部感觉障碍在 MS 患者中相对常见，可以表现为患者存在主观症状或仅由查体发现，单独出现或同时伴有偏身感觉障碍。年轻患者的三叉神经痛病因可为MS，主要认为由脑桥病灶导致，病灶内脱髓鞘的神经纤维出现无突触电传递，产生神经疼痛。但部分患者在出现其他 MS 症状前已存在三叉神经痛，可能同时存在血管压迫因素。MS 患者中可出现瞬目反射等第Ⅴ对颅神经参与的反射异常，电生理可发现初级传入异常，累及面神经时可出现面肌纤颤及面肌痉挛，也可表现为面瘫。后组颅神经功能障碍通常为假性球麻痹，并常见于晚期。眩晕见于 30% ～ 50% 的 MS 患者，提示脑干或颅神经功能障碍。

（4）感觉传导通路损伤

感觉异常为首发症状在 MS 患者中常见，而且几乎所有患者病程中均会出现感觉障碍。感觉症状可反映脊髓丘脑束、脊髓后索或背根的病灶。常见描述为麻木、麻刺感、针扎样、发紧、发凉、发痒或肿胀感。其可以有根性疼痛和胸腹束带感，束带感表现为环绕胸腹部的躯干发紧感。查体最常见的感觉障碍为不同程度的深感觉和浅感觉减退，脊髓病变有明确的感觉平面。传入神经阻滞的"失用"手不常见但也有特征性，为继发于显著的本体觉障碍而力量正常的手功能丧失。约 60% 的 MS 患者有疼痛主诉。神经源性疼痛包括三叉神经痛（trigeminalneuralgia，TN）、痛性强直痉挛等中枢神经性疼痛、肌肉疼痛及头痛、背痛等。急性疼痛包括神经痛、Lhermitte 征及 ON 相关的疼痛；肢端麻木、腰背痛、痉挛、发紧、束带感等异常可持续一个月以上，属于慢性疼痛。头痛最常见，超过 50% 的患者有头痛症状。脑干（尤其是导水管周围灰质）或 C_2 后角受累、小脑幕下病灶、脑桥脱髓鞘病灶累及三叉神经根可导致头痛，疾病修正治疗药物也可导致头痛。肢体麻木症状在脱髓鞘疾病患者中常见，通常患者反复诉难以缓解的麻木不适，焦虑抑郁情绪可加重症状，影响患者运动能力及生活质量。麻木可出现于任何部位，甚至有报道下巴及嘴唇周围麻木起病的 MS 患者，相应影像学发现脑桥三叉神经核团及侧脑室旁病灶。痛性痉挛发作时的疼痛伴随肌肉痉挛发作，可先于肌肉收缩出现，每次发作可持续 30s 至数分钟，严重时每天发作频率可达上百次，发作时意识清楚，引起巨大的痛苦。

Lhermitte's 征为 MS 特征性的表现，在年轻的患者中更常见。表现为低头时沿着脊髓向下肢放射的放电样感觉，通常发作短暂，与位于颈髓背侧的病灶有关，也可见于其他脊髓病患者。可能由于机械性刺激脱髓鞘处轴索可产生动作电位，引起异位的放电导致。

（5）运动功能损伤

锥体束功能障碍在 MS 患者中常见，可在复发性或进展性 MS 中出现。持续存在的肢体无力，可以因发作后遗留症状或疾病持续恶化导致，与轴索变性相关。下肢轻瘫或截瘫比上肢显著无力更常见，无面瘫的偏瘫也很常见。肢体无力通常为脊髓炎的症状，MS 患者的脊髓炎通常为非横贯性，运动、感觉或尿便障碍不一定同时出现。神经系统查体提示上运动神经元损伤，表现为腱反射亢进、膝阵挛、踝阵挛、病理征阳性等体征。合并小脑及相关联系纤维损伤时导致腱反射减低，肌张力减低，也应排查有无周围神经损伤。手部小肌肉可出现萎缩，可能由于轴索损伤，肌肉继发性失神经支配。

肢体瘫痪可伴有不同程度的痉挛，表现为肌肉僵硬感、行走时僵直。MS患者中痛性痉挛常见，为发作性肌张力障碍，常刻板发作，表现为肌肉不自主的强直收缩，引起肢体不对称伸展，可合并角弓反张及面肌痉挛。过度通气、惊吓、碰触及自主运动能诱发痉挛发作。通常认为症状是因脱髓鞘的神经元之间接触导致的动作电位横向扩散。严重瘫痪及痉挛的患者可出现关节挛缩。震颤在MS患者中也常见，占25.5% ~ 58%，常见于上肢，也可累及下肢、头、颈、声带甚至躯干。病灶部位包括小脑、丘脑腹外侧核、正中核及其联系纤维，累及双侧丘脑、苍白球及黑质周围处的病灶与帕金森综合征类似，但常急性或亚急性起病，同时合并其他MS症状。其他运动障碍还可见肌阵挛/面肌痉挛、面肌颤搐等表现。

（6）MS特征性症状

MS患者症状定位与受累部位相关，部分在MS中具有代表性，包括双侧核间性眼肌麻痹、Lhermitte's征、发作性症状及Uhthoff现象。

发作性症状指短暂的、阶段性发作的运动或感觉症状，如复视、局部感觉异常、三叉神经痛、共济失调、构音障碍、痛性强直痉挛。这些症状由陈旧性病灶导致，可由特定的运动或刺激诱发。大部分患者会经历症状的假性加重，难与真正的复发区分。可能与脱髓鞘的轴索出现自发动作电位，而相邻神经纤维间直接接触，神经冲动不经突触直接传导有关。

Uhthoff现象为患者一过性出现刻板的神经系统功能障碍，

持续时间不超过 24 小时，症状由核心温度升高而诱发。由德国眼科医生 Wilhelm Uhthoff 1890 年报道，患者在温度升高后视力障碍暂时加重，并在体温下降后症状缓解，视觉改变可逆而且刻板。该现象见于 60% ~ 80% 的 MS 患者，温度升高还可影响肢体无力甚至认知功能，影响患者日常生活。临床上，温度升高后患者诉乏力的现象常见，但也可出现相应体征或电生理改变，查体可见视力下降、眼震、眼睑下垂、双眼同向运动异常、肌力下降或反射异常。诱发因素包括发热、剧烈运动、热水浴、经前期、暴晒、心理压力增大，甚至有报道因进食过热食物或因吸烟诱发。经休息数分钟至数小时或离开温度升高的环境可缓解症状。病因尚不明确，离子通道阻滞、热休克蛋白、血液循环改变、血清钙离子或未知的体液因子等可能参与发病机制，通常认为是因脱髓鞘的轴索对热敏感而产生传导阻滞，产生 Uhthoff 现象。20 世纪 50 年代曾使用热水浴实验帮助发现亚临床病灶以诊断疾病，但由于检查的非特异性及潜在风险，逐渐被影像学及 CSF 检查替代。临床中常建议患者避免过度运动、泡温泉等可导致体温升高等情况，尤其在泡澡时出现肢体无力会增加溺水的风险。患者降温处理后可改善运动功能及视力，主观乏力感觉也会减轻。

38. 多发性硬化患者的非经典症状和体征

（1）膀胱、直肠及性功能损伤

括约肌及性功能障碍程度通常与下肢瘫痪程度成正比。排尿反射由三级排尿中枢共同协作完成，包括皮层及皮层下排尿中枢、脑桥排尿中枢及骶髓初级排尿中枢。骶髓排尿中枢接受膀胱充盈感觉的传入，经副交感神经传出支配逼尿肌排尿。高级排尿中枢向下传递抑制信号低级中枢的自动排尿。急性脊髓炎发作时表现为急性脑潴留，可能与脊休克有关。慢性病程中，最常见表现为膀胱过度活跃，下传的抑制信号受损，为逼尿肌反射亢进导致。初级排尿反射过度活跃，出现尿急、膀胱容量变小，进展可出现尿失禁。还有20% ～ 25% 的MS患者出现膀胱活动减少，表现为尿流变细、膀胱排空不全。膀胱感觉缺失导致弛缓性膀胱，膀胱充盈性尿失禁，常伴有鞍区感觉减退。膀胱括约肌协同功能障碍一样会阻止膀胱排空，为MS患者尿便障碍中最难控制的症状，可见于约25%的患者。膀胱逼尿肌与膀胱括约肌协调障碍可表现为排尿踌躇、尿流中断及排空不全而有残留，常需间断导尿。神经源性膀胱功能障碍可增加尿路感染风险，在MS患者中常合并泌尿系感染，尤其在女性患者中常见，可能表现为不典型的感染。

便秘症状常见，几乎所有截瘫患者均需辅助排便。常由多种因素导致，如脊髓受累、活动减少、饮食因素及患者为了减少尿急迫而减少饮水导致便秘。排便急迫感也可困扰患者。

性功能障碍在40% ～ 80% 的患者中出现。男性患者会出现不同程度勃起功能障碍，通常为勃起障碍，而射精障碍不常见。女性患者表现为性欲丧失或疲乏。多种原因导致性功能减退，包括脊髓运动、感觉或自主神经通路病灶的直接作用，以及自我意象、自尊感及担心性伴侣拒绝等心理因素导致。脊髓痉挛、截瘫及尿失禁患者可能加重此类症状。

MS 患者在自主神经系统受累时，可出现直立性低血压、心律失常情况，增加缺血性心脏病或充血性心力衰竭的风险。MS 患者可出现肺水肿、左室功能不全、应激性心肌病或猝死等情况。有假说认为，自主神经通路受影响时，儿茶酚胺类过度释放，导致心肌顿抑。尸检报告合并肺水肿患者，与孤束核或迷走神经被核受累（dorsal motor nucleus of the vagus nerve，DMNV）有关。近一半 MS 患者诉起身后头晕不适，血管反射功能可见异常。平卧位起立后，收缩压下降超过 20mmHg 或舒张压下降超过 10 mmHg，达体位性低血压诊断，严重者可出现晕厥。还有患者自主神经功能异常体现在心律改变。在站起或头高位倾斜实验中，MS 患者心率增快超过 30 次/分，无直立性低血压的情况，可诊断为体位性心动过速综合征（postural orthostatic tachycardia syndrome，POTS），患者可表现为站起后心悸不适。交感神经紧张而自主神经功能失调可导致心电图异常，MS 患者中多见 P 波离散，即 P 波时限大小不等，反映自主神经功能损伤后，窦性心律冲动传导的不连续及传导通路的改变。也可见 Q-T 间期延长，心室复极延迟，与脊髓中交感神经传导通路中轴索的丢失有关。

（2）乏力

乏力为一种使人衰弱并持续的疲惫感，包括体力和精力上的缺乏，可以为患者自己感觉或由照看者观察到，这种感觉可影响日常活动，甚至不能完成预期的活动。乏力见于绝大部分患者，与劳累、活动无关。温度升高时可加重，休息后不能缓解。乏力可伴随发作症状出现，并在神经症状消失后仍可持续很长时间。疾病直接引起的疲劳症状可能与大脑多个部位受累有关。在除外年龄、运动功能损伤程度、合并抑郁情况等因素后，乏力患者在顶叶、内囊、侧脑室旁三角区内病灶负荷重，研究 T_1 弛豫时间时也发现乏力症状与深部灰质受累，尤其是与丘脑受累有关，PET 检查发现乏力患者额叶、白质、基底节区细胞内糖代谢减少，而完成认知和注意的功能区糖代谢增高。而在质子磁共振波谱分析序列下发现症状可能与弥漫性轴索损伤有关，同时，长期随访发现乏力患者脑萎缩程度更重，提示轴索受损。另外，由于疾病状态下，皮层为代偿而募集更多神经元而失调，能量需求增加而出现乏力。脑电图检查发现乏力患者皮层信号活跃而抑制信号减少，在动作开始时，患者活跃的皮层区域超过正常情况下所需要的运动功能区，而在结束时皮层的抑制过程失效，功能核磁也证实运动时，大脑皮层活动区域代偿性增加。也有研究发现，乏力可能与皮层—皮质下联系受损有关，影响了运动的计划及执行。疾病活动时细胞因子水平、内分泌水平及系统免疫功能的紊乱等因素均可参与乏力的产生。

（3）认知障碍

MS 患者出现认知功能障碍最早于 1877 年由 Charcot 报道。

他发现 MS 患者形成概念缓慢、记忆力显著减退、智力下降，以及情感的迟钝。但多数研究主要集中于躯体残疾，常用的扩展残疾程度评分（Expanded Disability Status Scale，EDSS）也主要评估患者运动能力，进而忽视了认知症状等其他因素。神经心理测量的数据显示，MS 患者中有 34% ～ 65% 的患者出现了认知功能障碍，影响患者自主生活、应对问题能力，甚至影响疾病管理、药物依从性及康复情况。

最常见的异常为记忆力下降、注意力受损、处理信息的速度下降，而执行能力涉及多个认知功能，包括注意力、计划、决定及认知灵活性多方面受影响。患者出现记忆缺损，完成工作或处理人际关系困难，不能同时完成多项任务。抑郁、焦虑等可能进一步加重认知功能障碍。轻到中度的异常在门诊随访中通常不明显，国外有使用听力连续加法实验（pacedauditoryserialadditiontest，PASAT）、符号 – 数字模式测验（symbol digit modalities test，SDMT）等神经心理学检测、评估患者的认知能力。

认知功能异常可出现于整个病程及所有 MS 亚型。大约 50% 的临床孤立综合征患者及早期 RRMS 患者表现为 1 个甚至多个认知域障碍。目前逐渐认识到，认知障碍与残疾水平和病程无相关性，在 EDSS 评分较低的患者中，也可发现严重的认知功能障碍。受教育程度或阅读水平较高的患者，发病后认知损伤程度小。影像学可见广泛的大脑皮质病变。认知障碍也与边缘系统有关，有研究发现 MS 患者海马体积减小，认知障碍与海马齿状回

中国医学临床百家

及海马肢脚萎缩有关。

（4）精神情感障碍

19 世纪 Charcot 最先详细描述 1 例 MS 患者出现重度抑郁，伴幻觉及妄想。MS 患者可出现的精神情感障碍包括抑郁、病理性哭笑、欣快感、躁狂、幻觉。抑郁在 MS 患者中最常见，患病率可高达 50%，部分原因可用慢性病程带来的精神负担解释，但与其他慢性病相比，MS 患者合并抑郁更多，注意患者自杀倾向。双向情感障碍的好发基因与 MS 患者存在重叠，而额叶、颞叶或皮层下弓状纤维受累时可出现抑郁，并且抑郁程度与病灶体积有关。欣快感在 MS 中不常见，常伴有中度或重度的认知缺损。情感"控制障碍"相当常见，表现为强哭强笑，患者在无明显诱发因素时在悲伤或开心的状态间切换，可能与假性球麻痹有关。

（5）皮层局灶性受累表现

过去主要认为 MS 为脱髓鞘病变，以白质损伤为主，但越来越多的证据发现为皮层 / 皮层下损伤。近皮层病灶，可作为满足空间多发的部位之一。皮层萎缩也可见于疾病早期，但主要见于进展型 MS，由神经退变导致。皮层的急性发作性病灶极罕见，如表现为严重的认知功能下降、皮质功能区障碍及癫痫发作等。功能区受累可出现失语、失写、失用表现，急性发病可类似卒中发作的运动、感觉障碍。颞叶皮质受累时出现精神行为异常、癫痫发作，甚至出现癫痫持续状态。

（6）共病

MS 合并其他系统性自身免疫性疾病的比例为 3% ～ 26.1%。常见的自身免疫性疾病包括银屑病、自身免疫性甲状腺疾病、Ⅰ型糖尿病、炎症性肠病、SLE、天疱疮及重症肌无力，与 NMOSD 患者相比合并干燥综合征少见。男性患者中约 4% 合并其他自身免疫性疾病，女性患者中约 10%。MS 与其他自身免疫性疾病均好发于女性。女性患者中自身免疫性甲状腺疾病发病率高，患者可无甲状腺激素水平异常但合并抗体阳性。MS 患者在发病前可能已存在自身免疫性疾病，可能存在某些基因或环境条件导致自身免疫性疾病易感性增加，也提示 MS 可能为自身免疫疾病泛化的一部分。

39. 多发性硬化的辅助检查

（1）磁共振成像（magnetic resonance imaging，MRI）

MRI 可显示颅内病变结构及形态，超过 95% 的 MS 患者 T_2 及 FLAIR 相可见异常，RRMS 患者可见无症状的亚临床病灶。MR 有助于区分急性、亚急性及慢性 MS 病灶。急性病灶在 12 周以内，通常表现为 Gd-DTPA 增强，提示炎症活动及 BBB 破坏。可出现环形、斑片状或均匀强化的病灶，环形强化病灶伴随着明显的组织破坏，急性期也见 DWI 上高信号。急性 MS 病灶倾向为大片、边界不清。少见情况下，急性 T_2 病灶可在随后的扫描中消失，提示可逆性组织炎症及水肿。急性 MS 病灶可表现

为 T_1 上低信号（急性 T_1 病灶），符合水肿和脱髓鞘的表现。亚急性 MS 病灶可无强化但 DWI 持续异常。慢性 MS 病灶表现为 T_2 或 FLAIR 相高信号，通常范围小，并且有清晰的边界。持续显著的 T_1 低信号（被称为"黑洞"）通常反应不可逆的组织损伤，如轴索丢失和持久的脱髓鞘。双反转恢复序列及相位敏感反转恢复序列可能有助于发现皮层病灶，但目前尚未明确区分皮层内、皮层下或混合病灶。

影像学可协助临床表现确定病变的空间多发，在诊断标准中，4 个典型区域包括侧脑室旁、皮层或皮层下、小脑幕下及脊髓，其中至少 2 个区域内，各出现至少 1 个脱髓鞘病灶即满足空间多发。幕上病灶可位于侧脑室旁白质、胼胝体、深部白质、半卵圆中心，以及皮质深部灰质结构。脑室旁病灶常见于轴位，呈局灶性卵圆形，直径常不超过 3 cm。病灶长轴垂直于侧脑室平面的卵圆形斑块称为 Dawson 手指征，常认为其与血管周围炎相关。矢状位还能发现胼胝体内病灶，而视放射后部也可受累，对应出现视力损伤。近皮层 U 纤维处病灶具有特征性，可帮助与血管病等鉴别。2017 更新的诊断标准将皮层内与近皮层的病灶归为一类。MRI 场强的提高增加了敏感性，皮层病灶发现率提高，使更多的患者满足空间多发性的标准，从而确诊为 MS。特殊序列更容易显示皮层病灶，包括双反转恢复序列、相位敏感恢复序列等，可发现沿皮层走行的"蛇样"病灶或点状病灶。小脑幕下病灶最常出现于桥臂，也见于小脑半球及皮层/近皮层处，小脑性运动功能及认知功能障碍的严重程度与皮层病灶负荷相关，小脑核团也可受累，齿状核最常见。超过 90% 患者在病程中出现脊髓病灶，部分为亚临床脊髓病变。病灶在颈段尤其常见，相对 C_2-C_3 椎体节段。典型的病灶不超过 3 个椎体平面，通常为偏心分布，不超过脊髓横截面的一半，以损伤白质为主。T_1 低信号在脊髓中不常见。视神经病灶急性期表现为眼眶内视神经水肿伴强化的病灶，MS 特点为常单侧受累，靠近视神经前部，但 2017 年诊断标准没有将视神经纳入空间多发的诊断依据中。

MR 时间多发性的诊断标准为：与基线 MR 相比，随访出现新的病灶，或在任何时间同时存在强化病灶和非强化病灶。影像学随访时间无明确界定，但通常认为 1 个月内的症状及病灶由同一次免疫活动导致。

研究表明 MRI 可根据 1 ～ 5 年内 T_2 病灶是否出现及病灶数，预测转化为临床确定的多发性硬化（clinically definite multiple sclerosis，CDMS）的风险。不断增加的 T_2 病灶数转化为 CDMS 可能性高，5 年内残疾程度重。

MR 可证实与 MS 病程进展相关的大脑萎缩。推测萎缩率在每年 0.6% ～ 1.35%。大脑萎缩可与积累的 T_2 病灶的总体积相关。灰质，尤其是深部灰质核团，比白质更易出现萎缩。灰质萎缩代表着神经元变性，而运动、认知等功能障碍与灰质萎缩程度关系密切。早期 RRMS 已经可能出现脑萎缩。尽管 MS 患者大脑组织缺失为重要的因素，可靠的测量在临床实践中仍不理想。

临床中，观察侧脑室及蛛网膜下隙（脑回及脑沟之间）的区域进行性扩大可代表 CSF 容积扩大，由此可发现大脑容积的丢失，但混淆因素包括老龄化的影响、渗透剂的作用，甚至抗感染治疗等，减少大脑水含量，影响对脑萎缩程度的判断。脊髓萎缩程度与残疾程度密切相关，复发型与进展型 MS 患者中均可发现脊髓横截面积减少，但萎缩程度在进展型 MS 患者中更显著。横截面积的减小代表神经组织的丢失，意味着神经功能缺损随着疾病发展不断积累而且不可逆转，相应残疾程度更重，EDSS 评分更高。

MRS 也能显示颅内代谢情况，肌醇代表胶质细胞成分，在 MS 患者病灶中星形胶质细胞活化可见升高；而 NAA 在神经元线粒体中合成，下降时也能反映神经元退行性变。早期轻微的脱髓鞘病灶还会表现为磁化转移率（magnetization transfer ratios，MTR）的下降。早期 RRMS 患者颅内所有部位 MTR 均大幅度下降，包括外观正常的白质及皮层。伴有认知障碍的良性 MS 患者可发现 MTR 值明显下降，提示广泛大脑皮质损伤。

（2）CSF 分析

腰穿 CSF 检测主要用于排除诊断及 OB、鞘内合成检查以确定诊断 MS，尤其是在非典型临床综合征、非典型 MRI 表现及不常见的临床表现如无复发的进展性神经功能缺损中非常重要。MS 患者 CSF 检查结果常为肉眼无明显异常，为清亮、无色并且压力正常。细胞数通常正常，但可能在 15% ～ 20% 的患者中轻度升高，主要为 T 细胞。显著的白细胞升高超过 50 个应考虑其他诊断。MS 患者中蛋白水平可升高，但结果的特异性尚不明确，糖及氯化物多数正常。髓鞘碱性蛋白可作为组织损伤的标志物，用于评估 CNS 髓鞘损坏。超过 90% MS 患者中发现 CSF 异常的 IgG 合成，体现为鞘内合成 IgG 率升高、IgG 与总蛋白或白蛋白比值升高等。

OB 的出现在确定诊断中很重要。目前琼脂糖凝胶等电聚焦电泳（isoelectric focusing，IEF）联合免疫印迹或免疫固定法敏感性最高，为检测 OB 的"金标准"。IEF 利用蛋白质具有的等电点特性，电泳时，不同蛋白质将停留在不同的 pH 值的位置。正常人体内有无数克隆株的浆细胞合成免疫球蛋白，电泳时 γ 球蛋白区将形成均匀连续的区带，为多克隆免疫球蛋白区带。单克隆株浆细胞增生并合成免疫球蛋白时，生成的为相同的免疫球蛋白，电泳时均停留在同一位置，故形成 1 条区带，称单克隆区带。当某几个克隆株浆细胞异常增生并合成免疫球蛋白时，将在 γ 球蛋白区带中形成窄而不连续的区带，称 OB。同时测定血清和 CSF 中 OB 情况并进行对比，可得到 5 种结果：1 型为血清及 CSF 均无条带，提示中枢神经系统内无鞘内 IgG 合成，主要见于健康人及非炎性神经系统疾病患者；2 型为 CSF 有 2 条或 2 条以上条带而血清中没有，条带由中枢神经系统内 B 细胞反应产生，提示存在鞘内 IgG 合成，为 CSF 的 OB 阳性结果，主要见于 MS 患者；3 型为血清与 CSF 均有条带，但 CSF 多于血清，与血清中相同位置的条带由系统性 B 细胞反应产生，提示 BBB 的破坏，仅见于 CSF 的条带则由鞘内合成，同样属于 CSF OB 阳性，主要见于继发性炎性脱髓鞘疾病、脑膜癌和脑膜炎等，以及少数 MS 患者；4 型为血清与 CSF 有相同条带，呈镜像分布，由系统性 B 细胞反应产生病变在中枢神经系统之外且伴有 BBB 破坏，为 CSF OB 阴性结果，可见于吉兰—巴雷综合征、系统性自身免疫病；5 型为血清与 CSF 均有单克隆条带，提示存在单克隆增生的副蛋白，主要见于骨髓瘤继发神经系统并发症患者。区带的模式在同一患者病程中相对稳定。

CSF 中 OB 阳性意味着，在中枢神经系统内，数个克隆株 B 淋巴细胞在鞘内局部生成免疫球蛋白。国外报道中 MS 患者中 OB 阳性率可达 95%。CIS 患者 OB 阳性可作为再次发作的预测因子，2017 年 McDonald 诊断标准将 CIS 患者中 OB 阳性时不必满足时间多发的标准，以早期识别疾病。当临床表现不典型，如在发作次数或病灶部位不能满足诊断标准、CSF 检查不典型、进展性病程、发病年龄或非白种人患病时，强烈推荐完善 OB 的检测以进一步寻找支持 MS 诊断的证据。OB 阴性时不能除外 MS 诊断，10% ～ 20% 临床确诊的 MS 患者在病程中无 OB 出现。

（3）光学相干断层扫描（optic coherence tomography，OCT）

OCT 为一种非侵入性光学成像手段，以光线代替声波而模拟超声成像，可清晰地显示视网膜及视盘周围的断层成像，并量化视网膜内各层结构的厚度。视网膜神经纤维层主要由视神经节细胞轴索构成，在视网膜内无髓鞘包裹，视网膜神经纤维层厚度变薄可反映轴索损伤、神经变性。MS 患者合并 ON 时，视网膜神经纤维层、神经节细胞层、内丛状层、乳头黄斑束厚度明显变薄。部分无 ON 的 MS 患者，也能发现视网膜神经纤维层变薄，对应视觉诱发电位更多表现为波幅降低，故倾向于神经退变导致。MS 中 ON 患者视网膜神经纤维层平均下降 20.4 μm，而无 ON 患者平均下降 7.1 μm。视网膜神经纤维层厚度可用于监测病情。ON 初期视网膜神经纤维层典型表现为轻度肿胀，恢复期逐渐变薄。视网膜神经纤维层在进展型 MS 中较复发缓解型 MS 变薄程度更重。GCL 主要包含接收光学信号并传入视觉信息的神经节细胞。视神经脱髓鞘病变可导致神经节细胞逆行性退变，出现神经变性，故测量黄斑区 GCL 厚度，也能反应神经退变程度，由于其与 IPL 在 OCT 上难以区分，常将二者合并测量。有研究认为测量视网膜神经纤维层可能受到星形胶质细胞增生或神经炎症时水肿的影响。视网膜变薄程度与神经系统内其他部位的神经退变，如大脑萎缩程度也有相关性，甚至视网膜外颗粒层厚度与 EDSS 评分呈明显的负相关，可以提示患者神经功能损伤程度。同时 OCT 检查方便且可重复性强，可量化 MS 患者中神经变性程度，能作为良好的评估 MS 患者轴索损伤程度的指标。

（4）诱发电位

记录刺激于周围感觉器官时，CNS 中相应的电活动能显示传入、传出通路的功能，常用于发现亚临床病灶，为空间多发提供证据。最常使用为视觉诱发电位、体感诱发电位及脑干听觉诱发电位。视觉诱发电位通过使患者观察交替发光的黑白格或闪光诱发，于视觉皮层处记录，记录反映视觉传导通路情况。体感诱发电位通过粗大的 1A 神经纤维将外周的感觉刺激传入，在周围神经、脊髓、脑干及大脑后回等多处记录上行的电位。脑干听觉诱发电位记录由听觉诱发的皮层电位。脱髓鞘损伤以传导减慢为主，表现为潜伏期延长，而轴索损伤以电位波幅降低为主。视觉诱发电位最敏感，即使患者视力已经完全恢复，使用图形反转视觉诱发电位，仍可发现 60% ~ 90% 的患者异常。脱髓鞘损伤典型的视觉诱发电位表现为 P100 潜伏期延长，临床中将潜伏期超过 2.5 ~ 3 个标准差或双眼比较显著异常确定潜伏期延长。当脊髓核磁未见明显髓内病变时，或者不能完成核磁检查时，体感诱发电位能帮助确定脊髓病变，并且在治疗中，可量化治疗的效果。该检查同样为非侵入性检查，费用相对低而可重复性强，但检查只能发现传导通路功能异常，不能精准定位，同时结果可能受到操作者影响而不稳定。

40. 多发性硬化的诊断

通过病理明确 MS 诊断的情况罕见，且临床不易实施，因此，诊断需要临床症状及影像学、CSF、诱发电位等辅助检查提供时间多发性和空间多发性的证据。

2001 年 McDonald 等提出了新的诊断标准，允许随访的 MRI 出现新的活动病灶代替临床的第二次发作，来满足时间及空间的多发性，标准维持了诊断的敏感性及特异性。随着诊断标准的更新（最新的标准为 2017 年 McDonald 诊断标准，表 3），诊断特异性稍有降低，但在预测 CIS 转变为 MS 的敏感性得到提高。

表 3　2017 年 Mcdonald 诊断标准

	有客观证据的病灶的数量	需要诊断 MS 的附加条件
≥ 2 次临床发作	≥ 2	无 *
≥ 2 次临床发作	1 和或既往有一次发作†	需满足 DIS‡（满足其中 1 条）：①临床随访再次发作；② MR 支持 CNS 中不同部位受累
1 次临床发作	≥ 2	需满足 DIT§（满足其中 1 条）：①临床随访再次发作；② MR 支持 DIT；③ OB 阳性¶
1 次临床发作	1	需同时满足 DIS 及 DIT：DIS‡（满足其中 1 条）：①临床随访再次发作，且症状提示 CNS 中不同部位受累；② MR 支持 DIS；DIT§（满足其中 1 条）：①临床随访再次发作；② MR 支持 DIT；③ OB 阳性¶

注：在诊断 MS 必须除外其他疾病时。在表现出 CIS 特征而怀疑 MS 诊断，但不能完全符合 2017 年诊断标准时，诊断为可能的 MS。当有更合理的解释时，不能诊断为 MS。

* 无须额外检验以满足 DIS 及 DIT。但除非不能完善 MR 检查，所有考虑 MS 诊断的患者均应完善头 MR 检查。在不能充分符合 MS 诊断标准的患者，除了典型 CIS 患者外以及不典型表现患者，应完善脊髓 MR 及 CSF 检查。当影像学或 OB 检查为阴性时，需慎重鉴别其他疾病。

† 有客观检查证据的临床发作作为诊断依据更可靠。在无记录的客观神经系统体格检查时，既往一次发作合理的证据包括具有炎性脱髓鞘发作特点的发作性症状及受累部位特点，但至少有 1 次发作有客观证据支持，缺乏客观证据时诊断应谨慎。

‡DIS：4 个解剖区域中至少 2 处能发现超过 1 个具有 MS 特点的 T_2 相高信号病灶，四个区域包括侧脑室旁、皮层或皮层下、小脑幕下区域及脊髓。症状性或非症状性病灶均可用于诊断。在超过 50 岁或血管性疾病风险高的患者中，发现侧脑室旁病灶时诊断应注意鉴别其他疾病。

§DIT：在任一时间的影像学中同时发现增强与非强化的病灶，或与基线 MR 对比，在随访中出现新的 T_2 相高信号病灶或强化病灶。

¶CSF 特异性 OB 阳性本质上不同于 DIT，但作为替代满足这一标准。

41. 多发性硬化临床病程及预后

目前其病程主要分 3 种类型。

①复发—缓解型（relapsing-remitting，RR）：有明确的临床复发，发作后症状完全的缓解或部分缓解，缓解期病情稳定，炎症不活动，复发间期无疾病进展，可遗留部分后遗症。

②继发进展型（secondary progressive，SP）：最初为 RR 型病程，随后出现进展，疾病进展期间可出现复发、轻微的缓解及病情平稳时期。

③原发进展型（primary progressive，PP）：疾病在发病后就表现为持续进展，伴有偶尔出现的平台期，可以出现短暂缓解。

RRMS 临床最常见。复发定义为神经系统功能障碍症状急性或亚急性的发作，症状或体征至少持续 24 小时，发作通常数天或数周达高峰。发作通常对应新的病灶形成或既往病灶的扩大，代表免疫再次活动。发作后可出现缓解期，期间症状及体征会完全或部分缓解。临床症状持续时间短可能不是真正的复发，患者可在发热、感染、剧烈活动或代谢异常等调节下短暂加重，可持续数小时，最常不超过 1 天，称为假性发作。许多研究显示，复发—缓解型患者复发率在 0.4 ～ 0.6 次 / 年。通常情况下，病程第一年复发频繁，而病程后期减少，而在进展性病程中更常出现恶化。

SPMS 特点为患者在神经功能残疾持续进展而不可逆，进展可重叠出现复发，但残疾加重与复发无关。RRMS 常逐渐向

中国医学临床百家

SPMS 过度，当患者 EDSS 评分达到一定程度时，神经功能残疾很少恢复，因此在诊断 SPMS 时，患者初始 EDSS 应有最低的限定。国外诊断 SPMS 标准为：考虑 SPMS 诊断的患者最低 EDSS 评分 4 分、锥体束功能评分 2 分，神经功能障碍进展，在无临床复发时 EDSS 评分进展 1 分（初始 EDSS ≤ 5.5 时）或 0.5 分（初始 EDSS ≥ 6 分时），持续时间至少 6 个月。临床仍缺乏特征性的影像或生物标记物识别 SPMS。国外报道由发病到转变的 SPMS 的病程为 15 ～ 20 年，甚至更长时间。

PPMS 患者中男性患者增多，男女比例为 1 :（1.1 ～ 1.3）。发病年龄偏大，儿童患者中几乎无 PPMS。80% ～ 85% 的 PPMS 患者表现痉挛性截瘫，而无明显的感觉平面，10% ～ 15% 的患者出现进行性小脑性共济失调，少数患者出现认知障碍、其他脑干综合征及视觉症状。PPMS 主要为排他性诊断，需鉴别运动神经元病、遗传代谢性疾病等导致神经功能进行性缺失的疾病。2017 年，McDonald 诊断标准规定了 PPMS 诊断标准：在无临床发作时，疾病进展持续 1 年；附加下述 3 项中至少 2 项标准：①侧脑室旁、皮质 / 皮质下或小脑幕下 3 个区域中至少 1 处存在至少 1 个 T_2 相上具有 MS 特征的高信号病灶；②脊髓内至少有 2 个 T_2 相高信号病灶；③ CSF 特异性 OB 阳性。脊髓 MR 在诊断中作用较大，脊髓病灶较颅内病灶对 PPMS 更具有特异性。诱发电位检查也能帮助诊断。有报道在 80% ～ 90% PPMS 患者 CSF 中，可发现 OB 阳性。PPMS 具有独特的病理表现，缺少炎性表现或炎症程度较轻，但临床表现、影像学表现均提示该型为进展型 MS。有研究分析 SPMS 与 PPMS 进展的速度大致相同，但 PPMS 在进展前缺少急性加重的过程，而在 6% ～ 10% 的 PPMS 患者病程中可重叠出现复发病程。

疾病活动与进展均可导致神经系统功能恶化。活动对应 CNS 内炎症活动，缓慢进展对应进行性的神经退变。2013 版临床病程分类建议可按照是否有活动证据及疾病进展的证据分类。临床复发表现、影像学发现强化病灶、新病灶或原有病灶扩大以及残疾程度进展可帮助评估病程复发或进展。临床病程的不同可影响治疗决策的选择及预后，也会影响临床试验的设计及结果。

疾病活动定义为急性临床症状复发或 MRI 影像学出现改变，包括新发病灶、明确增大的 T_2 病灶或强化病灶。如当 RRMS 患者经过一段时间的缓解期再次出现临床表现恶化，急性发作或影像学发现新病灶可被称为 RRMS 伴活动；反之，在病情平稳，无临床复发表现、影像学无新病灶或强化病灶时可认为疾病不活动。而在复发相病程的患者中，出现反复发作后的疾病加重或恢复较差时，可使用恶化代替进展，以免混淆。

疾病进展定义为在 SPMS 或在 PPMS 一段时间内，临床证据表明疾病严重程度加重，进展的主要原因是与轴索的变性有关。进展的表现可多种多样，而在一段时间内也可保持相对稳定。进展型患者随访评估临床表现及影像学变化。例如，当 PPMS 在过去 1 年内病情无进展时，可称为 PPMS- 无进展。疾病活动与进展可同时存在。例如，当 SPMS 表现为残疾程度逐渐加重并出现新的强化病灶时，可称为 SPMS 伴活动及进展。当 PPMS 患者出现急性发作时归为 PPMS 伴活动，而取消 PRMS 的分型。

国际上推荐每年评估 RRMS 患者临床表现及头颅 MRI。进展型 MS 也需要定期复查影像学，但合适的频率尚无共识，但在无脊髓表现且头颅 MRI 无异常时可不常规复查脊髓 MRI，这是因为在疾病活动时头颅 MRI 与脊髓 MRI 存在关联而头颅 MRI 无异常时脊髓 MR 可发现的阳性结果也有限。MS 的部分症状改变细微，即使密切随访也可难以发现变化，如认知、视觉功能等，患者的自诉症状可帮助衡量。影像学其他表现，如大脑容积的减少、"黑洞征"进展可以评估疾病进展，但目前缺少量化的标准。在 OCT 检查中 RNFL 变薄与视力下降相关，但缺乏证据说明 OCT 可反映整个大脑内神经丢失的程度。电生理检查评价神经功能可能有助于分型，但受操作影响大，需要标准化操作及评估方法。而血及 CSF 中尚无可靠的生物标志物帮助区分不同分型，近年研究神经丝蛋白轻链的测定有助于反映轴索变性的改变。

42. 临床孤立综合征

临床孤立综合征（clinically isolated syndrome，CIS）为 MS 神经功能缺损的首次临床发作。患者既往无 MS 病史，有主诉症状或客观体征反映中枢神经系统内发生了局灶或多灶炎性脱髓鞘事件。病程急性或亚急性进展，症状持续超过 24 小时。CIS 可为单病灶或多病灶受累，临床表现取决于受累解剖部位，典型的症状包括单侧 ON、小脑幕上受累症状、脑干 / 小脑综合征或非横贯性脊髓炎；不典型表现包括双侧 ON，全眼肌麻痹，横贯性脊髓炎、脑病表现、头痛、意识改变、脑膜刺激征，或仅表现为疲劳，临床表现类似典型 MS 的发作。症状可缓解或部分缓解，不全恢复也可遗留永久性神经功能障碍。约 70%CIS 患者存在颅内无症状病灶，在存在颅内病灶的患者中 56%～88% 可发展为临床确诊的 MS，而无颅内病灶的 CIS 患者中约 20% 发展为CDMS。OB 阳性可作为再次发作的独立预测因子，具有高度的敏感性和特异性，有报道在 OB 阳性 CIS 患者中约 60% 患者转化为 CDMS，而约 20%OB 阴性 CIS 患者转化为 CDMS。2017 年更新的诊断标准，将 OB 阳性时替代满足时间多发的标准，病灶满足空间多发的 CIS 患者早期诊断为 MS，早期开始疾病修正治疗，减少临床或影像学复发。

43. 影像学孤立综合征

影像学孤立综合征（radiologically isolated syndrome，RIS）代表一类非典型患者，仅 MRI 检测到高度提示 MS 的病灶，但无典型 MS 症状及体征。这类患者通常无 MS 发作，行头颅 MR时意外发现白质病灶。Okuda 提出的 RIS 诊断标准为：①中枢内白质病变符合以下标准：a. 卵圆形、边界清晰的均质病灶，可累及胼胝体；b.T_2 相高信号直径≥ 3 mm，满足 Barkhof 空间多发标准；c. 病灶分布不符合血管病；d. 病灶不能用其他疾病解释。②既往无神经功能障碍的症状发作后缓解的病史。③ MRI 异常不能解释当前患者社会、职业或其他功能区受累。④病灶不是由药物滥用、中毒或其他医疗手段导致。⑤除外患有白质疏松症的患者或广泛大面积白质病变而不累及胼胝体的患者。⑥影像学表现不能用其他疾病解释。⑦ MS 影像学评估空间多发及时间多发的标准适用于 RIS。研究发现，2/3 的 RIS 患者 5 年内影像学病灶进展，而 1/3 的患者 5 年内出现临床表现，达到 CDMS 诊断标准，甚至有 9.8% ~ 11.7% 的患者直接进展为 PPMS。年龄小于 37 岁、男性、合并脊髓病灶、CSF 鞘内合成率升高或 OB 阳性、VEP 异常、随访时出现强化病灶等为 RIS 进展为 MS 的预测因子，伴有增强病灶或脊髓病灶的患者转化为 CDMS 的风险更高。而进展为 PPMS 的患者年纪通常较大，多为男性，几乎均存在脊髓病灶。RIS 与 RRMS 相比，T_2 相高信号白质病灶的分布与频率、大脑萎缩程度大致相近，早期均会出现轴索丢失，有证据表明，RIS 患者有早期轴索丢失、大脑萎缩，但 RIS 的 MTR 较 RRMS 下降程度轻，可能解释了微观结构损坏轻，因此不出现症状。OCT 发现 RNFLT 变薄也能提示能发展为典型 MS。尽管 RIS 无典型 MS 临床表现，部分患者可出现认知功能障碍，最常见为处理信息速度下降，但出现认知障碍不一定发展为 MS。出现焦虑抑郁增加 RIS 患者是否需要以及哪部分患者需要开始疾病修饰治疗仍待进一步研究。

44. 残疾程度的评估

Kurtzke 提出的 EDSS 评分在评估 MS 临床残疾程度中最常用，数字 0～10 分别代表正常到死亡的不同残疾程度。该评分非线性，超过 4 分时主要关注患者行走能力，达 6 分时代表行走需要辅助。MS 患者的 EDSS 评分按双极分布，峰值位于 1 分和 6 分。EDSS 4 分及 4 分以上时可能忽略上肢无力、视觉障碍、进展性痴呆等症状，故在评价时，应考量其他影响日常行为能力的指标。为避免 EDSS 评分遇到的问题设计了 MSFC 评分，由 3 部分组成：听力连续加法实验（Paced auditory serial addition test，PASAT）、9 洞插板测验（nine-hole peg test，9HPT）及 25 英尺计时（timed 25-foot walk，T25FW）。PASAT 让患者将每间隔 3s 听到的数与前个数相加求和。实验评估认知功能，包括处理听觉信息的速度、灵活度，执行功能、工作记忆及计算力。9HPT 使患者将 9 个短桩从盒子中依次取出后安插入板上的洞中，全部插入后再取下短桩放回盒子，用完成任务的时间评估患者上肢运动功能。T25FW 记录患者 2 次以最快速度行走 25 英尺的时间的平均值，评估下肢功能，并且可帮助患者自我管理疾病，及时发现病情变化。在各项评分后能获得 Z 评分，综合评价患者残疾程度。生活质量评分有助于评价患者非运动症状，神经心理测量手段可帮助评价认知及情绪障碍。

45. 外源性因素对疾病病程的影响

近期出现病毒感染的 MS 患者复发频率高。应激事件伴随着 MS 加重仍存在争议。神经系统检查操作如脊髓血管造影术及腰穿与疾病加重无关，局部或全身的麻醉或手术与疾病加重也无关。无细胞成分的疫苗与疾病加重无明确联系，也无确定的数据支持应减少针对流感或肝炎的疫苗接种。然而，有些活性或减毒疫苗有增加复发的风险。

46. 多发性硬化患者的妊娠

许多研究报道怀孕期间复发率降低，但产后复发率增加。在动物实验中可发现，妊娠期升高的雌激素、黄体酮及睾酮水平可产生抗感染及神经保护的作用。MS 发病后生育的患者与未生育患者相比，达到 EDSS6 分的时间显著延迟（平均达进展的中位时间 13 ～ 15 年 *vs* 22 ～ 23 年），可能与循环中激素水平的神经保护作用有关。多发性硬化妊娠（pregnancy in multiple sclerosis，PRIMS）首次前瞻性研究了 254 例女性患者（269 次妊娠），其中，妊娠前复发率为 0.7 次 / 年，在妊娠后期（妊娠 28 ～ 40 周）下降至 0.2 次 / 年，产后头 3 个月复发率增加至 1.2 次 / 年；但 72% 的女性在研究过程中未出现任何发作。

辅助生殖技术使用的促性腺激素释放激素、促性腺激素可能增加 MS 患者临床症状及影像学病灶的活动性。尽管妊娠期无

MRI 绝对禁忌，但应尽量推迟到第一孕期后行核磁检查，以避免 MRI 检查潜在的射频脉冲致畸或产生的噪声影响胎儿，慎用造影剂。腰穿检查或电生理检查对母婴无特殊影响，但检查易引起不适，也应谨慎进行。总体来说，目前尚无有力证据说明妊娠加重 MS 进展的不良作用，但在妊娠期间，DMT 治疗的中断可能存在影响疾病的风险。

47. 特殊年龄多发性硬化患者

　　青春期或儿童时期发病的患者少见，占 MS 患者的 3% ～ 5%。CSF 分析显示儿童 MS 患者中性粒细胞多见，OB 出现的概率低。头颅 MR 也发现儿童患者颅内病灶不典型，通常为边界不清的大片病灶，而在复查时可消失。青春期后发病患者 CSF 中以淋巴细胞为主，颅内病灶表现更接近成人 MS。临床表现与实验室检查的不典型可能与患者的神经系统仍处于生长发育期有关，但在许多满足 MS 诊断的患儿中，可发现 MOG-IgG 存在，也可能为其他类型的炎性脱髓鞘疾病。

　　超过 50 岁起病的患者定义为晚发型，占 3% ～ 12%。晚发型 MS 中男性比例升高。临床表现以运动障碍多见而 ON、感觉障碍少见，60% ～ 70% 的患者出现锥体束或小脑损伤，影响运动功能，随着病情进展逐渐出现感觉及括约肌功能障碍。晚发型患者中进展型多见，首次发作后达到进展期的时间短，病程中 EDSS 达 6 分时间短。即使首发年龄较轻，患者达到老年时也会出现残疾进展。同时，老年患者容易出现认知障碍及抑郁症状，可严重影响工作和生活能力。

48. 多发性硬化的预后

许多因素可预测病情严重程度。①最初病程：复发型预后较进展型好。首次复发间期时间长、发病 5 年内复发次数少更容易出现良性 MS，疾病早期复发率高及发作间期短意味着达到 EDSS6 分时间更短。②首次发病后 5 年时 EDSS 评分：5 年时 EDSS 评分越低，预后越好。通常情况下，病情较轻患者（EDSS 0～3 分）患者诊断后 5 年内罕见患者进展至 EDSS 6 分，而 10 年进展至 EDSS6 分占 7.5%，15 年进展占 11.5%。③性别：MS 在女性患者疾病严重程度轻，出现良性 MS 的机会是男性患者的两倍。④发病年龄：早发病的患者预后相对较好，年轻患者中 RRMS 更常见并且更容易出现良性 MS 结果，而年长患者中常见 PPMS、SPMS 患者，但同时也意味着年轻患者在人生中较长的阶段内患有慢性的神经系统疾病。⑤首发症状：许多研究发现，首发表现中感觉通路的损伤或 ON 预后较好，而出现锥体束受累表现或脑干和小脑症状预后较差。

描述疾病结果的严重程度时，还将 MS 分为良性 MS 和恶性 MS 两类，本质上并非 MS 分型的描述。良性 MS 指患者发病后超过 10 年，无神经功能残疾或残疾程度轻，EDSS 评分不超过 3 分；也有少量报道认为良性 MS 可定义为发病 10 年后，EDSS 评分应不超过 2.0，因为观察到这部分患者有 68% ～ 93% 的可能在发病 20 年后仍保持神经功能的稳定。恶性 MS 患者为急速进展的病程，导致多个神经系统出现显著的功能残疾，或在发病后相对短的时间内死亡。随访发现，早期表现为明显良性的患者，后期可出现进展，故使用这些类型名称时应慎重。

MS 患者由疾病复发本身导致的死亡罕见，排在首位的致死的直接原因为感染，最主要为脓毒血症，其次为各种机会性感染、呼吸及泌尿系感染。其次为缺血性卒中等其他神经系统疾病、呼吸系统疾病、心血管疾病。缺血性卒中患者中以男性较多，心肌梗死女性比例更高。其他死因还有自杀及意外，自杀患者中，常见年纪较轻的女性患者。肿瘤发生率也很高，包括淋巴组织增生性疾病和黑色素瘤。

49. 多发性硬化患者的鉴别诊断

典型发病年龄，超过 2 次出现中枢神经系统功能缺损症状，发作间期缓解或部分缓解，通常提示 MS，完善 MRI 及实验室检查基本可以确定 MS 诊断，但除外其他疾病极为重要。当出现不典型表现、单相病程或进展性残疾加重时，需要鉴别较多疾病。提示其他诊断的症状可称为"红旗征"，包括：①神经系统疾病的家族史；②存在边界清楚的脊髓病灶平面而颅内无病灶；③持续存在的背痛；④可归为一处解剖病灶的症状及体征；⑤发病年龄大于 60 岁及小于 15 岁；⑥进展性病程等。

长节段横贯性脊髓炎及首次发作的急性 ON 患者应完善 AQP4 抗体检测。单相病程伴有仅 1 个部位受累时，需要鉴别的疾病包括肿瘤、血管性事件及感染。视受累部位及疾病进展情况，影像学资料可帮助定位。进展性中枢神经系统功能障碍应注意除外可治性疾病，如维生素 B_{12} 缺乏、脊椎压迫性损伤、脊髓动静脉瘘、海绵状血管瘤、小脑扁桃体下疝畸形等；感染性疾病，如神经梅毒、HTLV-1、HIV；遗传性疾病，如成人异染性脑白质营养不良、肾上腺脑白质营养不良、脊髓小脑疾病、伴皮质下梗死和白质脑病的常染色体显性遗传性脑动脉病（cerebral autosomal dominant arteriopathy with subcortical infarcts and leukoencephalopathy，CADASIL）等，还有报道线粒体基因缺陷也可以出现 MS 样表现。

由于影像学特点，常将多发的影像学病灶等同于 MS，然而 T_2 相上白质病灶并不少见，尤其是老年人或偏头痛患者，但这些病灶并不能诊断为 MS。中枢神经系统血管炎，如 SLE、干燥综合征、结节性多动脉炎、梅毒、逆转录病毒感染及白塞病均可导致伴或不伴复发缓解的多发病灶。SLE 可在出现系统性表现之前出现复发的神经系统症状。白塞病的特点为口腔、生殖器黏膜溃疡及多发性神经系统症状。中枢神经系统结节病可因多发性神经系统缺损症状及 MRI 上多病灶误诊为 MS。

MS 的鉴别诊断还需结合患者当地流行病学，例如，在热带地区或根据接触史鉴别中枢神经系统感染性疾病，如筛查梅毒抗体，检测伯氏疏螺旋体等。

与其他类型的 IIDDs 疾病相鉴别

（1）视神经脊髓炎

NMOSD 为中枢神经系统脱髓鞘疾病，特点为脊髓、视神经、脑干受累。既往认为是 MS 进展型，目前认识到 NMOSD 具有不同的致病机制。AQP4 水通道蛋白表达于星形胶质细胞表面，抗 AQP4 抗体能在约 80% 的 NMO 患者中检出，针对诊断的特异性超过 99%。

NMOSD 诊断依据临床表现、血清学抗体检测及影像学结果。六大临床主征包括 ON、脊髓炎、极后区综合征、其他脑干综合征、间脑综合征及大脑综合征。多数患者为长节段横贯性脊髓炎，即脊髓 MRI 见病灶超过 3 个椎体节段的全脊髓横贯性受累。然而，约 10% 的 NMOSD 患者头颅 MRI 满足 MS 诊断标准，因此，头颅 MRI 不能用于排除 NMO。NMO-IgG 能预测 ON 患者具有较高的复发风险。

NMOSD 患者神经功能残疾几乎全来自于临床复发，而 MS 患者在发作间期仍有进展，但在 NMOSD 晚期时可能表现为继发进展型。动物模型提示抗 AQP4 抗体具有致病性，由 B 细胞介导的炎性反应、激活的单核细胞及补体瀑布。

（2）ADEM

ADEM 为炎性脱髓鞘疾病，通常影响儿童并导致中枢神经内多处病灶及多种症状。ADEM 几乎均为单相病程。50% ～ 75%

的儿童发作前有前驱感染或发热病史（感染后脑脊髓炎）。少数患者发病前有接种疫苗史。

典型表现为发热及脑病症状，后者包括精神行为异常或意识水平改变。影像学检查可发现脑、脊髓白质处多部位、大面积的病灶，可累及基底节及丘脑。CSF 通常为炎性改变，白细胞超过 50/mm^3。少数患者可复发，此时尤其应注意与 MS 鉴别。组织病理显示，单相 ADEM 典型为静脉周围脱髓鞘，与 MS 相融合的脱髓鞘表现不同，但实际二者可存在重叠。

可以有成人起病的 ADEM，但极罕见，常见于 15～25 岁。通常诊断依据不充分，并可错误地诊断为 ADEM，最好归为爆发性脱髓鞘综合征，可能为 MS 的首次发作。

与其他的相关性疾病的鉴别

（1）小血管缺血性脑白质病灶及无症状梗死

约在 7% 的中老年人中可发现小血管性缺血性脑白质病及无症状脑梗死。亚临床的脑白质缺血性病灶及无症状脑梗死增加发生卒中的风险。在已有动脉硬化疾病的患者中，无症状腔隙性脑梗死及大面积的白质病灶均伴随出现死亡或缺血性卒中的风险增加。动脉硬化患者出现脑室旁白质病变的进展将伴随大脑萎缩。脑白质病变或腔隙性脑梗死可能已造成神经功能缺损而没有被患者或临床医生发现，包括可能出现急性的认知改变或局灶神经功能缺损，这种对症状的忽视尤其可能出现于老年患者，识别这些症状具有重要意义。

影像学上小血管缺血性脑白质病变通常累及近皮层及侧脑室旁白质。病灶通常较小，更多为斑点状而非卵圆形，严重时病灶相对对称分布，且可相互融合。典型 MS 病灶部位靠近侧脑室、皮层 / 皮层下及胼胝体，小脑幕下目前通常位于脑桥表面、四脑室基底部；小血管缺血性病灶也可累及胼胝体，而幕下病灶通常位于脑桥中央。超高场强（7T）可见 MS 病灶存在中心静脉征，能有助于鉴别 MS 病灶与亚临床白质病变。神经病理学表现与灌注不足表现一致，包括缺氧诱导因子表达上调、内皮活化因子激活及小胶质细胞活化。

偏头痛也好发于女性，伴有先兆的偏头痛可出现视觉先兆、感觉先兆、运动先兆等神经功能障碍。症状反复发作，需与 MS 复发鉴别。但先兆症状刻板而不支持空间多发，持续时间一般不超过 1 小时，家族性偏瘫性偏头痛患者先兆可持续 12 ～ 24 小时。偏头痛患者中约 16% 头颅 MRI 可发现多发白质病变，类似 MS 头颅 MRI 表现，但病灶常位于白质深部，呈点状而非卵圆形，属于小血管病变，侧脑室旁病灶需要与之鉴别。MS 和偏头痛可在许多女性患者中共存，有报道在 MS 患者中，中脑导水管周围灰质出现脱髓鞘斑块时偏头痛症状风险增高，诊断时需仔细鉴别临床表现及影像学结果。

（2）脑卒中

在脑血管疾病中，尤其是多发性栓塞性脑梗死，可导致神经系统症状累及多部位，并且多次发作满足时间多发，因此应注意鉴别，尤其在老年患者中。血管性疾病症状通常急性起病，而MS 更倾向于亚急性。缺血性和急性脱髓鞘疾病 DWI 相均可见异常。

（3）抗磷脂抗体综合征（antiphospholipid antibody syndrome, APLAS）

APLAS 为高凝状态疾病，特点为反复发作的动脉及静脉栓塞，伴抗磷脂抗体阳性。短暂性脑缺血发作及卒中为神经系统主要表现，并可导致神经症状类似 MS，满足时间及空间多发性。APLAS 患者头颅 MRI 常见脑白质病变，且可类似 MS 表现。孤立性 APLAS 患者中 CSF 检查通常无炎症表现，而已知患有APLAS 的患者 CSF 检查出现炎症表现时应主要排查合并疾病，包括与 MS 共病。APLAS 女性患者通常表现为反复流产或子痫前期，血小板低下常见。检查除抗心磷脂抗体外，还应检测抗 β_2 糖蛋白抗体，以及红斑狼疮相关的凝血活性，如测定血浆蝰蛇毒时间、血小板中和时间等确证试验，试验阳性时应间隔至少 12周后复查以确诊。

（4）SLE

SLE 为多系统受累的自身免疫性结缔组织病。中枢神经系统受累常见，特定的神经系统症状，包括癫痫发作、精神症状等，可作为满足 SLE 诊断标准之一，其他还包括抗核抗体阳性、蝶形红斑、盘状红斑、光过敏、口腔溃疡、关节炎、浆膜炎、肾小管受累、造血系统受累（贫血、白细胞减少、血小板减少）及免疫系统受累（抗磷脂抗体、抗 dsDNA 抗体或抗 Smith 抗体阳性）。神经精神症状包括 19 项症状，其中 12 种累及中枢神经系统，范围从卒中、癫痫、脊髓炎到抑郁、精神行为异常及头痛等。

虽然神经性狼疮具有包含性，但可能涵盖了不同致病机制的神经系统症状，如卒中、癫痫发作、中枢神经系统炎症或伴有 APLAS 的舞蹈症，或者可能非直接与 SLE 相关的症状如偏头痛。

最容易与 MS 混淆的表现为 APLAS，其 MRI 表现类似 MS，并且能出现复发—缓解的病程特点。SLE 患者出现脊髓炎时可能出现误诊，但许多"狼疮性脊髓炎"为继发于 NMO 或 APLAS。SLE 患者筛查 AQP4 抗体、抗磷脂抗体阴性，出现脊髓炎时，可表现为灰质受累为主的症状，主要是膀胱、直肠受累，CSF 表现可类似于感染性脑膜炎，包括糖低。

抗 dsDNA 抗体在诊断 SLE 时具有特异性，有时伴随疾病活动出现。该抗体能与 NMDA 受体的 NR2A 及 NR2B 型交叉反应，但不明确这种交叉反应或是其他抗体与神经元表面抗原结合导致了神经精神症状。

SLE 患者使用免疫抑制或免疫调节治疗后，出现神经系统症状时应严格除外感染病因。

（5）干燥综合征及可疑的"神经系统干燥综合征"

干燥综合征为炎症疾病，影响唾液腺、泪腺功能，病变特点为受累腺体淋巴细胞浸润。诊断依据口干、眼干症状、抗 SSA 抗体（抗 Ro 抗体）和抗 SSB 抗体（抗 La 抗体）阳性、泪腺分泌和唾液分泌下降的相关检查结果及唇腺活检见淋巴细胞小灶。

干燥综合征患者同时患有其他结缔组织病时，如 SLE、系统性硬化症、风湿性关节炎或自身免疫性甲状腺疾病，则称为"继发性"或"重叠的"干燥综合征，而无其他疾病时，则为原发性干燥综合征。当 MS 患者合并干燥综合征或仅相关抗体阳性时，可能会使用中枢神经系统干燥综合征的名称，但神经系统内没有找到导致干燥综合征的病理表现。在出现长节段横贯性脊髓炎的患者中，约 15% 抗 SSA 抗体阳性，其中多数可能为 NMOSD。RRMS 的患者合并干燥综合征时，应考虑二者共病。

（6）白塞病

白塞病为一种系统性血管炎，可导致皮肤、黏膜损伤，包括口腔或生殖器黏膜溃疡、脓疱疹和结节性红斑，以及葡萄膜炎、视网膜血管炎、前房积脓等眼部损伤，血栓性浅静脉炎、动脉血栓形成及消化道和中枢神经系统表现。患者皮肤过敏实验可为阳性。中枢神经系统受累时可出现脑膜脑炎、静脉窦血栓形成及缺血性脑卒中。头痛多为良性，并且可能为出现神经系统合并症的首发症状。脑实质病变可累及脑干、脊髓、大脑、视神经等多个部位，脊髓、视神经受累相对少见。病变部位可出现相应体征，有时可为亚临床病灶而不出现症状。脑干受累常见，并且多表现为锥体束受累、假性球麻痹症状，影像学可发现脑干萎缩，而其他部位大致正常。白塞病患者神经系统表现多为运动障碍、假性球麻痹导致的构音障碍及认知障碍、精神行为异常，而 MS 患者中感觉障碍、ON、核间性眼肌麻痹、肢体共济失调及小脑性语言常见。脑实质炎症时，CSF 检查可发现细胞数增多，并且以中性粒细胞为主，CSF 特异性 OB 多阴性，而 MS 以淋巴细胞为主，OB 阳性常见。其他部位损伤包括静脉窦血栓形成、继发颅高压、颅内动脉瘤、颈动脉颅外端动脉瘤形成或出现夹层，以及病理可发现血管周围炎症的脑膜炎。

（7）结节病

结节病为一种可累及全身各个脏器的系统性疾病，病理特点为非干酪样坏死性上皮细胞肉芽肿炎症。神经结节病见于 5% ～ 15% 结节病患者，其中约 2/3 的患者在出现神经症状前已有其他系统结节病的表现，最常见为肺结节及深部淋巴节肿大。结节病临床表现多样，与 MS 表现不同之处在于，病灶可沿着解剖结构浸润延伸。典型临床表现包括可伴有脑积水的慢性脑膜炎、脊髓炎、由肉芽肿炎症浸润或因压迫导致的视神经病变及垂体、颅底受累。血中乙酰胆碱酯酶 ACE 升高可见于约 60% 的患者，但该酶升高不具有特异性。有研究显示 CSF 中 ACE 升高可能有助于诊断，但检查的敏感性低（25% ～ 55%），特异性尚不明确。CSF 检查常见白细胞及蛋白升高，但不具有特异性。疾病累及脑膜的部分患者可出现糖低。OB 阳性见于 20% ～ 40% 的神经结节病患者，IgG 鞘内合成率也相应升高。MR 可见脑膜强化或结节样强化。怀疑神经结节时，应完善强化 CT 寻找肺门或纵隔处淋巴结病变及肺间质受累的证据，有助于诊断。全身葡萄糖代谢显像可发现活动性肉芽肿炎症病灶。

确诊神经结节病的金标准需要病变部位的病理活检，当在其他部位活检能确诊结节病，伴有典型神经系统受累表现并除外其他疾病时，能诊断为很可能的神经结节病。诊断标准建议当缺乏病理结果时，ACE 升高、胸部 CT 发现结节可满足很可能的结节病的诊断。目前无二者共病报道，尤其当患者已存在其他系统结节病表现时，极少将出现神经系统症状归因于 MS。

（8）中枢神经系统淋巴瘤

原发性中枢神经系统淋巴瘤（primary CNS lymphoma，PCNSL）为非霍奇金淋巴瘤的少见类型。在免疫抑制或免疫缺陷的患者中，PCNSL 通常与 EB 病毒感染相关。在免疫健全个体中，未发现 EB 病毒感染并且发病年龄偏晚。典型 PCNSL 病理为大 B 细胞亚群。中枢神经系统淋巴瘤还可继发于系统性淋巴瘤。头颅 MRI 可表现为单个强化的结节或团块、多个强化结节或脑膜强化。CSF 病理或流式细胞学可发现肿瘤细胞，但确诊仍需完善活检。激素治疗可能影响组织学表现。裂隙灯检眼镜可发现玻璃体内病灶，可作为活检部位。葡萄糖代谢显像能评估全身各系统受累程度。超过 60 岁的老年男性还可借助睾丸超声的检查发现病灶，在睾丸淋巴瘤患者中，约 15% 患者存在中枢神经系统受累，同时超声阳性可发现易活检部位。诊断中枢神经系统淋巴瘤的线索包括发热、夜间盗汗、体重下降等临床表现，在头颅 MRI 中病灶持续数月强化，而 MS 病灶通常 1 ~ 2 个月内强化消失。

（9）Susac 综合征

Susac 综合征为影响微血管内皮的病灶，常见于 20 ～ 40 岁女性。临床特点包括头痛、脑病表现、视力受损及听力下降。脑病症状通常由微栓塞导致，最常见病灶部位为胼胝体。视力障碍由视网膜分支动脉闭塞导致。内听动脉闭塞导致听力下降。影像学典型表现为胼胝体大量微栓塞病灶，表现为 T_1 相低信号，约 1/3 患者可见软脑膜强化病灶。眼底荧光造影能发现闭塞的分支动脉。

（10）继发中枢神经系统血管炎或原发性中枢神经系统血管炎

血管炎能单独影响中枢神经系统，或继发于全身炎症反应。尽管在流行病学上与 MS 相比，血管炎极罕见且临床表现截然不同，但影像学表现可模仿 MS。

原发性中枢神经系统血管炎患者，常见于中年，男女比例为 2：1。临床表现为认知功能障碍、头痛、伴癫痫发作的多发脑梗死，有时影像学可发现出血病灶或大块病灶。也有临床表现为慢性脑膜炎。CSF 可有炎性表现通常为非特异性。脑膜或脑实质活检为诊断金标准，但敏感性不高。血管造影可发现血管病变，但敏感性及特异性均不高，由于血管可能仅累及小血管而许多非炎症的血管病变也有相同表现。中枢神经系统血管炎也可继发于系统性炎性疾病、肿瘤或感染疾病。

（11）伴皮质下梗死和白质脑病的常染色体显性遗传性脑动脉病（cerebral autosomal-dominant arteriopathy with subcortical infarcts and leukoencephalopathy，CADASL）

CADASIL 为常染色体显性基因突变导致的疾病，病变基因位于 *NOTCH3*。患者头颅 MRI 可以高度类似于 MS 表现，但临床特点明显不同，患者多表现为伴有先兆的偏头痛、脑血管病、执行功能下降、抑郁、情感淡漠，以及头颅 MRI 示白质异常。病程早期出现颞叶前部病灶具有特异性，但在 MS 患者中也可见颞叶病灶。认知下降与腔隙性脑梗死及微出血程度一致，而非与脑白质异常相关。

（12）莱姆病

莱姆病由伯氏疏螺旋体感染导致的疾病。经蜱虫传播。第一期主要表现为皮损、游走性红斑，在蜱虫叮咬后数天至数周内出现。神经系统受累见于感染第二期，发病后数周至数月内出现，见于约 15% 的患者，可表现为脑膜炎、颅神经炎、舞蹈症、小脑共济失调、脊髓神经根炎。神经根受累出现根性疼痛常见。脑实质受累相对少见，但影像学可类似于 MS。在该病流行地区，MS 患者血浆内可能已产生伯氏疏螺旋体抗体，但诊断神经莱姆病需 CSF 中存在抗体的直接证据。既往有莱姆病病史的 MS 患者中，血清抗体阳性而 CSF 抗体阴性，仍应诊断为 MS。CSF 中 PCR 检测螺旋体基因敏感性低，二代测序方法可能提高检出率。

（13）神经梅毒

由梅毒密螺旋体感染神经系统导致的疾病，常出现于早期梅毒未彻底治疗的患者。受累部位包括脑膜、颅神经、脑、脊髓及血管，相应出现脑膜炎、多颅神经炎、卒中等，典型的晚期梅毒表现为麻痹性痴呆、脊髓痨，但由于目前抗生素普遍应用，晚期梅毒表现少见。在 MS 的鉴别诊断中，应注意除外神经梅毒。临床检测常包括高效价血清反应、荧光法密螺旋体抗体吸附试验、快速血浆反应素试验和梅毒螺旋体凝集试验。血清学阴性可基本除外梅毒感染，而阳性仅代表既往接触过梅毒螺旋体，诊断神经梅毒需进行 CSF 梅毒试验。

（14）人类嗜 T- 淋巴细胞病毒（human T-Iymphotropic virus, HTLV）

HTLV-1 在亚洲部分地区、中东地区、南非及加勒比地区流行，慢性感染可导致脊膜脊髓炎或热带痉挛性截瘫，HTLV-2 感染也可导致进行性脊髓病，高发年龄在 40 岁左右，女性多见。感染常隐袭起病，病变部位多累及胸髓，常以背部疼痛、行走不稳为首发症状，主要表现为双下肢进行性加重的无力伴僵直，少数患者可伴发多发性周围神经病、小脑性共济失调、视神经损伤、肌炎。查体可发现腱反射亢进、病理征阳性、深感觉减退等锥体束及后索损伤体征。CSF 检查可见细胞数轻度增高，脊髓MRI 可见长节段横贯性 T_2 相高信号病灶，受累节段可出现萎缩。临床表现有时与进展型 MS 难以区分，但 MS 很少出现周围神经及肌肉受累，血或 CSF 中出现多叶淋巴细胞也更支持病毒感染而非 MS。

（15）维生素 B_{12} 缺乏

维生素 B_{12} 缺乏可导致亚急性脊髓联合变性，特点为肢体无力、感觉异常及深感觉缺失等后索受累表现，可伴有认知功能障碍及视神经病。临床症状缓慢进展。CSF 可能出现蛋白升高。有时患者无巨细胞性贫血表现。亚急性脊髓联合变性与 MS 患者脊髓受累时表现类似，而患有 MS 合并维生素 B_{12} 缺乏，可能表现 VEPs 潜伏期延长，神经传导阻滞进一步加重，在补充维生素 B_{12} 治疗后可能改善症状。

在细胞内维生素 B_{12} 水平下降时叶酸及同型半胱氨酸水平可能升高，应同时检测后二者水平。替代治疗同时应明确病因，内因子抗体筛查可有助于评估恶性贫血病因。

（16）铜缺乏

铜缺乏性脊髓病可导致以感觉受累为主的脊髓神经病，可伴有视神经损伤。

（17）副肿瘤综合征

副肿瘤性脊髓病可能与 MS 混淆，但副肿瘤性脊髓病通常为长节段脊髓受累，伴强化。病灶累及胸髓并以灰质受累为主。CRMP-5、amphiphysin、Ri 等抗体阳性最常合并脊髓受累。完善副肿瘤标志物并排查原发肿瘤可帮助鉴别。

50. 多发性硬化的治疗

20 世纪 90 年代初期引入干扰素 β-1b 使 MS 变为可治性疾病。美国食品与药物管理局批准了 9 种药物，用来调节 RRMS 疾病病程。但目前药物在预防复发时仅部分有效，而对残疾发生的作用有限。如何调节进展性病程仍为主要的待解决问题。

MS 患者的治疗目标：急性期治疗缩短发作持续时间并减少后遗症；疾病调节治疗以减少复发频率病阻止残疾的出现；减少或减轻症状；支持患者及其家庭，减轻疾病带来的社会及经济影响，帮助残疾患者康复。

（1）急性期治疗

急性复发时使用静脉注射甲泼尼龙在临床中应用广泛，短期内使用大剂量激素冲击可减轻急性复发时出现的症状，加快发作后恢复的速度。成人常用方法为甲泼尼龙 1000 mg 静脉注射，连续 3～5 天使用后改口服药物逐渐减量。大剂量甲泼尼龙冲击治疗较低剂量口服激素有效，并使患者复发率下降。减少 CIS 患者发展为 CDMS 的比例，减轻进展时的残疾程度。激素的作用机制包括减少 $CD4^+$ 细胞数量，减少淋巴细胞释放细胞因子及 MHC-Ⅱ型复合物的表达，降低中枢神经系统内 IgG 合成率，也可稳定 BBB，减少炎症细胞进入脑组织。

激素冲击治疗在多数患者中不良反应相对较轻，主要为失眠、焦虑、偏执等精神兴奋症状，以及胃肠道不适、水钠潴留、骨质疏松、应激性血糖升高等代谢综合征。患者容易出现感染，严重时可导致脓毒血症等。骨质疏松可导致骨折，限制年龄较大患者用药。

糖皮质激素治疗无效的 RRMS 患者使用大剂量丙种球蛋白或血浆置换方法治疗。在一项临床应用血浆置换与安慰剂对照试验研究，发现对激素治疗疗效不佳的患者，50%～70% 的患者对血浆置换反应好。发病后 4 周内使用效果明显。有研究发现，在对血浆置换反应较好的患者中，活检提示病理类型为 II 型，即以抗体、补体沉积为主，而没有发现 I 型（以巨噬细胞介导为主）及 III 型（以少突胶质细胞病为主），但需要患者住院治疗，仪器笨重，建立相应血液通路复杂及血浆的不易获得限制了临床应用。不良反应包括与肝素相关的血小板低下、贫血、低血压，以及血液制品相关不良反应。

（2）缓解期的疾病修正治疗

DMT 的目标是为了避免免疫反应再次活动，阻止残疾进展，尽可能改善患者生活治疗。临床试验为临床决策提供了最好的证据，但临床患者可能与在临床试验中治疗的患者存在显著不同。尽管临床试验证明药物有效，但个体间治疗反应存在不同，需要临床医生随访并根据情况及时调整。

51. 标准的疾病修正治疗

（1）干扰素（interferon，IFN）

IFN 为一种细胞分泌的糖蛋白，具有抗病毒、抗肿瘤、调节免疫等作用，不同种类的干扰素用于治疗肝炎、肿瘤及自身免疫性疾病。β干扰素（IFNβ）于 1993 年获美国食品药品监督管理局（Food and Drug Administration，FDA）批准用于 RRMS 的治疗，其作用机制可能包括促进 IL-10 等抗炎因子分泌、抑制促炎因子如 IL-17、骨桥蛋白产生，下调淋巴细胞黏附因子，抑制蛋白酶表达减少 BBB 破坏和促进神经生长因子（nerve growth factor，NGF）表达增加起修复作用，并且能调节免疫相关的基因的表达。

使用剂型包括皮下注射的重组 IFNβ-1b（Betaseron，倍泰龙）、IFNβ-1a（Rebif，利比），及肌肉注射的糖基化的 IFNβ-1a（Avonex）。在与安慰剂对照的双盲实验中，干扰素能明显降低患者的年复发率，延迟 EDSS 进展的时间，减少 MRI 上新发的强化病灶数，减少强化病灶或 T_2 相病灶的体积，长期随访可减少累积出现的 T_1 相低信号病灶总体积，并且可减轻大脑萎缩及皮层萎缩程度。CIS 患者使用后能减少转变为 CDMS 的比例，早期用药。有随机双盲对照试验证明，IFNβ-1a 作用效果具有剂量依赖性，使用剂量达 132 μg/ 周的患者较 66 μg/ 周组在复发率、残疾程度、影像学病灶负荷等方面显著下降。据此，FDA 于 2002 年 3 月批准了皮下注射 44 μg，3 次 / 周的用法。

常见的干扰素不良反应包括注射局部反应、药物过敏、乏力、流感症状、头痛、肌痛。注射局部反应常见。流感症状通常经数周或数月后减少，或者可使用 NSAIDs 类消炎药对症处理。还有表现为肝损伤、白细胞减少、贫血等情况，因此应定期复查血常规、酶学指标等。治疗过程中可能出现抑郁，需要监控情绪情况。另外，在皮下注射的患者中，超过 20% 会产生降低药效的中和抗体，而肌注剂型患者仅 4% ～ 7% 出现中和抗体。

（2）醋酸格拉莫

该药为人工合成多肽，由以色列科学家 Michaeal、Ruth 和 Dvora 最先发现，由髓鞘碱性蛋白（myelin basic protein，MBP）中常见的四种氨基酸，即丙氨酸、赖氨酸、谷氨酸、酪氨酸按一定比例聚合而成，平均分子量约 7 kDa，需皮下注射。该药作用机制尚不完全清楚，可能起促进 T 淋巴细胞向 Th2 细胞分化，在神经系统内抑制炎症反应。同时药物结构类似 MBP，可能起诱饵作用，转移自身免疫反应保护神经。与安慰剂相比，该药主要降低复发率，减少影像学上新病灶、强化病灶数，但该药不能阻止疾病进展。最常见药物不良反应为腹泻、恶心、头发稀疏、肝酶升高、中性粒细胞减少或淋巴细胞减少，通常与剂量相关并且很少需要停药。其他不良反应还包括注射部位反应、疼痛、发热、寒战等流感样症状及视觉损伤。少数患者在注射后立即出现潮红、气短、心率增快及情绪焦虑表现，可能为药物进入静脉导致，经数十分钟可消失，长期使用可出现注射部位脂肪萎缩。

（3）米托蒽醌

该药为人工合成的蒽醌类衍生物，为抗肿瘤剂及免疫抑制剂，主要作为二线治疗药物，用于进展型 MS。药物的细胞毒性通过抑制拓扑异构酶Ⅱ，阻止 DNA 合成、修复，阻止依赖 DNA

的 RNA 合成、产生交互连接及单双链断裂。在细胞培养中，药物对增生细胞与非增生细胞均有诱导凋亡作用。该药蛋白结合率高，用药后快速分布于各处组织中，但清除缓慢，经肾脏清除率 6% ～ 11%，故在体内留存时间长。在中枢系统内，药物能诱导小胶质细胞凋亡或坏死，同时还能诱导 IL-10 水平升高，抑制 IL-23p19 的表达调节免疫。静脉用药能降低复发率，减少强化病灶数，改善神经系统残疾程度并阻止疾病进展，但在 PPMS 患者中没有获益。临床试验中，每月 3 次使用 12 mg/kg 的药物，疗程持续 2 年，能改善患者残疾程度评分。活动期 MS 患者中，每月 1 次联合静滴米托蒽醌 20 mg 与甲泼尼龙 1g 治疗，连续 6 个月。与单独使用激素相比，能更有效地阻止新发强化病灶，减少激素治疗时复发。

药物不良反应包括引起恶心、呕吐、脱发、心脏损伤及免疫抑制，可诱发急性白血病。心脏损伤表现包括心肌病、射血分数下降等，心脏毒性与剂量相关，总量不超过 140 mg/kg 时很少出现，用药超过极量时，容易发生充血性心力衰竭。用药前注意完善心脏基线检查，每次使用前应比较变化，必要时停药。

（4）特立氟胺

该药是一种口服嘧啶合成酶抑制剂，为来氟米特的代谢产物。来氟米特为具有抗增生活性的异噁唑类衍生物，主要用于治疗类风湿性关节炎等系统性免疫疾病，口服后几乎全部转化为特立氟胺。该药在 FDA 及欧洲药品管理局（European Medicines

Agency，EMA）均获批用于治疗 RRMS，其作用机制为抑制嘧啶从头合成中的关键酶二氢乳清酸脱氢酶活性，引起 DNA 合成障碍，从而抑制活化的 T、B 淋巴细胞增生。另外，该药还可抑制蛋白酪氨酸激酶和环氧化酶，影响患者的免疫调节功能。药物减少年复发率、延缓疾病进展，早期用药能减少进展患者比例。常见不良反应包括头痛、腹泻、恶心、头发稀疏或脱落及肝损伤。严重不良反应包括白细胞减少、手脚麻木或刺痛感、过敏反应、呼吸困难或血压升高。已知药物在动物实验中有致畸作用，育龄妇女使用受限，在不适用考来烯胺或活性炭等洗脱药物时，至少需停药 2 年才能降低致畸风险；哺乳期建议停药。大剂量药物可能影响精子数量，且尚不清楚是否能通过精液传播或经阴道吸收，故男性患者慎用。

（5）芬戈莫德

该药为鞘氨醇 -1- 磷酸受体调节剂，最早应用于移植后的免疫抑制治疗，2010 年获 FDA 批准成为首个口服一线治疗 RRMS 药物。药物早期通过下调 S1P 信号通路，限制淋巴细胞的迁移及循环，将免疫细胞限制于淋巴结内，减少外周循环及神经系统内淋巴细胞数，还能减少外周 Th1/Th17 细胞等促炎细胞，上调 Th2 细胞及 Treg 细胞数量。另外，药物具有亲脂性，能跨过 BBB 聚集于白质或髓鞘处，抑制星形胶质细胞、小胶质细胞等释放炎症因子，促进少突胶质细胞髓鞘再生，启动轴索修复等作用。用药能降低患者年复发率，减轻疾病活动严重程度，使影像学病灶减少，并能减轻大脑萎缩程度。长期随访，可延缓患者 EDSS 评分进展。进食不影响药物吸收，代谢及清除主要经 CYP4F2，很少与其他药物竞争，仅在严重肝损伤时受影响。在其他治疗需更换治疗方案时，如那他珠单抗出现 PML 时，该药作为替换药物仍能起效。用药后常见不良反应为头痛、乏力、继发性鼻咽炎、流感，严重不良反应为特殊感染及皮肤肿瘤。淋巴细胞下降可继发病毒感染，严重时可能出现单纯疱疹性脑炎或致命性水痘病毒感染，而隐球菌感染见于老年患者或长期使用患者。心房肌、血管平滑肌受药物作用时，容易出现窦性心动过缓、Ⅰ度或Ⅱ度房室传导阻滞、收缩压及舒张压升高，视网膜细胞及黄斑血管内皮细胞受累时，在合并糖尿病或既往患葡萄膜炎情况下，容易出现黄斑水肿。部分患者转氨酶升高。呼吸系统并发症少见，但合并严重呼吸系统疾病患者慎用。个别病例出现皮肤肿瘤，包括基底细胞癌及黑色素瘤，Kaposi 肉瘤见于个案报道。

（6）富马酸二甲酯该药为免疫调节剂，其类似物富马酸酯过去用于治疗银屑病，2013 年由 FDA 批准用于 RRMS 的一线 DMT。药物消耗谷胱甘肽，继发活性氧损伤，诱导外周 T 细胞凋亡；使细胞分裂周期暂停，具有抗增生活性。在动物实验中，药物影响 $CD4^+T$ 细胞向 Th2 细胞亚群分化。用药能降低年复发率，使患者急性期病灶体积缩小，减少新发病灶数，显著减少短期随访疾病进展的患者数，但随访 2 年，残疾进展程度无明显差异。不良反应中最常见为面部潮红及腹泻、恶心等胃肠道症状，持续应用症状可减轻，少数因不耐受而停药。严重不良反应包括感染、肝酶升高、进行性多灶性脑白质病（progressive multifocal leukoencephalopathy，PML），大剂量使用增加出现蛋白尿风险。面部潮红可能与用药后前列腺素释放有关，可应用非甾体类抗炎药对症处理。感染主要为鼻咽炎、上呼吸道感染、流感等，少见严重的机会感染。

（7）克拉屈滨通过干扰 DNA 的合成和修复以消耗淋巴细胞，欧洲批准使用 10 mg 的口服片剂 Mavenclad 治疗疾病活动期的 RRMS。该药可降低 RRMS 复发率，减少强化病灶或新发病灶，减缓疾病进展。常见不良反应为淋巴细胞减少及带状疱疹等感染。

（8）人源化的重组单克隆抗体药物

人源化的重组单克隆抗体药物，能识别免疫活动中特异性靶点。药物均需注射使用。那他珠单抗（natalizumab，NTZ）作用靶点为 T 细胞表面表达的黏附分子 α4-整合素（α4-integrin），用于 MS 及克罗恩病的治疗。药物通过竞争抑制和下调血管细胞黏附分子的表达作用，阻止淋巴细胞的黏附环节，抑制免疫细胞迁移跨过 BBB。RRMS 患者使用可降低年复发率，减少新病灶数或减轻原有病灶扩大，降低 6 个月随访时 EDSS 评分。不良反应包括头痛、上呼吸道感染、膀胱炎、失眠、湿疹等，个别继发哮喘、药物相关的视网膜脱落。1% ～ 6% 的患者可产生中和抗体。药物可刺激外周循环中 T 淋巴细胞增生，注意与 T 淋巴细胞瘤鉴别。停药后，一些患者可能出现反常的症状急性加重，称为"NTZ 戒断综合征"（natalizumab withdrawal syndrome），一方面，可能为疾病复发；另一方面，可能与免疫重建炎症反应综合征有关。严重不良反应还有用药后出现的 PML，国际上已有数百例的病例报道，PML 由神经系统内 JC 病毒的再激活及复制导致，引起神经系统内星形胶质细胞、少突胶质细胞及神经元溶解，属于机会性感染，既往暴露于 JC 病毒患者、使用单抗前接受过其他免疫抑制治疗患者 PML 发病风险高。NTZ 治疗相关的 PML 可在不同程度上加重残疾，死亡率约 21%。推荐在治疗前后监测 JC 病毒抗体水平，头颅 MRI 能早期发现无症状的 PML，使用 PCR 检测 CSF 中 JC 病毒为诊断金标准。出现 PML 时应停药，使用血浆置换或免疫吸附的方法能清除体内单抗以重建免疫。有研究显示，那他珠单抗能在母乳中续积，故哺乳期妇女不建议使用。

阿仑单抗作用靶点为 CD52，作用靶点为 12 个氨基酸构成的糖基磷脂酰肌醇（glycosyl phosphatidy linositol，GPI），能起黏附、帮助细胞迁移的作用。CD52 表达于人成熟淋巴细胞、单核细胞和树突状细胞，但不表达于造血干细胞。用药能显著降低 RRMS 患者年复发率，延长复发间期，减少强化病灶或新发病灶，也能降低残疾进展程度，但较干扰素改善程度小。常见不良反应是皮疹、头痛、发热、乏力、感染、关节、肢体疼痛、呕吐、腹泻、腹痛等。严重不良反应包括自身免疫性甲状腺病、自身免疫全血细胞减少、严重感染和重症肺炎等，甲状腺癌、黑色素瘤和淋巴增生性疾病风险增加。达利珠单抗，靶点为 CD25，为长效注射剂，于 2016 年 FDA 批准使用。药物能减少年复发率、减轻疾病活动度，但由于出现了严重的脑炎、脑膜炎，已撤出全球市场。Ocrelizumab 为长效的人源性单抗，作用靶点为 B 细胞表面 CD20，FDA 批准用于 RRMS、PPMS 患者。起始剂量为 600 mg，分 2 次给药，每周 300 mg，之后治疗剂量为 600 mg，每 6 个月 1 次，能降低年复发次数、残疾进展风险及影像学病灶，与干扰素的不良事件风险相近，常见为注射部位反应及上呼吸道感染。

国内疾病修正治疗药物种类较少，目前仅有 IFN-β 及特立氟胺，多数药物治疗属于适应证外应用，包括吗替麦考酚酯、硫唑嘌呤、环磷酰胺、甲氨蝶呤等免疫抑制剂。

在开始 DMT 前，应谨慎评估患者病情严重程度及共病情况、用药获益及可能带来的不良反应，并与患者沟通，获得用药的知情同意。2018 年国际用药指南强烈推荐予 CIS 患者干扰素或 GA 治疗，疾病活动期的 RRMS 也应早期治疗，SPMS 患者应考虑对药物的耐受性及药物的不良反应。用药后应结合临床表现及影像学评估治疗情况。病情稳定的情况下，6 ～ 12 个月应复查增强 MR，在 PML 发病风险较高的患者中，应 3 ～ 6 个月复查头颅 MR。除 GA 以外，疾病修正药物均未获批用于妊娠期。在计划妊娠的患者，可推荐使用干扰素或 GA。复发风险较高，疾病高度活动的患者最好推迟妊娠。

52. 非标准的免疫抑制剂治疗

（1）吗替麦考酚酯（mycophenolate mofetil，MMF）。该药是霉酚酸（mycophenolic acid，MPA）的 2- 吗啉基乙酯化产物，经口服快速吸收转化为 MPA，抑制淋巴细胞次黄嘌呤核苷酸脱氢酸的活性，从而抑制淋巴细胞增生，抑制 IFN-γ、IL-6 或 NO 的产生，减少炎症和细胞毒性。药物经肝脏代谢失活后，90% 经肾脏排除。推荐的剂量每日 2 次服药，总量达 1.0 ～ 1.5 g/d。MMF 具有较好的耐受性，常见不良反应包括胃肠道反应、头痛、瘙痒、贫血、白细胞降低、机会性感染及肿瘤等。尚无报道证实其具有肾毒性与肝毒性，但少数患者可有一过性肝酶升高。使用过程中应定期检测血常规、肝肾功能。妊娠期禁用。

（2）环磷酰胺（cyclophosphamide，CTX）。在过去数十年用于治疗 MS，该药具有显著的抗感染及免疫抑制作用。该药为人工合成的氮芥类抗增生药物，经肝脏代谢为具有活性的烷基化物，能使 DNA 直接相互交联，从而抑制细胞增生。用药降低外周血中与 CSF 中 CD4$^+$T 淋巴细胞数、减少免疫球蛋白的产生，同时能抑制 IL-12、Th1 细胞反应，并能增强 Th2/Th3 反应（IL-4、IL-10、TGF-β），产生抗感染作用。用药后患者神经功能得到改善或维持稳定，EDSS 评分下降，年复发率下降，强化病灶减少。青年患者及残疾程度轻、病程短的患者对治疗反应较好，而老年患者及病程晚期进展型、存在严重残疾者药效欠佳，PPMS 通常对药物无反应。常见不良反应包括胃肠道反应、脱发、感染、不孕不育、出血性膀胱炎及肿瘤。其他疾病应用有 PML。

（3）硫唑嘌呤。该药的活性代谢产物为 6- 巯基嘌呤，竞争性抑制核酸合成，主要影响增生阶段的 T、B 细胞抑制免疫。用药减少疾病进展、患者复发并改善 EDSS 评分。治疗剂量为 100 mg/d，10% 的患者可能存在硫唑嘌呤甲基转移酶基因突变，酶活性降低增加药物毒性，故用药前可筛查基因、小剂量起始。合用别嘌呤醇时抑制巯基嘌呤代谢，增加药物毒性，应减量。常见不良反应包括白细胞减少、巨细胞性贫血、肝功能异常、脱发、胃肠道反应、生殖毒性、肿瘤等。当药物总量超过 300 g 时，诱发肿瘤风险增加。

（4）甲氨蝶呤。该药也属于免疫抑制剂，通过抑制二氢叶酸还原酶阻碍细胞增生。药物能减少 RRMS 的复发，进展型 MS 患者用药可降低 EDSS 评分，改善行走和执行的能力，但没有延长复发间期、抑制新病灶出现或降低 EDSS 进展程度。药物不良反应明显，常见胃肠道反应、口腔溃疡、胃炎等黏膜反应、脱发、头晕、头痛、关节疼痛等。严重不良反应为骨髓抑制、淋巴瘤、不孕不育、致畸作用。

对症治疗用以改善生活质量，可通过物理锻炼、心理治疗及药物治疗等手段处理乏力、痉挛、排尿障碍、抑郁、疼痛等症状。

乏力可由抑郁、甲状腺疾病、贫血、药物不良反应或活动减少等原因引起。控制手段包括：简化患者日常生活及工作的任务；物理康复锻炼，恢复行走能力；适当使用药物调节睡眠，控制其他如痉挛、泌尿系症状等影响睡眠症状；心理干预，包括压力管理、放松训练、支持小组，甚至心理治疗等；避免过热环境，减少 Uhthoff 现象出现等。使用金刚烷胺可缓解症状。FDA批准使用达方吡啶改善患者行走能力，也可用于核间性眼肌麻痹患者。该药为 4- 氨基吡啶（4-Aminopyridine，4-AP）类似物，4-AP 为钾离子通道阻滞剂，通过减少钾离子外流延长动作电位时间，保持动作电位在脱髓鞘节段的传导，但会引起三叉神经疼痛、癫痫发作的不良反应。症状较轻的复视可借助棱镜、肉毒杆菌毒素或眼肌手术的手段改善复视。药物控制共济失调症状通常不理想。卡马西平、加巴喷丁及其他抗惊厥药能预防或减轻痛性痉挛的发作。用药均需注意不良反应。对于认知功能障碍、性功能障碍药物治疗效果不佳。抗胆碱能药物联合间断导尿手段可用于尿失禁患者。去氨加压素能减少夜尿次数，但不能超量并注意不良反应。骶神经节植入电刺激装置可用于治疗非神经源性的膀胱过度活动症。当出现尿潴留时，可使用间断导尿手段。在出现泌尿系感染时，应及时使用有效的抗感染治疗，在间断导尿或留置尿管的患者中，无症状性菌尿常见，不需使用抗生素，但在使用激素或免疫抑制剂期间，应注意复查尿常规。

参考文献

1. FABIAN M T, KRIEGER S C, LUBLIN F D.Bradley'sneurology in clinical practice. 2-volume set.Elsevier：Philadelphia PA，2016：1159-1186.

2. THOMPSON A J, BANWELL B L, BARKHOF F, et al. Diagnosis of multiple sclerosis：2017 revisions of the McDonald criteria.Lancet Neurol，2018，17（2）：162-173.

3. CRISTE G, TRAPP B, DUTTA R.Axonal loss in multiple sclerosis：causes and mechanisms. Handb Clin Neurol，2014，122：101-113.

4. ESKANDARIEH S, HEYDARPOUR P, MINAGAR A, et al. Multiple sclerosis epidemiology in east Asia, south east Asia and south Asia：A systematic review. Neuroepidemiology，2016，46（3）：209-221.

5. LUBLIN F D, REINGOLD S C, COHEN J A, et al. Defining the clinical course of multiple sclerosis：The 2013 revisions. Neurology，2015，84（9）：278-286.

6. PARMAR K, STADELMANN C, ROCCA M A, et al.The role of the cerebellum in multiple sclerosis-150 years after Charcot.Neurosci Biobehav Rev，2018，89：85-98.

7. SERRA A, CHISARI C G, MATTA M.Eyemovementabnormalities in multiple sclerosis：pathogenesis, modeling, and treatment.Front Neurol，2018，9：31.

8. VIRGO J D, PLANT G T. Internuclear ophthalmoplegia. Pract Neurol，2017，17（2）：149-153.

9. KANG S, SHAIKH A G.Acquired pendular nystagmus.J Neurol Sci.2017,

375：8-17.

10. APPLEBEE A.The clinical overlap of multiple sclerosis and headache. Headache, 2012, 52 (Suppl 2)：111-116.

11. LANGDON D W.Cognition in multiple sclerosis. Curr Opin Neurol, 2011, 24 (3)：244-249.

12. IGRA M S, PALING D, WATTJES M P, et al.Multiple sclerosis update：use of MRI for early diagnosis, disease monitoring and assessment of treatment related complications.Br J Radiol, 2017, 90 (1074)：20160721.

13. FENU G, LOREFICE L, SECHI V, et al. Brain volume in early MS patients with and without IgG oligoclonal bands in CSF. Mult Scler Relat Disord, 2018, 19：55-58.

14. DOBSON R, RAMAGOPALAN S, DAVIS A, et al. Cerebrospinal fluid oligoclonal bands in multiple sclerosis and clinically isolated syndromes：a meta-analysis of prevalence, prognosis and effect of latitude.J Neurol Neurosurg Psychiatry, 2013, 84 (8)：909-914.

15. ALONSO R, GONZALEZ-MORON D, GARCEA O.Optical coherence tomography as a biomarker of neurodegeneration in multiple sclerosis：A review.Mult Scler Relat Disord.2018, 22：77-82.

16. KRAFT G H.Evoked potentials in multiple sclerosis.Phys Med Rehabil Clin N Am, 2013, 24 (4)：717-720.

17. ENGLISH C, ALOI J J.New FDA-approved disease-modifying therapies for multiple sclerosis.Clin Ther, 2015, 37 (4)：691-715.

中国医学临床百家

18. COCCO E，MARROSU M G.The current role of mitoxantrone in the treatment of multiple sclerosis.Expert Rev Neurother，2014，14（6）：607-616.

19. XIAO Y，HUANG J，LUO H，et al.Mycophenolate mofetil for relapsing-remitting multiple sclerosis.Cochrane Database Syst Rev，2014，2（2）：CD010242.

（董会卿　苏圣尧）

Baló 同心硬化

Baló 同心硬化（Baló's concentric sclerosis，BCS），通常被称为 Baló 病，是一种罕见的脱髓鞘疾病，在病理上呈交替的脱髓鞘和部分正常有髓鞘纤维的同心环表征。它被认为是一种相对急性的 MS 变异型。

53. Baló 同心硬化历史

BCS 最初由 Marburg 于 1906 年描述为"急性 MS"。但在 1928 年匈牙利神经病理学家 Josef Baló 发表了一份关于右侧偏瘫伴有 ON 的法律系学生的报告后更为人所知，他们在尸检时发现病灶的大小从小扁豆到鸽子蛋大小不等，呈灰色软化，部分同心，髓鞘被破坏，轴索完好无损。Baló 将这种特殊形式命名为"同心圆硬化"。传统上，BCS 被归为 MS 的非典型形式之一。BCS 曾是尸解诊断；然而，MRI 成像的出现帮助我们更好地理解该病，并且许多 BCS 患者在发作后可以完全或几乎完全恢复。

54. Balό 同心硬化流行病学

BCS 是一种罕见的疾病，很难确定的估计其发病率和患病率。近年来研究发现其平均发病年龄为 34 岁（3 ～ 62 岁）。与 MS 一样，BCS 在女性中的发病率约为 2 倍，而且在东亚国家患者中更为普遍。这些数据可能表明基于人群的遗传易感性与 BCS 有关，尽管不能排除环境影响。

55. Balό 同心硬化病理学和发病机制

Balό 病变的病理学征象表现为脑白质少突胶质细胞丢失和脱髓鞘，保留了皮层灰质（与传统的 MS 不同）。大体上，病灶通常比传统的 MS 病变大，它们的交替环形外观可归因于相对髓鞘保留和丢失伴有相对轴突保留，这使得它们具有所谓的洋葱球形外观。相对髓鞘保留的区域很少含有正常的髓鞘，而是早期或部分脱髓鞘，这可能是持续的髓鞘分解而不是先前脱髓鞘区域的髓鞘再生迹象。星形细胞病也被提出作为 Balό 病变的标志性特征。肥厚性星形胶质细胞分布在整个病变部位，并与少突胶质细胞密切相关。

为什么 Balό 病变会出现层状或同心状？可能的解释是为了应对某些未知刺激，体内的巨噬细胞和活化的小胶质细胞产生细胞因子，氧自由基或其他一些负责诱导脱髓鞘的神经化学介质，并形成了静脉周围区域的病灶。因此，同心环表示在局部的化学介质连续向外扩散造成的损坏。损伤可能是由缺氧缺血造成的；可能是通过以下机制，包括抑制线粒体呼吸链复合物 IV 及其催化成分细胞色素 c 氧化酶 -1 或通过微血管损伤。低氧诱导的因子可能与少突胶质细胞的预处理有关，这可能会使它们具有一定程度的神经保护作用，从而保留了环状细胞，脱髓鞘环之间相对保留的髓鞘。

脱髓鞘也可能与星形细胞病有关。连接蛋白在星形胶质细胞和星形胶质细胞与少突胶质细胞之间形成间隙连接。在扩大 Baló 病变的外缘，星形胶质细胞水通道蛋白 4 和连接蛋白（如 CX43）在与少突胶质细胞和髓磷脂密切相关的区域中显著减少。该结果表明，星形胶质细胞和少突胶质细胞相互作用的破坏导致脱髓鞘。缺乏相关的补体，免疫球蛋白沉积或抗水通道蛋白 4 抗体使得免疫病理学与视神经脊髓炎的免疫病理学明显不同。

在静脉注射吸毒史且活动性丙型肝炎未接受干扰素 α 的患者中也报告了多个 Baló 样病变。患者的 CSF 聚合酶链反应对人疱疹病毒 6（HHV-6）也呈阳性。在 BCS 病例中已经报道了 HHV-6 病毒感染的存在，表明该病毒在这些病变发展中的潜在作用。

56. Baló 同心硬化临床表现

BCS 临床表现复杂多样，缺乏特异性。具体临床表现与病灶部位、大小和数目相关。虽然患者可能有类似 MS 的局灶性症状，包括共济失调、感觉障碍、局灶性无力和复视，但 BCS 的症状通常表现出比典型 MS 更大的皮质功能障碍，包括失语症、认知或行为功能障碍和癫痫发作。另外 BCS 常可模仿任何脑内肿块的症状，包括行为改变、头痛、认知困难、失语、尿失禁、癫痫发作和偏瘫。部分患者存在前驱症状，包括周身不适、头痛和轻度发热。有文献报道将 BCS 分为三种亚型，包括急性自限型、复发—缓解型和快速进展型。

57.Baló 同心硬化影像学

MRI 的进展使得 BCS 能够在患者活体时被诊断出来。病变主要发生在脑白质中，它们往往不累及皮质 U 纤维。其他部位包括基底节、脑桥和小脑。也有脊髓和视神经受累的报道。Baló 或 Baló 样病变结构的描述从一个或两个交替的脱髓鞘带变化，并且病变的大小可以从不足 1cm 到大脑半球的大部分变化。BCS 的 T_1 加权成像特征性地显示交替的等信号和低信号同心环，T_2 加权序列上的高信号薄层围绕着所谓的 T_2 高信号风暴中心，DWI 序列中通常在病变边缘处可见高信号。病变水肿很小（图 47）。MRI 的钆增强更常见于病变的周边，偶尔会出现多层增强。MRS 特征通常表明胆碱增加，N- 乙酰天冬氨酸（NAA）减少，乳酸和（或）脂质峰存在。

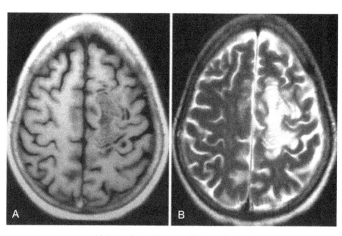

A：轴向 T_1 加权像；B：轴向 T_2 加权像。

图 47　MRI 显示 Baló 的左顶叶同心硬化

58. 脑脊液检查

BCS 的 CSF 检查缺乏特异性，与 MS 的 CSF 检查无明显差异，常表现为细胞数的轻度增高，多以淋巴细胞为主。CSF 蛋白轻度升高，特异性 OB 阳性或阴性。

59. Baló 同心硬化诊断和鉴别诊断

过去，该病仅能通过死后病理检查确诊。随着 MRI 的出现，同心硬化可以很容易地通过其外观来识别。目前 BCS 的诊断是基于临床、MRI 和 CSF 检查结果。CSF 研究通常表现出单核炎症反应，蛋白质升高，偶尔也会出现寡克隆带阳性。

MRI 是建立诊断的最强有力的检查方法。BCS 的特征是在

T_1 加权序列上交替的同相和低信号同心环，以及在所谓的 T_2 高信号风暴中心周围的 T_2 加权序列上的高信号薄层。在 T_2 加权图像上，这些病变显示出交替的低信号和高信号环的模式。

钆增强 MRI 检查显示低信号薄层部分增强，通常不在病变的周围。MRI 上 Baló 病变的典型"洋葱状"外观反映了经典的病理学发现，其中脱髓鞘区域的同心环与相对髓鞘保留的白质交替。同心环模式在钆增强 T_1 加权成像中得到最佳识别。在 MRI 上，更有可能在病变周围看到钆增强，但偶尔会出现多层增强。多层增强同心环显示出活跃的脱髓鞘，导致 BBB 渗透性增加。

BCS 临床表现多样，具体肿瘤样病灶特点，重点需要与多形性胶质母细胞瘤或原发性中枢神经系统淋巴瘤鉴别。其他鉴别诊断包括脑梗死、脑脓肿、肿瘤性脱髓鞘、结节病和脑结核瘤。

60. 与 MS 的临床关联

MS 和 Baló 病变的关系尚不完全清楚。研究表明，BCS 和 MS 在病理和病理生理学发现方面具有相似性。MRI 上 BCS 病变的演变看起来像 MS 斑块，其中，BCS 通透性的局灶性增加是 MRI 上的第一个明显异常，其次是异常 T_2 信号，其表示脱髓鞘过程。目前 BCS 可以被认为是 MS 的急性变体或完全独立的实体。一些患有 Baló 病变且 CSF 阳性 OCB 的患者最终会发生MS，这表明阳性 OCB 可用于预测转化为 MS 的风险。另外目前的研究发现，Baló 和 MS 样病变可以同时出现在同一个体中。

61. 肿瘤样脱髓鞘和 Baló 同心硬化之间的重叠

随着影像技术的发展，发现了两者可能存在重叠形式，所以开始质疑 BCS 和肿瘤样脱髓鞘（TD）是否应该被视为与传统 MS 不同的疾病，或者它们都是同一频谱的一部分。TD 和 BCS 都主要影响年轻女性，它们可能具有复发缓解型 MS 的放射学和临床特征。另外，在 MS 患者中可发生 Baló 和 TD 病变。一部分 MS 患者将在疾病过程中的某个时间点发生 BCS 和 TD 病变。患有 BCS 和 TD 的患者可能在 CSF 中具有 OCB 阳性，尽管其看起来比 MS 低得多。由 BCS、TD 和典型 MS 引起的复发通常用皮质类固醇治疗，如果有症状的 BCS 和 TD 符合 MS 的诊断标准，然后通常进行 MS 疾病修正疗法。将 TD 病变与 BCS 区分开来有时可能具有挑战性，因为 BCS 病变也往往很大，并且它们的分层可能难以辨别，或者只有在它们变得可辨别时才能辨别出来，达到一定的大小或进行活组织检查。此外，BCS 的病变可能会演变为更简洁的形式并描绘出突然的外观。最近，已显示 BCS 和 TD 的病变发生在同一患者中。这些观察结果表明这两种非典型脱髓鞘形式之间可能存在共同的免疫病理。2017 年，Hardy 等报道了 MRI 序列成像显示 TD 向 BCS 病变演变的病例。

62. Baló 同心硬化治疗

急性期的早期治疗可帮助症状缓解并减缓炎症性脱髓鞘的进

展。由于患者数量较少，尚未对 BCS 进行过治疗性试验。皮质类固醇被推荐为急性期的第一线治疗。大多数患者对 1000 mg/d 甲泼尼龙疗法的反应持续 5 天。如果病变和相关临床综合征对皮质类固醇反应不佳或对皮质类固醇无反应，则下一步是颇具争议的。血浆置换似乎是一种合理的选择，也可以选择其他治疗方法，包括静脉注射免疫球蛋白、环磷酰胺和免疫抑制剂。

关于是否应该使用疾病修正治疗来预防 BCS 患者复发存在争议，如果 BCS 在空间和时间传播并且具有复发—缓解的诊断标准，则考虑 MS 疾病修复疗法可能是合理的。

63. Baló 同心硬化预后

尽管 Baló 病变可能危及生命，但许多有症状的 Baló 病变患者显示出明显或完全恢复，这可能是早期诊断和治疗的结果。

参考文献

1. WANG L, LIU Y H. Baló's concentric sclerosis. Lancet, 2010, 376 (9736): 189.

2. HARDY T A, MILLER D H. Baló's concentric sclerosis. Lancet Neurol, 2014, 13 (7): 740-746.

3. BAKHSHESHIAN J, SRIKANTH M, FRENCH A L. Teaching NeuroImages: Acute neurologicdeficits due to Baló concentric sclerosis. Neurology, 2015, 84 (14):

e109-e110.

4. AMINIH A，ESFANDANI A，PAKDAMAN H，et al. Balo's concentric sclerosis：an update and comprehensive literature review. Rev Neurosci，2018，29（8）：873-882.

5. 戴保民 . 弥散性硬化（Schilder 病）：一个临床病理病案的报告 . 中华神经精神科杂志，1955，1（2）：142-145.

（李大伟）

Marburg 病

Marburg 病是由 Otto Marburg 在 1906 年首次报道，故也称 Marburg 型多发性硬化。其是一种罕见的、严重的、急性爆发性的神经系统脱髓鞘疾病，患者可在数周至数月内死亡。目前，全球尚无公认一致的此类变异型 MS 的定义。美国国家多发性硬化协会（National MS Society，NMSS）咨询委员会将其表述为恶性多发性硬化（malignant multiple sclerosis，MMS），定义如下：在发病后相对短的时间内快速进展，导致神经系统严重残疾或死亡。有研究者将发病 5 年内 EDSS 评分大于 6 分的 MS 称为恶性 MS，根据是否复发或持续进展分为短暂或持续性恶性 MS。多项研究将具有快速进展及致残风险的 MS 称作进展性多发性硬化（aggressive multiple sclerosis，AMS），其中一项研究进一步将其分为三类：AMS1-MS 发病 5 年内，EDSS ≥ 6 分；AMS2 ~ 40 岁时，EDSS ≥ 6 分；AMS3 至复发 3 年内进展为 SPMS。有研究者认为，MMS 或 Marburg 型 MS 意味着病情进展难以阻挡，呈单相病程，而 AMS 仍旧能够治疗，MMS 或 Marburg 型 MS 或许是 AMS 的最极端表现形式。

64. Marburg 病的病因及病理

（1）病因及发病机制

此类患者的髓鞘碱性蛋白（myelin basic protein，MBP）成分与健康人和经典型 MS 患者有本质差别，相对分子量稍大于健康人和经典型 MS 患者，MBP 翻译后的修饰使其 19 个精氨酸残基中有 18 个脱亚氨基生成瓜氨酸残基（MBP Cit18），使其所带静正电荷减少，MBP 同分异构体的脂质蛋白复合物更加扩展，该 MBP 不能构成正常的致密的髓鞘多层结构。MS 脑组织的 MBP Cit6（6 个精氨酸残基被瓜氨酸化）的合成速度较正常的 MBP-C1（健康成人的主要类型）快 4 倍，MMS 的 MBPCit18 较 MBP-C1 快 35 倍。MMS 病情严重性与精氨酸丧失程度呈正相关，因此认为 MBP 的瓜氨酸化水平是 MMS 严重程度的标志。

此外，细胞毒性 T 淋巴细胞、激活的小胶质细胞和巨噬细胞、脱髓鞘抗体和补体、少突胶质细胞和轴突的缺血样代谢障碍亦参与其发病机制。

（2）病理

神经病理学发现 MMS 呈现大面积或多灶性髓鞘脱失，少突胶质细胞几乎完全丢失，巨大的反应性星形胶质细胞、嗜酸性粒细胞、巨噬细胞及小胶质细胞渗透进坏死的白质中，血管周围可见 CD45$^+$ 及 CD8$^+$T 细胞、浆细胞、嗜酸性粒细胞、巨噬细胞浸润，也可发现少量 CD20$^+$ 及 CD79a$^+$B 细胞。巨噬细胞内包含蛋白脂质蛋白（proteolipid protein，PLP）、MBP、髓鞘少突胶质细胞糖蛋白（myelin oligodendrocyteglycoprotein，MOG）及髓磷脂相关糖蛋白（myelin-associatedglycoprotein，MAG），免疫组化染色标记神经丝蛋白显示广泛的轴突损伤，病灶内血管周围星形胶质细胞表面分布的水通道蛋白 4（aquaporin 4，AQP4）得以保存，有时呈不均匀分布。尽管如此，少数病例报道或尸检的病理学研究差异较大。1 例 MMS 尸检病理报告显示同时存在脑膜炎症、血管周围炎症及灰质损害，考虑外周致病淋巴细胞通过脑膜及脑实质血管渗透至中枢神经系统，引起血管周围脱髓鞘性损伤，B-T 淋巴细胞的相互作用在疾病快速进展中起着重要作用。

65. Marburg 病的临床表现及辅助检查

（1）临床表现

常见于成人，急性或亚急性起病，病程往往在几周内达到高峰。临床可表现为头痛、呕吐、癫痫、双侧 ON、肢体麻木、构音障碍、共济失调及伴有轻偏瘫或四肢轻瘫的步态障碍，多病灶性认知综合征如失语症及失用症，呈阶梯性或持续性快速进展，可致昏睡、昏迷和去皮质状态，伴有明显的脑神经受损和锥体束征。死因通常为脑干受累或颅内压增高导致脑疝，多在几周到几个月内死亡，往往不超过 1 年。

（2）辅助检查

1）影像学检查

MMS 在 MRI 上常表现为多发的、广泛的和融合的白质脱髓鞘病灶，病变可位于室周、近皮层、深部白质、脑干、小脑或脊髓，通常会出现钆增强，常均匀强化，偶尔也可见到环形强化。与急性播散性脑脊髓炎类似，灶周水肿通常较为严重，在疾病早期应注意两者鉴别。在磁共振波谱（MR spectroscopy，MRS）上多表现为 NAA 峰下降和 Cho 峰上升，此点对鉴别脱髓鞘病和肿瘤非常有价值。

2）CSF 检查

CSF 检查结果表现各异，细胞数通常轻微增高或正常，可为少量的单个核细胞增多。蛋白质多数增多，OB 通常为阴性，也有研究认为可检测到 OB 但阳性率较经典型 MS 低。

66.Marburg 病的诊断及鉴别诊断

目前尚无统一诊断标准，主要根据患者临床表现及辅助检查进行诊断，同时应排除下述疾病。鉴于存在增大的奇特的星形胶质细胞，应考虑同进行性多灶性白质脑病及成人亚型亚历山大病相鉴别，JC 病毒及罗森塔尔纤维免疫染色呈阴性可分别除外以上两种疾病。因血清中未检测出 AQP4-IgG 及病灶内 AQP4 免疫反应性保存可排除视神经脊髓炎（又称 Devic's disease）。还应除外同心圆硬化、炎性假瘤、ADEM、脑部肿瘤等疾病，必要时需行脑组织活检。

67. Marburg 病的治疗及预后

（1）治疗

因此类疾病较为罕见，尚无对照临床试验开展，故目前无一致认可的较为有效的治疗手段。大剂量激素治疗通常不成功，可能和炎症反应剧烈相关。

1）血浆置换（plasma exchange，PE）

非对照研究显示，经大剂量糖皮质激素治疗无好转的 MMS 患者采用 PE 可明显缓解神经系统症状，在随访的 6～35 个月（平均 15 个月）病情稳定。随机双盲临床研究显示对于高剂量甲泼尼龙治疗无效的患者，应用 PE 可以改善部分 MMS 患者临床症状。PE 在 MMS 中的作用机制可能为去除参与或介导少突胶质细胞或髓鞘破坏的细胞因子、毒素、代谢产物或抗原。

2）环磷酰胺

病例报道显示，26 岁女性 MMS 患者先后应用激素、血浆置换及静脉注射免疫球蛋白等治疗方法病情继续进展，连续服用高剂量环磷酰胺 [50 mg/（kg·d）] 4 天后，神经功能获得稳定改善。1 例 20 岁女性患者产后发病，经甲强龙及血浆置换治疗无改善，每月应用 1 次大剂量环磷酰胺 800～1000 mg/m²，临床症状逐渐稳定，病灶占位效应及强化减轻。Patti 等联合使用干扰素 β 和环磷酰胺治疗 10 例快速进展的 MS 患者，取得较满意效果。

3）米托蒽醌（Mitoxantrone，MITX）

MITX 同时具有免疫抑制及免疫调节特性，对恶化的复发缓解型及继发进展型 MS 有效。对于新发增强病灶（new enhancing lesions，NELs）频繁的 RRMS 患者，MITX 可使 NELs 下降 86％。一项随机双盲安慰剂对照研究证实，米托蒽醌可以减少进展性 MS 患者的 NELs 和复发率，平均 EDSS（expanded disabilitystatusscale）评分获得改善。病例报道显示，1 例 34 岁女性 MMS 患者经甲泼尼龙 1000 mg 连续冲击治疗 5 天，病情继续进展，联用米托蒽醌（12 mg/m^2，总量 20 mg）治疗后症状显著改善，对该患者长期随访未再复发。但同时应注意其潜在的心脏毒性及潜在的致白血病风险，使用时应注意监测其心脏功能。

4）单克隆抗体

那他珠单抗、阿仑单抗已被 FDA 批准用于治疗 RRMS，奥美珠单抗已被 FDA 和欧盟批准用于治疗 RRMS 和 PPMS。在临床实践中，利妥昔单抗也被广泛用于治疗进展性 MS、原发性 MS、复发性 MS。但目前仅有 1 例关于单克隆抗体治疗 Marburg 型 MS 的报道，该中年女性患者经大剂量激素冲击及数次血浆置换后，病情仍快速进展，连续应用阿仑单抗（12 mg/d）5 天，症状在数月内获得持续改善，病灶稳定且强化消失。关于 Marburg 病的长期疾病修正治疗，受病例数量所限，目前很难确定最适合的药物和最佳用药时机。用药过程中和用药后应进行动态监测，以评估其安全性及可能存在的远期不良反应。

5) 自体造血干细胞移植

自体造血干细胞移植（autologous hematopoieticstem cell transplant，AHSCT）最初被应用于传统治疗方法难治的进展性 MS 患者，间或被应用于急性进展的 RRMS 患者，均被证实有效。对第一例接受 AHSCT 联合免疫净化治疗的频繁复发的进展性 MS 患者进行为期 10 年的跟踪随访表明，患者症状稳定，未再出现致残性进展。Mancardi 等报道了 3 例发病 1 年内接受 AHSCT 治疗的 MMS 患者，在随后的 1～2 年随访中均未再复发。另有病例报道显示 AHSCT 联合环磷酰胺显著改善 MMS 患者临床症状，脉冲样给予环磷酰胺或许有助于改善患者功能状态及损伤负荷，从而促进造血干细胞增殖分化。

6) 外科治疗

病例报道显示，偏侧颅骨切除减压术（decompressivehemi craniectomy，DHC）治疗 MMS，不仅能够挽救患者生命，同时也促进脑功能的恢复。此前尚无 DHC 用于治疗该病的报道，需多中心研究证实获益程度及最佳手术时间。亦有阿仑单抗用于治疗急性爆发性 MS（12 mg/d，连续 5 天）的报道，患者症状逐渐好转，影像学提示病灶逐渐减小且无强化。

7) 未来可能的治疗方向

既往尸检病理证实，MMS 患者室管膜下区存在神经胶质细胞再生活化，SVZ 起源的神经胶质祖细胞向侧脑室周边病灶动员迁移，在慢性皮层下白质病灶中同样存在神经再生。1 例男性

MMS 患者于发病后 20 天死亡，尸检病理显示 SVZ 区及 SGZ 区神经再生受到抑制，这或许与较为严重的炎症反应及剧烈的免疫变化有关。对炎症及免疫反应调节或许能够影响神经发生，进而促进病灶修复，这可能为 MMS 提供潜在治疗靶点。

（2）预后

此类疾病预后极差，常在发病后数天或数周内死亡，极个别急性期存活的患者有时会发展为复发—缓解病程。

参考文献

1. LUBLIN F D, REINGOLD S C, COHEN J A, et al. Defining the clinical course of multiple sclerosis：the 2013 revisions. Neurology, 2014, 83（3）：278-286.

2. GHOLIPOUR T, HEALY B, BARUCH N F, et al. Demographic and clinical characteristics of malignant multiple sclerosis. Neurology, 2011, 76（23）：1996-2001.

3. MENON S, SHIRANI A, ZHAO Y, et al. Characterising aggressive multiple sclerosis. Journal of neurology, neurosurgery, and psychiatry, 2013, 84（11）：1192-1198.

4. RUSH C A, MACLEAN H J, FREEDMAN M S. Aggressive multiple sclerosis：proposed definition and treatment algorithm. Nature reviews Neurology, 2015, 11（7）：379-389.

5. NUNES J C, RADBRUCH H, WALZ R, et al. The most fulminant course of the Marburg variant of multiple sclerosis-autopsy findings. Multiple sclerosis

(Houndmills, Basingstoke, England), 2015, 21 (4): 485-487.

6. ELENEIN R G, SHARER L R, COOK S D, et al. A second case of Marburg's variant of multiple sclerosis with vasculitis and extensive demyelination. Multiple sclerosis (Houndmills, Basingstoke, England), 2011, 17 (12): 1531-1538.

7. SUZUKI M, KAWASAKI H, MASAKI K, et al. An autopsy case of the Marburg variant of multiple sclerosis (acute multiple sclerosis). Internal medicine (Tokyo, Japan), 2013, 52 (16): 1825-1832.

8. HARDY T A, REDDEL S W, BARNETT M H, et al. Atypical inflammatory demyelinating syndromes of the CNS. The Lancet Neurology, 2016, 15 (9): 967-981.

9. ZETTL U K, STUVE O, PATEJDL R. Immune-mediated CNS diseases: a review on nosological classification and clinical features. Autoimmunity Reviews, 2012, 11 (3): 167-173.

10. BERGER J R, AKSAMIT A J, CLIFFORD D B, et al. PML diagnostic criteria: consensus statement from the AAN Neuroinfectious Disease Section. Neurology, 2013, 80 (15): 1430-1438.

11. YOSHIDA T, NAKAGAWA M. Clinical aspects and pathology of Alexander disease, and morphological and functional alteration of astrocytes induced by GFAP mutation. Neuropathology, 2012, 32 (4): 440-446.

12. NOZAKI K, ABOU-FAYSSAL N. High dose cyclophosphamide treatment in Marburg variant multiple sclerosis A case report. Journal of the neurological sciences,

中国医学临床百家

2010，296（1-2）：121-123.

13. AVILA-ORNELAS J，LABAT E，ALFONSO G，et al.An extremely aggressive case of Marburg's disease treated with high dose cyclophosphamide. A case report.Mult Scler Relat Disord，2019，31：51-53.

14. MARTINELLI BONESCHI F，VACCHI L，ROVARIS M，et al. Mitoxantrone for multiple sclerosis. The Cochrane Database of Systematic Reviews，2013，5（4）：CD002127.

15. ESTON J T，UHL S，TREADWELL J R，et al. Autologous hematopoietic cell transplantation for multiple sclerosis：a systematic review. Multiple sclerosis （Houndmills，Basingstoke，England），2011，17（2）：204-213.

16. GOBBIN F，MARANGI A，ORLANDI R，et al. A case of acute fulminant multiple sclerosis treated with alemtuzumab. Mult Scler Relat Disord，2017，17：9-11.

17. OBRADOVIĆ D，TUKIĆ L，RADOVINOVIĆ-TASIĆ S，et al.Autologous hematopoietic stem cell transplantation in combination with immunoablative protocol in secondary progressive multiple sclerosis-A 10-year follow-up of the first transplanted patient.Vojnosanit Pregl，2016，73（5）：504-508.

18. ALIX J J，BLACKBURN D J，SOKHI D，et al. Autologous hematopoietic stem cell transplantation following pulsed cyclophosphamide in a severely disabled patient with malignant multiple sclerosis. Journal of Neurology，2013，260（3）：914-916.

19. GONZÁLEZ SÁNCHEZ J J，NORA J E，DE NOTARIS M，et al.A case of malignant monophasic multiple sclerosis（Marburg's disease type）successfully

treated with decompressive hemicraniectomy.J Neurol Neurosurg Psychiatry, 2010, 81 (9) ：1056-1057.

20. GOBBIN F, MARANGI A, ORLANDI R, et al.A case of acute fulminant multiple sclerosis treated with alemtuzumab.Mult Scler Relat Disord, 2017, 17：9-11.

21. OREJA-GUEVARA C, GÓMEZ-PINEDO U, GARCÍA-LÓPEZ J, et al.Inhibition of neurogenesis in a case of Marburg variant multiple sclerosis.Mult Scler Relat Disord, 2017, 18：71-76.

（邱占东）

视神经脊髓炎谱系疾病

68. 视神经脊髓炎谱系疾病研究历史

视神经脊髓炎最初用来描述一组选择性累及视神经、脊髓的严重炎症，多年来，其定义屡次更迭。1844 年，意大利医生 Pescetto 首次对 ON 伴脊髓炎的临床表现进行描述。1894 年 Eugene Devic 报道了 1 例亚急性起病的 45 岁法国女性，表现为视力障碍、双下肢瘫、尿潴留，尸检证实为累及视神经和脊髓胸腰段的严重脱髓鞘和坏死病变，脑组织未见异常。同年，Devic 复习了文献中 16 例相似病例，首次将这组 ON 和脊髓炎为特征的破坏性脱髓鞘综合征，称为视神经脊髓炎（neuromyelitisoptica，NMO），后来该病也被称为 Devic 病或 Devic 综合征。一个多世纪以来，对 NMO 的理解已有了实质性的进展。起初很多人认为 NMO 是 MS 较严重的一种亚型。1999 年，美国 Mayo 医学中心的 Wingerchuk 等描述了 71 例 NMO 患者的疾病谱，发现

NMO 的临床经过、神经影像及 CSF 特点均与 MS 不同，提出诊断视神经脊髓炎的 3 项必要条件，即 ON、脊髓炎、无中枢神经系统其他部位受累。2004 年针对星形细胞水通道蛋白 4 的致病抗体 NMO-IgG 的发现彻底更新了视神经脊髓炎的诊断和治疗标准。2006 年，Wingerchuk 等在 *Neurology* 上发表修订版视神经脊髓炎诊断标准，凡具备下列 3 项支持条件中 2 项者即可明确诊断：①存在纵向延伸横贯性脊髓炎证据，且病变 ≥ 3 个椎体节段；②发病时头部 MRI 未发现符合 MS 诊断标准的病变；③血清 AQP4 抗体阳性。2007 年，Wingerchuk 将血清 AQP4 抗体阳性且存在视神经脊髓炎索引事件之一者，命名为 NMOSD。2015 年国际 NMO 诊断小组（IPND）制定了新的 NMOSD 诊断标准，将 NMO 与 NMOSD 统一命名为 NMOSD，为一组主要由体液免疫参与的、抗原—抗体介导的中枢神经系统炎性脱髓鞘疾病谱，进一步将 NMOSD 按 AQP4-IgG 血清学状态分别制定了相应的诊断细则（见"诊断"部分），该诊断标准将 NMOSD 的诊断率提高 62.5% ～ 76%，可将其有效地同未分类的中枢系统疾病鉴别，从而尽早进行有效治疗。目前 AQP4 抗体相关的 NMOSD 被视为星形细胞具有溶解 / 非溶解作用的免疫性星形细胞病，随后第二种针对髓鞘少突胶质细胞的致病抗体 MOG-IgG 的发现再次区分出一类 NMOSD，其临床及影像特征与 MS、AQP4 抗体阳性的 NMOSD 均不同。

69. 视神经脊髓炎谱系疾病流行病学

NMOSD 是一种罕见疾病（ORPHA：71211），影响不同社会经济环境中的所有种族。2004 年以前，许多符合目前诊断标准的 NMOSD 被诊断为亚洲视神经脊髓型 MS、Devic 病等，而最新的诊断标准仍在推广实施阶段；另外 NMOSD 本身也可能是一组异质性疾病，AQP4 相关和 MOG-IgG 相关的 NMOSD 在性别分布和发病年龄方面有所不同。鉴于以上原因，目前尚无准确的 NMOSD 的流行病学资料。目前已有的研究多使用 2006 年诊断标准，小样本数据表明，平均每年 NMOSD 的发病率为（0.053 ~ 7.3）/10 万人，患病率为（0.72 ~ 10）/10 万人，非白种人（亚洲、拉丁美洲、非洲、西班牙裔和美国原住民）更易感，种族患病率的差异与所处地区无关。偶尔可观察到家族聚集现象（详见"遗传因素"部分）。男女均可受累，发病年龄在 3 ~ 80 岁，多见于中老年妇女，平均发病年龄为 40 岁。NMOSD 的患病率在青春期前没有性别差异；在青春期后，女性患者占主导地位，占患者总数的 70% ~ 90%。在单相 NMOSD（1% ~ 10% 的患者）中，男性和女性受到的影响相同，但在典型的复发性 NMOSD 中，女性比男性高达（5 ~ 10）:1。环境因素的影响研究较少，目前尚无移民对发病率影响的研究。回顾性报告发现，AQP4 血清阳性的亚洲和非裔美国人 / 非洲裔欧洲患者的平均发病年龄较小，脑和脑干受累的患病率高于高加索地区患者；而 MOG 相关的 NMOSD 更常见于男性及年轻个体。

70. 视神经脊髓炎谱系疾病病因及发病机制

视神经脊髓炎的病因及发病机制尚不清。NMOSD 中的病理生理过程多由体液免疫介导，任何关于发病机制的理论都必须解释以下主要观察结果：①对视神经和脊髓的选择性，以及对脑后部区域和其他脑室周围器官的显著受累；②伴有补体活化证据的血管周围炎症；③与多种系统性自身免疫性疾病的关联；④与癌症罕见关联（在某些情况下癌症也表达 NMOSD 的靶抗原 AQP4）；⑤除了细胞溶解性星形细胞病外，越来越多的弥漫性、非细胞溶解性星形细胞病的新病理证据。最近的研究为这些现象提供了一些答案，并为 NMO 目前和未来的治疗策略提供了理论基础。

（1）致病因素

1）遗传因素：总体来说，NMOSD 是散发性疾病，也有家族性病例报道，大约占总病例数的 3%，家族分离现象与非孟德尔多基因遗传最为一致。与 MS 最强烈且始终相关的 HLA-DRB1*1501 基因与 NMOSD 无关甚至否定相关。而与包括 SLE 在内的其他自身免疫性疾病相关的 HLA-DRB1*03 基因被发现与 NMOSD 相关。近期国内的一项研究表明，CD40 基因中的 rs3765459 变体与 NMOSD 的易感性相关，但尚需要在其他种族中进行更大规模的研究来验证。而 AQP4 基因多态性与 NMO 的易感性的相关性研究并未取得确切的结果，仅在一个孤立家系中发现，编码精氨酸 19 的两种不同的等位基因的错义突变与疾病相关。细胞黏附分子 Necl2 中发现的新的缺失突变（c.1052_1060delCCACCACCA；p.Thr351_Thr353del）也与 NMOSD 家族病例疾病表现相关，且在散发 NMOSD 患者中突变频率高达 5.7%，而在正常对照中未见此突变。也有研究表明自身免疫性疾病的易感基因 STAT4 多态性与 NMOSD 的患病风险相关。

2）自身免疫因素：视神经脊髓炎通常与其他系统性自身免疫性疾病共存，器官特异性疾病包括甲状腺机能减退、恶性贫血、溃疡性结肠炎、重症肌无力和特发性血小板减少性紫癜；非器官特异性疾病包括 SLE，抗磷脂综合征和 Sjögren 综合征。抗核自身抗体在缺乏全身性疾病证据的 NMO 患者中很常见。在一组 78 例 NMO 患者中，抗核抗体（ANA）和 Sjögren 综合征 A /Sjögren 综合征 B（SSA / SSB）的血清阳性率分别为 53% 和 17%。其他中枢系统自身抗体如 NMDA 受体抗体也可出现在 AQP4 抗体阳性的患者中，很可能抗多种中枢系统自身抗原的免疫过程参与了 NMOSD 炎性病灶的形成。无论有无系统性免疫疾病，NMOSD 临床特征类似，但前者合并脑部病灶的概率更大。最近报道的一例 Aicardi-Goutières 综合征和 NMOSD 共存病例提示，损伤免疫功能的疾病可能产生利于 NMOSD 发展的环境。没有合并自身免疫病的 NMOSD 患者血清中可检测到多重、高滴度的自身抗体，而没有脊髓炎和 ON 症状的 SLE 和 SS 患者血清

AQP4-IgG 始终阴性。NMO 常与系统性自身免疫性疾病相关。最常见的自身免疫合并症是甲状腺自身免疫疾病，SLE 和 Sjögren 综合征。临床中需要考虑临床症状或影像异常是 NMOSD 的直接结果还是与合并症有关。

3）副肿瘤性疾病相关：一小部分 NMOSD 患者可共病肿瘤，少数情况可在肿瘤组织中发现伴随炎症反应的 AQP4 表达。这些癌症可能诱发导致 NMOSD 的体液免疫。

（2）免疫机制

1）体液免疫

① AQP4 及抗体相关机制：抗体依赖的 AQP4 丢失为 NMOSD 的典型特征，AQP4 最初于 1994 年由 Hasegawa H. 在鼠肺中发现，人类 AQP4 基因位于第 18 号染色体上，编码两种主要蛋白亚型：如果阅读框始于外显子 0，则为 32kDa（AQP4-M1）；如果开始于外显子 1，则为 30kDa（AQP4-M23）。M1、M23 通常聚集成嵌入细胞膜的异四聚体，再形成主要以 M23 为核心、M1 位于周边的正交颗粒阵列（orthogonal arrays of particles，OAPs），如图 48 和图 49 所示。AQP4 最常表达于中枢神经系统，主要局限于星形胶质细胞和室管膜细胞，在神经元或少突胶质细胞上不存在，是脑、脊髓、视神经中最丰富的水通道蛋白。AQP4 抗体属于 IgG 型抗体，以 IgG1 类为主，主要存在于循环系统，可经 BBB 薄弱处进入中枢神经系统，或由分泌 AQP4 抗体的浆细胞在 BBB 破坏时进入中枢神经系统产生，

中国医学临床百家

进入中枢神经系统的 AQP4 抗体与星形细胞足突表面的 AQP4 胞外段三维构象表位选择性结合，抗体阻断 AQP4、结合补体均可导致 AQP4 免疫反应性下降，可能影响谷氨酸清除。视网膜内核层（inner nuclear layer，INL）中的 Mueller 细胞也是星形细胞，同样表达 AQP4 水通道蛋白，具有多重作用，包括体内水平衡、能量代谢和神经递质再循环；可能也是 AQP4-Ab 的直接靶点而导致 NMOSD 患者原发性视网膜病变。AQP4 不仅存在于星形细胞足突中，而且还存在于骨骼肌膜、乳腺和唾液腺上皮细胞、气管和支气管上皮细胞、远端集合小管的基底外侧膜、胃壁细胞和结肠上皮，但抗 AQP4 血清阳性 NMOSD 患者中这些器官很少受到影响。AQP4 也存在于胸腺瘤细胞表面，但不存在于正常胸腺组织的细胞膜上，研究表明，从 NMOSD 患者血清中提取的抗 AQP4 抗体可与胸腺瘤细胞表达的受体结合，可以解释重症肌无力和 NMOSD 经常同时出现。

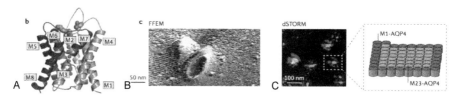

A：X 射线晶体结构，八个膜包埋螺旋片段；B：冷冻断裂电子显微下鹅卵石样阵列结构的超分子集合体；C：直接随机光学重建显微镜（dSTORM）超分辨率下，绿色荧光 M23，红色荧光 M1。

图 48　AQP4 的结构示意（彩图见彩插 9）

图片来源：PAPADOPOULOS M C，VERKMAN A S. Aquaporin water channels in the nervous system. Nature Reviews Neuroscience，2013，14（4）：265-277.

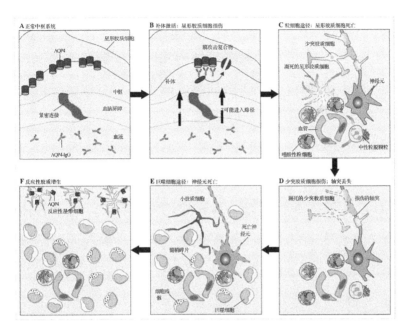

A：血清中含有 AQP4-IgG 的正常 CNS。B：在病变形成开始时，AQP4-IgG 在星形胶质细胞的足突上结合 AQP4，激活补体，并引起膜攻击复合物的沉积。C：细胞因子（如白细胞介素 17，白细胞介素 8 和粒细胞集落刺激因子）将嗜中性粒细胞和嗜酸性粒细胞募集到血管周围空间；中性粒细胞脱粒导致星形胶质细胞死亡。星形胶质细胞的丢失导致少突胶质细胞死亡，其导致轴突变性。D：轴突变性。E：浸润性巨噬细胞（可能还有小胶质细胞）、吞噬细胞和髓鞘碎片。F：成熟病变的特征是广泛坏死（完全组织坏死）和巨噬细胞的广泛浸润；AQP4 阳性反应性星形胶质细胞局限于病变周围。

图 49　AQP4-Ab 相关 NMOSD 病灶的形成（彩图见彩插 10）

图片来源：PAPADOPOULOS M C，VERKMAN A S. Aquaporin 4 and neuromyelitis optica. Lancet Neurology，2012，11（6）：535-544.

　　② B 细胞：目前虽无明确的对照研究，但致病性自身抗体的存在和利妥昔单抗的有效性、不完全的 B 细胞清除或 B 细胞重现与突破性发作相关，均强调了 B 细胞的重要性。B 细胞可产生 AQP4 抗体，产生 IL-6，提成抗原给 T 细胞。已经在 NMOSD 中识别出具有成浆细胞特性的扩增的 CD27^{high}CD38^{high}CD180（-）CD19B 细胞群，为 AQP4-IgG 的主要来源，白细胞介素 6（IL-6）

中国医学临床百家

是成浆细胞的重要营养因子；调节 B 细胞亚群可产生 TGF-β、IL-10 或 IL-35。针对 B 细胞或抗体的靶向治疗如血浆交换、利妥昔单抗清除 B 细胞可有效缓解病情、减少发作，托珠单抗对 IL-6 受体的抑制有望成为一种治疗手段。

③补体及其他下游效应：血清 AQP4 抗体阳性患者的 CSF 过敏毒素 C5a 升高，C5 拮抗剂依库珠单抗可以显著降低复发率。NMOSD 的主要致病过程是补体介导的炎症反应，激活补体、形成膜攻击复合物，进而损伤星形细胞、释放神经胶质纤维酸性蛋白（glial fibrillary acidic protein，GFAP），在 AQP4 蛋白作用下更多星形细胞迁移至损伤部位，在抗体补体作用下启动正反馈效应，AQP4 特异性效应 T 细胞进一步引发炎性反应，引起中性粒细胞和嗜酸性粒细胞等的聚集，从而导致髓鞘脱失和轴索变性，胶质细胞增生形成脱髓鞘斑块。早期移除 AQP4 抗体可使新合成的 AQP4 重新分布于细胞膜表面，阻断 AQP4 抗体与抗原在中枢神经系统的结合或保持 BBB 的完整性可能减少 NMOSD 发作造成的星形细胞损伤及永久的残疾，非对照研究中发现补体抑制剂有望成为新的治疗手段，体外试验里中性粒细胞产物及嗜酸性粒细胞抑制剂也显示出希望。

④ MOG 及其抗体：MOG 是位于少突胶质细胞及髓鞘表面的糖蛋白，是与少突胶质细胞成熟相关的重要表面标志物，约占髓鞘比例 0.05%，主要功能是维持髓鞘的完整性。血清 MOG 抗体属于 IgG1 类抗体，与少突胶质细胞表面的 MOG 特异性结合；可激活补体依赖的细胞毒作用，在相应 Th 细胞作用下启动炎性

反应并引起淋巴细胞聚集，从而导致脱髓鞘。MOG-Ab 相关性脑损伤的组织病理学检查也可能显示严重的脱髓鞘，部分轴索保留和反应性星形胶质细胞瘢痕。也有组织病理学研究显示可逆性髓磷脂改变，无补体活化或炎性细胞浸润，可能解释了 MOG-Ab 阳性患者的良好恢复。血清 MOG 抗体阳性的患者 CSF 中 GFAP 无明显升高，提示无星形胶质细胞损伤，不同于 NMOSD 患者中 AQP4$^+$ 的星形细胞病（伴有 AQP4 和 GFAP 免疫反应性的丧失）。另有研究表明，血清 MOG 抗体和 AQP4 抗体同时阳性罕见，提示 MOG 抗体可能是另一种原发致病机制，尽管如此，人类 MOG-Ab 在 NMOSD 中是否真正致病仍然是一个有争议的问题。

MOG 抗体与 AQP4 抗体对照见图 50 及表 4。

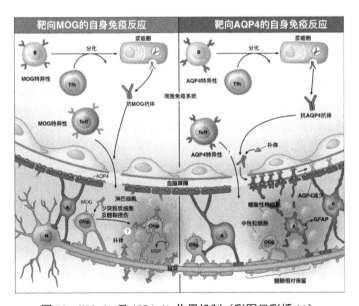

图 50　MOG-Ab 及 AQP4-Ab 作用机制（彩图见彩插 11）

图片来源：ZAMVIL S S, SLAVIN A J. Does MOG Ig-positive AQP4-seronegative opticospinal inflammatory disease justify a diagnosis of NMO spectrum disorder?Neurology neuroimmunology & neuroinflammation, 2015, 2（1）: e62.

表4　MOG-Ab 及 AQP4-Ab 致病机制对比

	MOG-Ab	AQP4-Ab
靶向细胞	少突胶质细胞	星形细胞
类型	IgG	IgG1 抗体，需要 Th 辅助
共同点	AQP4 或 MOG 特异的 Teff 细胞启动炎症反应 中性粒细胞和嗜酸性粒细胞聚集 在无细胞介导的炎症反应时，MOG 和 AQP4 抗体均不能产生致病作用	
作用机制	阻断 MOG 表达在少突胶质细胞和髓鞘细胞表面	与星形细胞突起结合，固定补体
损伤后反应	释放 MBP	释放 GFAP

表格来源：ZAMVIL S S, SLAVIN A J. Does MOG Ig-positive AQP4-seronegative opticospinal inflammatory disease justify a diagnosis of NMO spectrum disorder?Neurology neuroimmunology & neuroinflammation, 2015, 2 (1)：e62.

⑤ AQP1 及其抗体：AQP1（最初称为 CHIP28，单体大小为 28KD），作为第一个被认识的水通道蛋白，于 1991 年由 PrestonG.M. 在红细胞及肾小管上皮细胞膜上发现，为哑铃型同源四聚体，广泛表达于全身血管内皮表面，主要与肾脏和肺部疾病有关，脑内血管仅见于 CVOs（室周器）血管内皮表面，也作为水通道表达于脉络丛上皮 CSF 一侧的细胞膜上，参与 CSF 分泌，在脊髓主要表达于无髓纤维的背根神经节及其投射的脊髓后角，与疼痛调节有关。

血清 AQP1 抗体也属于 IgG1 类抗体，由于正常对照及非脱髓鞘疾病对照组 AQP1 抗体检测阴性，推断其主要见于中枢神经系统慢性脱髓鞘疾病，并提出可作为 IIDDs 的新的潜在生物标志物。但 Sanchez Gomar 等于 2016 年使用 ELISA 及 CBA 法进行检测时，8 例 NMOSD 均未检测出有效滴度，可能与样本例数太少有关，在复发性视神经炎（recurrentoptic neuritis，RON）、MS、未归类 LESCLs 可检测出较高滴度，非脱髓鞘疾病中未检测出有效浓度，和 John S. Tzartos 结果一致。在有脊髓病变的特发性炎性脱髓鞘中，AQP1 抗体特异性与 AQP1 胞外 a、c、e 段结合（与 a 结合更多见），使 AQP1 表达减少或内化，在 AQP1 特异性 T 效应细胞的作用下，淋巴细胞浸润并出现类似血清 AQP4 抗体阳性患者的病理改变；无脊髓受累的 MS 患者的 AQP1 抗体则均为与 AQP1 胞内 b 段结合。

2）细胞免疫

NMOSD 病灶含有大量经常脱颗粒的巨噬细胞、嗜酸性粒细胞、中性粒细胞还有少量 T 细胞。各细胞具体作用机制如下。

① T 细胞：外周 T 细胞对 AQP4 表现出抗原特异性反应，分化产生 Th17 亚群，辅助 B 细胞产生 IgG1 型的 AQP4 抗体，而 NMO 病灶中直接可见少量 $CD3^+$ 和 $CD8^+$ T 细胞。NMOSD 患者 Th 的比例高于健康受试者和 MS 患者，且在复发期更高，表明 Th 细胞数与疾病活动关系密切，控制疾病复发的甲泼尼龙能显著降低 NMOSD 患者 Th 的比例。位于 AQP4N 端的免疫优势肽与 10 氨基酸序列的产气荚膜梭菌 ATP 结合盒转运蛋白通透酶 90% 同源；而最近的一项研究发现，与健康对照组相比，NMOSD 患者的微生物群中产气荚膜梭菌过多，提示细胞免疫中对于 NMOSD 的发病有一定的作用。

② 中性粒细胞及嗜酸性粒细胞：中性粒细胞弹性蛋白酶抑

制剂可以改善 NMO 小鼠模型病灶的形成，而粒细胞集落刺激因子治疗后可以使 NMO 小鼠模型及患者病情加重。在含有 NMO-IgG 和人类补体的脊髓切片培养基中，加入巨噬细胞、嗜酸性粒细胞、中性粒细胞（或它们的颗粒毒素）后，病灶的严重程度显著增加，加重被如西替利嗪和酮替芬等有嗜酸性细胞稳定作用的抗组胺剂缓解。抗组胺剂对动物 NMO 模型也有效，转基因的高嗜酸性粒细胞小鼠的病灶严重程度显著增加；相反，通过抗 IL-5 抗体或基因敲除获得的低嗜酸性粒细胞小鼠病灶严重程度可见下降。中性粒细胞和嗜酸性粒细胞浸润可见于外周或脑内注射 AQP4 抗体和补体的小鼠模型。粒细胞穿越 BBB 被认为与补体依赖的聚集作用有关。粒细胞运输不能被那他珠单抗抑制，因此，那他珠单抗在 NMO 中似乎无效。

3）细胞因子

大量促炎因子可以在 NMO 患者的血液和 CSF 中发现，IL-1β 升高可能促进了 BBB 的破坏，其他促炎分子也有升高，可能促进了急性 NMOSD 病灶中的中性粒细胞和嗜酸性粒细胞的募集。血液 IL-6 水平显著升高，与 AQP4 抗体阳性的成浆细胞维持有关；IL-6 可促进 B 细胞生存并产生 IgG 的成浆细胞，使用阻断 IL-6 受体的单克隆抗体（托珠单抗）可以降低循环中的成浆细胞数目从而减少发作次数，但该药是否能渗透入中枢系统不得而知。IL-10 可促进记忆 B 细胞的成熟和免疫球蛋白类型的转换。IL-17 基因多态性在中国的 NMO 患者中已有报道，IL-17 水平在 NMO 患者急性期确有增高，鞘内 IL-17/IL-18 轴的激活被认为促进了中性粒细胞的募集。嗜酸性粒细胞主要分泌 IL-4，促进 Th2 细胞的转化。CSF IL-6、B 细胞的募集和激活因子、诱导增殖配体，C-X-C 模体趋化因子 13 等提示中枢系统 B 细胞友好环境的出现。

（3）其他机制

研究发现，细胞外线粒体 DNA 在急性期 NMOSD 患者的 CSF 中特异性升高，并且由 AQP4-Ab 介导的细胞损伤释放的 mtDNA 通过 TLR9 和 NLRP3 炎性途径引发固有免疫级联反应，该通路有可能作为未来 NMOSD 患者治疗的新靶点。水通道蛋白以外的其他免疫致病靶点包括胶质纤维酸性蛋白、S100 蛋白、金属蛋白酶 -9、血管内皮细胞生长因子 A、细胞间黏附分子 -1（intercellular adhesion molecules-1，ICAM1）和血管细胞黏附分子 -1（vascular cell adhesion molecule-1，VCAM-1），也见于文献报道。AQP1 也表达于脑内，同时也表达于脉络丛内皮细胞、膀胱、胰腺、肾，和 AQP4 类似，AQP1 也位于脑表面的软脑膜，主要表达在纤维星形细胞的突起和终足，目前尚无足够的证据表明这些抗体在 NMOSD 中发挥作用。

71. 视神经脊髓炎谱系疾病的病理表现

在 NMOSD 中可有炎症性脱髓鞘和非脱髓鞘两种病理改变，经典的急性 NMOSD 病变的特征是融合和（或）局灶性血管周围脱髓鞘、炎性细胞浸润、严重的轴突损失、脊髓灰质和白质的坏死、星形胶质细胞和少突胶质细胞的丢失。第二种病变类型，不具有脱髓鞘特征，通常表现为粒细胞炎症、星形胶质细胞和小胶质细胞活化、轴突损伤和少突胶质细胞凋亡，这种病变可能是可逆的。在晚期和慢性期，NMOSD 病变表现为视神经和脊髓的神经胶质增生，空泡形成，囊性和萎缩性变性。在坏死灶内越来越多的血管壁增厚是一种常见的组织病理学特征。鉴于 NMOSD 中脱髓鞘成分和非脱髓鞘成分的广泛分布，很难基于病变和使用分级 MS 斑块脱髓鞘活性方案进行疾病分期。非细胞溶解作用可出现于脑的特殊部位，尤其是极后区；弥漫性 AQP4 丢失可不伴有脱髓鞘，可预示病灶的可逆；一些研究发现，脑中可出现广泛的临床意义不明的反应性星形细胞改变，可能与认知障碍有关。

72. 视神经脊髓炎谱系疾病的临床特征

（1）症状表现

除少部分 NMOSD 表现为单相病程外，大多表现为复发病程，NMOSD 最典型的临床表现是急性 ON（双侧同时或相继）及纵向延伸横贯性脊髓炎。ON 和横贯性脊髓炎可同时或相继出现，间隔时间不定。单相病程（约占 10%）通常会影响较年轻的人群，并且在流行病学方面似乎没有性别差异；复发病程，两次发作间隔期通常为 8 ～ 12 个月，与血清状态无关，60% 的患者首次发作后 1 年内复发，90% 的患者首次发作后 3 年内复发。一般来说，初发和随后发作后会遗留严重缺陷，5 年内可导致失明和截瘫方面的残疾迅速进展。与 MS 不同，该病极少有继发进展阶段。有脑部症状的患者可能存在持续性脑部发作，不伴视神经或脊髓受累，与其他自身免疫性疾病的关联较少，血清 AQP4 抗体出现的概率较低。建立 NMOSD 新诊断标准的共识小组建议，在进行单相疗程诊断之前，需要 5 年或更长时间的无复发时间。

1）核心症状

新的诊断标准将 NMOSD 的典型表现归为六大类核心症状，新颖的分类旨在包括临床表现不仅限于视神经或脊髓的患者，AQP4 抗体的检测和 MRI 特异性特征具有重要的诊断作用。已有研究表明，15% 的 NMOSD 患者出现神经系统症状，可表现为脑病、脑干改变、下丘脑功能障碍，但很少有肌肉受累。已经描述的与脑干功能障碍相关的症状有恶心和呕吐或难治性呃逆，并且可能发生急性神经源性呼吸衰竭，导致死亡。脑干受累可能表现为复视、眼球震颤，也可表现为听力和平衡障碍。NMOSD 患者的其他症状包括面部无力、发作性睡病、肥胖、低血压、心动过缓、体温过低和周围神经痛。脑干和下丘脑受累常常与 AQP4 抗体阳性、典型的脑部 MRI 病变相关。此外，患有 NMOSD 的儿童经常出现脑病和（或）癫痫发作的临床特征，并且通常在脑 MRI 上具有类似于 MS 或急性播散性脑脊髓炎的病变，通常导致诊断和治疗的显著延迟，因此，短期疾病的结果更糟。

① ON：是大约 55% 的 NMOSD 的首发症状，通常对视神

经和视网膜造成严重的结构损伤并导致功能障碍，可单眼、双眼同时或相继发病，多起病急，视力丧失在数天或数周内进展，可显著下降、甚至失明，多伴有眼痛，也可发生严重视野缺损。通常情况下，自发病后 6 个月内视力可能有所恢复，ON 后一年，只有 52％的 NMOSD 患者恢复到 20/20 至 20/63 的高对比度视力，约 25％患者有视力受损，视力＜20/200。除高对比度视力外，患者常常有严重的低对比度视力丧失和视力相关生活质量下降；急性 ON 后 6 个月视网膜轴突和神经节细胞可进行性丢失，频繁复发可引起视网膜周围神经纤维层厚度（peripapillary retinal nerve fiber layer，pRNFL）和内丛状层（ganglion cell and inner plexiform，GCIP）严重减薄、视力严重下降或甚至完全丧失。AQP4 抗体阳性 NMOSD 的视神经常在视交叉处受影响，单侧 ON 可潜在地影响对侧视神经，出现相应的临床或影像表现；影像学双侧 ON 在 NMOSD 较 MS 更为多见：MS 患者中约 20％，NMOSD 中约 80％。MRI 也常常表现出非特异性视神经鞘增厚，与 MS 患者所描述的变化类似，也可能显示正常的 MRI 特征。为了与 MS 等其他 ON 进行准确的鉴别诊断，应该进行包括多焦点视觉诱发电位、视野、视力和 OCT 的多模式综合评估。

②脊髓炎：长节段横贯性脊髓炎（longitudinally extensive transverse myelitis，LETM）是 NMOSD 的典型特征，长度至少三个或更多连续的椎骨节段，表现为截瘫，膀胱功能障碍和感觉丧失多种症状。起病急，症状重，急性期多表现为严重的截瘫或

四肢瘫，尿便障碍，脊髓损伤平面常伴有根性疼痛或 Lhermitte 征，高颈髓病变严重者可累及呼吸肌导致呼吸衰竭。恢复期较易发生阵发性痛性或非痛性痉挛、长时期瘙痒、顽固性疼痛等。孤立的横贯性短脊髓炎（short-segment transverse myelitis，STM）较为少见，但不能除外 NMOSD，也应进行 AQP4抗体检测。7.3%～14.5%的 NMOSD 以孤立的 STM 为第一表现。这些病变在轴面上更多地集中在中心位置（55%～100%），其中72%占据横截面面积的一半以上，值得注意的是，8%～27%表现为 STM 的 NMOSD 患者在没有 LETM 的情况下经历了 STM 的进一步复发。Carnero（拉丁美洲）对76例 NMOSD 患者的研究表明，脊髓 MRI 正常者占22%，长脊髓病变约42%，长短混合（multisegmental lesions，MSL）约28%，短脊髓病变占8%，STM 与 LETM、MSL 的性别、年龄、种族和临床特征无统计学差异；且在所有孤立的 STM 中，脊髓炎早于 ON 发作，67%的 STM 患者在第一年复发，并且这些患者都没有无症状的脊髓损伤，且 LETM、MSL 患者与 STM 患者相比有更高的残疾倾向（5.4 *vs* 3.1，*P*=0.07）。

③延髓极后区综合征：可为单一首发症候。表现为顽固性呃逆、恶心、呕吐，不能用其他原因解释。

④急性脑干综合征：头晕、复视、共济失调等，部分病变无明显临床表现。

⑤急性间脑综合征：嗜睡、发作性睡病样表现、低钠血症、

体温调节异常等。部分病变无明显临床表现。

⑥大脑综合征：可表现为意识水平下降、认知语言等高级皮层功能减退，头痛等，部分病变无明显临床表现。大多数研究发现，与健康对照相比，NMOSD 患者可在注意力、言语流畅性、记忆力、信息处理速度和任务执行功能等认知领域受到影响；认知障碍的发生频率在 54%～ 67%，最常受到影响的功能是注意力、信息处理速度和言语情节记忆。一些研究者发现白质体积包括脑干、皮质脊髓束、胼胝体和纵向束与及视觉和语言记忆、信息处理速度、短期记忆和执行功能之间的关联，而丘脑和内侧前额叶皮层等处的灰质萎缩也与认知改变有关，尤其海马能预测认知功能。在其他研究中，灰白质体积与认知变量之间没有发现关联。同样，关于运动障碍与认知障碍的关联也无确切的研究结论。

2）与肿瘤的关系

极少数 NMOSD 患者检测出了潜在的癌症，与一些优先与特定癌症类型相关的副肿瘤神经综合征不同，副肿瘤性 AQP4 抗体阳性的 NMOSD 发生在更多种类的癌症中，最常见的是肺癌和乳腺癌。值得注意的是，这两种癌症也是副肿瘤脊髓病最常合并的肿瘤，但与 AQP4 抗体阴性的副肿瘤性脊髓病常见于小细胞肺癌不同，AQP4 抗体阳性的副肿瘤性脊髓病多见于非小细胞肺癌。研究表明，AQP4 在乳腺癌、低度恶性胶质瘤和非小细胞肺癌细胞中均有表达，即使在未表现神经症状的患者中也是如此；AQP4 可能在肿瘤细胞的黏附、迁移和侵袭中发挥作用。Armagan 等在数例乳腺癌患者中发现 AQP4 抗体阳性，其中有 1 例患者合并长节段脊髓病变，符合 NMOSD 的诊断标准。NMOSD 在老年患者中较为少见，已发表的病例报告中约 50% 的副肿瘤性 NMOSD 患者具有恶心呕吐的临床特征，其他提示存在肿瘤的危险因素包括吸烟、既往癌症或患者病史和（或）患者家族病史中的自身免疫性疾病，因此，对于累及脑干的主要表现为恶心和呕吐，45 岁以上的男性 LETM 应引起对副肿瘤综合征的怀疑，并彻底检查以寻找潜在的癌症。目前短期随访研究表明，在已知合并癌症的 NMOSD 患者中，AQP4 抗体阳性的患者较抗体阴性的患者对初始治疗反应更佳。

3）其他症状

①瘙痒症：突发的剧烈瘙痒，可伴浅感觉缺失或过敏，形式与 MS 中的瘙痒类似，但在 NMOSD 中更常见（27.3% vs 4.5%），可能与 NMOSD 累及脊髓背角有关，可能是 NMOSD 患者感觉受累的一个特征表现，故有人提出无法解释的瘙痒可作为脊髓炎发作前的预警信号。

②痛性强直痉挛（painful tonic spasm，PTS）：定义为典型的、反复发作的、局部的肌肉痉挛［在一个或多个肢体和（或）躯干中］，持续 20 s 至 3 min，伴有严重的疼痛和肌张力障碍，可能对生活质量和康复潜力产生重大影响，因此需要及时诊断和治疗。经常发生在继发于 NMOSD 的 LETM 患者中。PTS 的病理生理学尚不清楚。有假说认为脱髓鞘使轴突对轻微损伤过

敏，随后这些轴突的刺激在脱髓鞘的轴突之间传递，导致 PTS；也有假说称离子通道功能失调参与促进神经元间信息传递，这可以解释为什么钠通道阻滞剂，如卡马西平已成功用于抑制 MS 和 NMOSD 中的 PTS。NMOSD 的 PTS 常同时合并瘙痒症，可见于 25% ～ 26.66% 的患者，表现为发作性的肌张力增高、异常姿势、剧烈疼痛，可出现于一个或多个肢体，多见于双下肢，可有运动、感觉诱因，也可无诱因发作；多出现于 NMOSD 发作两周后，也可在 NMOSD 发作即刻出现，发作频率可自数月 1 次至一天数次，每次持续数秒到数分钟，影响患者生活质量。研究指出，合并痛性痉挛的 NMOSD 年复发率较高，但 PTS 能否作为疾病严重程度的指标有待验证。

4）少见临床表现

少数病例以周围神经病变为首发症状，或者以上，下肢无力为主要表现，也可罕见地表现为可能危及生命的脑脊髓炎症状体征，或表现为脑出血，老年起病者可表现为快速进展性白质脑病，其他少见的表现有脑皮质病变、癫痫发作、顽固性瘙痒、雷诺现象、颈源性头痛、双手水肿、红斑疹、偏侧味觉缺失、病理性笑、阵发性打喷嚏、三叉神经自主神经性头痛、脑积水、指端硬化、结合臂交叉综合征、Horner 综合征、双侧核间性眼肌麻痹、听力损失、高肌酸激酶血症。

5）与血清抗体的关系

AQP4 抗体在患有其他神经系统疾病的患者及健康受试者

中很少见，故 AQP4 抗体的存在成为最近提出的 NMOSD 诊断标准中高度特异性的诊断性检验标准。此外，NMOSD 患者存在的 AQP4 抗体可预测其长期预后和治疗反应。AQP4 抗体阳性患者约占符合 2015 年诊断标准 NMOSD 的 73%，20% ～ 42% 的 AQP4 抗体阴性患者可检出 MOG 抗体（为所有 NMOSD 的 4% ～ 11%），AQP4 抗体与 MOG 抗体共存者罕见。

AQP4 抗体阳性率似乎与人种有关，高加索人占 54% ～ 73%，加勒比海人占 33.3%，亚洲人占 63% ～ 90%，平均发病年龄约 39 岁，特别早发（< 5 岁）及特别晚发（> 80 岁）者也有报道。$NMOSD^{AQP4+}$ 女性比例更高（女、男之比可达 10：1），共病其他自身免疫性疾病的比例更高（可达 20%，较阴性患者高出 7 倍），包括甲状腺自身免疫性疾病、SLE、干燥综合征、重症肌无力、副肿瘤综合征、边缘性脑炎、抗 NMDA 受体脑炎。复发病程多见，可见于 90% 的患者。有限的数据提示，在某些特征上，血清阴性的 NMOSD 可能不同于血清阳性的 NMOSD，但不同的研究结论尚不一致。在 AQP4 抗体阳性患者中，首次发作表现为 LETM 的占 32% ～ 47%，表现为 ON 的约占 43%，比例在 AQP4 抗体阴性患者与阳性患者中未见差别，$NMOSD^{AQP4+}$ 患者临床表现的频率取决于发病年龄，ON 在青年发病患者中更为普遍，40 岁以后发生 NMOSD 患者更常见 LETM。有研究表明，AQP4 抗体阳性的 ON 急性发作期视力评分更低、发作更频繁、视盘水肿更明显。一项纳入 624 例 AQP4 抗体阳性的 NMOSD 和

中国医学临床百家

119 例 AQP4 抗体阴性 NMOSD 的 Meta 分析发现，AQP4 抗体阳性与视力受损有关。在 AQP4 抗体阳性患者的预后研究中发现，非白种人、发病年龄晚、第一次发作后残疾较重者拄拐的概率更高，随访中视力更差。在日本的研究中，AQP4 抗体与高复发率和对干扰素（IFN）β-1b 的低反应相关，并且与完全失明或广泛的脊髓炎相一致，但在高加索人群中，法国和梅奥诊所（美国）队列中没有观察到残疾差异；相反，在德国队列中，尽管使用免疫抑制剂，AQP4 抗体阳性患者往往有更多的复发，AQP4 抗体阳性患者的脊髓炎也比阴性的患者严重。AQP4 抗体阳性 LETM 患者临床表现更为严重、复发更频繁，更常见 T_1 加权低信号病灶和更广泛（更长）的脊髓病变，中央灰质病灶也更常见，急性期病变常有肿胀和钆增强，即使治疗后也可出现广泛的脊髓萎缩。

血清 AQP1 抗体可见于约 74.5% 血清 AQP4 抗体阳性患者，也可见于 63.6% 的血清 AQP4 抗体阴性的 NMOSD、少数 MS（28.4%）和 NMOSD 高风险综合征（78.6% 的复发性 ON、43.8% 的未归类 LETM）。与血清 AQP4 抗体阳性的经典 NMOSD（下文称 NMOSD^{AQP4+}）相比，血清 AQP4 抗体阴性、AQP1 抗体阳性的 NMOSD 患者较少累及视神经，较少合并自身免疫疾病，可能属于血清 AQP4 抗体阴性的 NMOSD 的一个常见类型。

血清 AQP4 抗体阴性的 NMOSD 的特点包括男女比例相等、白种人多发，以及首发时 ON 和横贯性脊髓炎同时出现的可能性更大等，且 25% 的患者表现为单相病程，部分可检出 MOG 抗体。NMOSD^{MOG+} 和 NMOSD^{AQP4+} 患者的人口统计学、临床和 MRI 特征存在差异。NMOSD^{MOG+} 患者的性别比例明显更接近 1（女性约 58%）。此外，NMOSD^{MOG+} 几乎总是与高加索人种族相关；发病年龄可变，范围从儿童到老年，但大多数年龄在 30 岁左右，比 NMOSD^{AQP4+} 患者年龄小。一项专门针对高加索人种 MOG-Ab 阳性的 NMOSD 及相关疾病的研究表明，该疾病 80% 为多相病程（首次复发中位时间 5 个月；年复发率 0.92），平均随访（75±46.5）个月后，有 40% 引起显著残疾，可伴有严重的视力障碍（36%），25% 由于轻瘫或共济失调作为最常见的长期后遗症明显减弱活动能力。大约 70% 在至少 1 次 ON 发作期间在单眼或双眼出现功能性盲点，多例患者 MRI 存在视神经周边强化。急性脊髓炎除急性四肢 / 下肢轻瘫外，常有感觉迟钝和疼痛（70%）。纵向延伸的脊髓病变频繁发生，但 44% 的患者短脊髓病变至少发生一次。41% 同时有 ON 和脊髓炎的病史。脑、脑干或小脑的临床或影像学受累占 50%；视神经脊髓外症状包括难治性恶心和呕吐及呼吸功能不全（一人致命）。CSF 细胞增多（部分为中性粒细胞）占 70%，寡克隆带阳性仅占 13%，血脑脊液屏障功能障碍占 32%。

与 NMOSD^{AQP4+} 患者相反，NMOSD^{MOG+} 患者很少伴有自身免疫性疾病。然而，共同存在的自身抗体更常见（主要是抗核抗体、心磷脂抗体或磷脂 / 糖蛋白 β-2 抗体、抗组织转谷氨酰胺酶

IgA、类风湿因子、抗甲状腺过氧化物酶、抗甲状腺球蛋白、抗促甲状腺激素受体、核周抗中性粒细胞胞质抗体）。虽然感染与MOG抗体相关疾病之间的确切关系仍未知，但在某些情况下感染先于疾病发作（首次发作前为22%，任意发作前为40%）。与AQP4-Ab不同，MOG-Ab对视神经有偏好，对脊髓偏好较少。事实上，ON及双侧ON是NMOSD^{MOG+}患者发作最常见的表现，其在NMOSD^{MOG+}中比在NMOSD^{AQP4+}患者中更频繁地出现。大多数患者可于眼底镜检查时出现视盘肿胀。血清MOG-IgG在疾病发作时已经存在并且可在长期疾病过程中检测到，血清滴度取决于疾病活动和治疗状态。有相关研究表明，NMOSD^{MOG+}大多表现复发，通常表现为严重的疾病过程和短暂的二次发作间隔时间，支持对MOG-IgG阳性ON和（或）脊髓炎患者使用预防性长期治疗。约1/3患者存在脑干脑炎，临床表现多种多样，如呼吸功能不全、顽固性恶心和呕吐、构音障碍、吞咽困难、咳嗽反射障碍、动眼神经麻痹和复视、眼球震颤、核间性眼麻痹、面神经麻痹、三叉神经感觉迟钝/感觉过敏、眩晕、听力丧失、困难、步态和肢体共济失调。由于MOG-IgG阳性脑干脑炎可能会发生，如呼吸衰竭等严重甚至致命的后果，因此应特别注意NMOSD^{MOG+}患者的额外脑干受累的体征或症状。

约有18%的NMOSD患者保持AQP4-Ab和MOG-Ab阴性，并被认为是NMOSD^{NEG}，很少有报道研究NMOSD^{NEG}患者的病理生理学，可能和Devic在1894年报道的视神经脊髓脱髓鞘类似。AQP4-Ab 阳性患者的一些病理生理特征在 NMOSD^{NEG} 中不存在，如星形胶质细胞和少突胶质细胞的变化及补体依赖性细胞毒性。在动物研究中，来自抗体阴性患者的血清注射未能再现 NMO 样病变。然而，针对 AQP4 特别是 Th17 的细胞反应可能在 NMOSD^{NEG} 患者中发挥作用，表明可能存在针对 AQP4 的低滴度抗体。此外，其他尚未发现的自身抗体也可能存在于该患者群体中。自身抗体或自身免疫性疾病在 NMOSD^{NEG} 中比在 NMOSD^{AQP4+} 患者中少见。一项研究提到，NMOSD^{NEG} 前驱感染率较低，发病时的主要表现是 ON（30%～60%），且通常是双侧。许多 NMOSD^{NEG} 患者符合典型的 Devic 综合征（大约 25% 的患者），其特征为单相和同时出现 ON 和横贯性脊髓炎，而这种临床表现在 NMOSD^{AQP4+} 中很少见。而在 NMOSD^{NEG} 患者中较少见恶心/呕吐和呃逆等脑干症状。在疾病过程中，单相或复发病程的患者比例尚不清楚，似乎比 NMOSD^{AQP4+}、NMOSD^{MOG+} 更经常具有单相过程。复发病程的年平均复发率为 0.7%～0.9%，与 NMOSD^{AQP4+} 相比无差异。末次随访时 EDSS 评分与 NMOSD^{AQP4+} 患者相似，高于 NMOSD^{MOG+} 患者。NMOSD^{NEG} 血清学和 CSF 主要特征是细胞增多，大约 20% 的病例中嗜中性粒细胞和 OCB 比例高，与 NMOSD^{AQP4+} 患者之间 GFAP 水平（在 CSF 和血清中）没有发现差异。NMOSD^{NEG} 在脑部 MRI 特征方面与 NMOSD^{AQP4+} 没有发现差异，通常表现正常，有时可能出现非特异性损伤。NMOSD^{NEG} 脊髓病变比 NMOSD^{AQP4+} 更多见于颈胸部区域，但受影响的椎体节段数也没有差异。

三种不同血清表现 NMOSD 的临床特点如下表 5。

表 5　三种不同血清表现 NMOSD 的临床特点

		AQP4 抗体阳性	MOG 抗体阳性	血清学阴性
人口学特征	NMOSD%	70%～87%	4%～11%	14%～22%
	女∶男	10:1	1:1	1:1
	平均初发年龄	40 岁	30 岁	40 岁
	合并免疫病	常见（20%）	罕见	罕见
临床特征	首发症状	LETM（43%）	ON（31%），通常单侧，无视乳头肿胀，严重时明显的视力受损；同时出现 ON+LETM	ON，通常双侧；同时出现 ON+LETM
	病程	复发 最常见 LETM 年复发率 1	复发 最常见 ON 年复发率 0.5	有可能单相 年复发率 1
	预后	运动、视力恢复差	好于 NMOS^{DAQP4+}	运动、视力恢复差
核磁表现	头 MRI	典型和 AQP4 分布有关的病变 17% 出现 MS 样病灶	50%～60% 异常，ADEM 样病灶，四脑室旁病灶 更多见完全或部分消散	缺乏研究数据，但很可能类似 NMOSD^{AQP4+}
	脊髓 MRI	主要累及颈胸区	主要累及脊髓圆锥	主要累及颈胸区
	视神经 MRI	主要位于后段或视交叉	主要位于视神经前段，视神经束膜炎	无数据

6）与年龄的关系

NMOSD 初次发病年龄多在 32～45 岁，也有在儿童、老年人首次发病的报道，发病年龄已被证明是临床病程和病变位置的潜在预测因子。儿童起病的 NMOSD 占所有 NMOSD 病例的 3%～5%，并且第一次临床事件通常是 ON（50%～75%）或 LETM（30%～50%）可有前驱的骨髓移植或病毒感染（流感或疱疹病毒），预后通常好于成人。在儿童中横贯性纵向视神经受累并不是区分 NMOSD 与 MS 症的有用标准，神经周围眼眶脂肪增强可能有助于 NMOSD 诊断。LETM 对儿童 NMOSD 诊断的特异性也低于成人，急性播散性脑脊髓炎、MS 和单相横贯性脊髓炎可能与 NMOSD 的 LETM 具有相似的 MRI 表现，因此，对儿童起病的 LETM 鉴别诊断应更广泛。脑损伤通常比成人更常见且范围更大（通常＞2 cm）。儿童的典型分布于间脑、下丘脑和极后区的病变应引起对 NMOSD 的怀疑，并有助于将其与其他炎症性疾病区分开来。在大约 30% 的儿童起病的 NMOSD 病例中可以看到增强的脑损伤，且类似于成人，通常具有云雾状的增强模式。迟发性 NMOSD 通常以 50 岁后发病为特征。该组患者可见较高的脊髓炎发生率和较低的视神经及脑受累比例，更常见的是严重运动功能损伤及死亡，然而需要进一步的长期随访研究来确定这些特征。

（2）影像表现

1）视神经 MRI 表现

视神经 / 视交叉神经炎是 NMOSD 的核心临床综合征，通常表现为双侧和纵向广泛的视神经受累，通常影响视神经长度的一半以上。ON 优先损伤后视神经通路，包括视神经的颅内段，常延伸至交叉和视神经束（图 51）。在急性和亚急性期，ON 通常是在 T_2 加权图像上被识别为具有高信号的增厚视神经，并且在钆增强的 T_1 加权图像上强化。在慢性阶段，经常观察到视神经萎缩和 T_2 加权图像上可变的高信号。

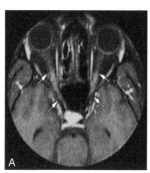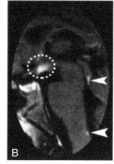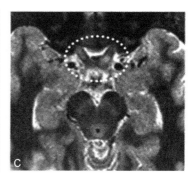

图 51　NMOSD 视神经 MRI 表现

图片来源：DUTRA B G，DA ROCHA A J，NUNES R H，et al. Neuromyelitis optica spectrum disorders：spectrum of MR imaging findings and their differential diagnosis. Radiographics，2018，38（1）：169-193.

2）脊髓 MRI 表现

LETM 是最典型的脊髓病变，其特征是矢状位上可见髓内纵向延伸的 T_2 加权图像上高信号病灶，长度至少 3 个椎体节段。沿着脊髓中央管的中央灰质是倾向受累的区域，为 AQP4 抗原最突出表达的位置。在 MRI 中，这些病变位于轴位的中央或中心＋外周，并且涉及超过 50% 的脊髓区域，代表横贯性的病变。通常累及颈髓、胸髓或颈胸髓，累及颈髓时，常见延伸至脑干乃至极后区的病变。辅助 NMOSD 诊断的两个最典型的 MRI 成像特征是 T_2 加权图像上的明亮斑点病变（亮点征）和相应的 T_1 加权图像上的黑色病变，可用于区分 NMOSD 与包括 MS 在内的其他疾病。"亮点征"（bright spot lesions，BSLs）被定义为在轴向 T_2 加权图像上具有强烈高信号的斑点性病变，通常具有比周围 CSF 更高的信号强度而没有流空效应，在 T_1 加权图像上不像 CSF 的低信号。这些 MRI 表现的病理生理学机制仍然未知。一些学者认为，这些独特的病变反映了脊髓内脱髓鞘引起的明显的坏死和微囊变、局灶性水肿或 CSF 潴留。BSLs 可在 27% ～ 86% 的 AQP4-Ab 阳性脊髓炎患者中观察到。当将 AQP4-Ab 阳性患者的 LETM 与其他病因 LETM 的脊髓 MRI 进行比较时，BSLs 特异性最高（89.1%），敏感性较低（仅 64.6%），而"位于中心的病变"敏感性最高（97.9%），但特异性仅 21.7%。

　　脊髓 MRI 的扫描时机也非常重要，急性期可在 T_1 出现不规则水肿或强化，发病早期（几小时到几天）和晚些时候（发作后几个月）成像可能已经显示出消散或长短混合。与 STM 相比，LETM 颈髓 MRI 上更常见于中心位置，在胸部 MRI 上未发现统计学差异。与 MS 不同的是，不能在 NMOSD 中观察到损伤区域以外的退行性改变（图 52）。

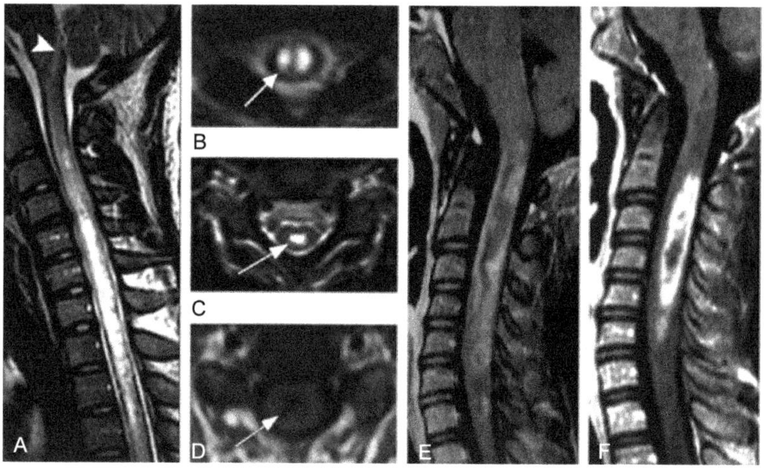

A：矢状 T$_2$ 加权图像显示 LETM 延伸至极后区域（箭头）；B：轴向 T$_2$ 加权图像显示典型的中心灰质的参与（箭头）；C：轴向 T$_2$ 加权图像显示亮点征（箭头）；D：轴向 T$_1$ 加权图像显示相应的低信号病变（箭头）；E：急性 LETM 患者的矢状 T$_1$ 增强显示斑片状增强区；F：透镜形增强图案。

图 52　NMOSD 中典型的脊髓受累

图片来源：DUTRA B G，DA ROCHA A J，NUNES R H，et al. Neuromyelitis optica spectrum disorders：spectrum of MR imaging findings and their differential diagnosis. Radiographics，2018，38（1）：169-193.

3）脑部 MRI 表现

①常用典型成像序列 24%～89% 的 NMOSD 患者中可观察到脑损伤，但是大多数病变无特异性且无相应的临床症状。且有一部分脑部病灶（约 16%）符合多发性硬化 Barkhof MRI 成像标准。NMOSD 的典型脑部 MRI 表现并不常见，但是应及时识别出这些特征性改变，尤其是在没有 ON 或 LETM 时，有助于 NMOSD 的诊断。为了识别 NMOSD 中的典型脑损伤，必须首先记住 AQP4 的固有表达区域，即软膜下区、室管膜周、室周器、脑干、视交叉、下丘脑和胼胝体（图 53）。

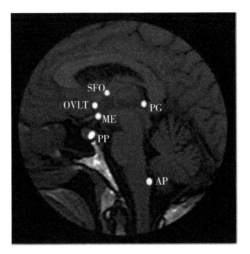

图 53　T₁ 加权图像显示了室周器（白色椭圆形），可分为感觉和分泌结构

图片来源：DUTRA B G，DA ROCHA A J，NUNES R H，et al. Neuromyelitis optica spectrum disorders：spectrum of MR imaging findings and their differential diagnosis. Radiographics，2018，38（1）：169-193.

尽管不具有诊断性，已经有文献报道了 NMOSD 中典型的 MRI 成像表现，为 FLAIR/T₂ 加权图像上的融合的高信号，通常不对称分布于室管膜区域，沿着侧脑室、第三脑室和第四脑室的室管膜衬里，特别是接近中脑导水管。胼胝体、间脑区和脑干的室管膜表面，认为是 NMOSD 脑损伤的典型位置（图 54）。

胼胝体通常涉及其室管膜表面，受累经常影响其大部分长度。在急性期，通常表现为 FLAIR/T₂ 加权图像上的水肿和异质高信号，呈现典型的大理石或"拱桥"外观，围绕第三脑室室管膜下的间脑异常信号，包括下丘脑和丘脑病变，以及导管周围区域也被报道为 NMOSD 中的典型 MRI 表现。其中一个最具特异性的脑部特征是在 7%～ 46% 的患者中观察到的背侧脑干包括极

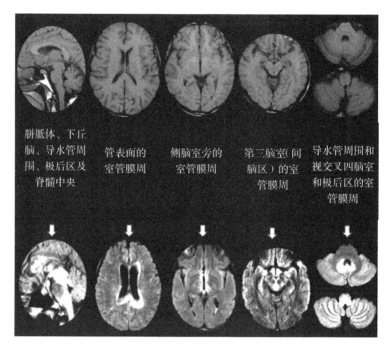

图 54 NMOSD 脑病变的典型位置

图片来源：DUTRA B G，DA ROCHA A J，NUNES R H，et al. Neuromyelitis optica spectrum disorders：spectrum of MR imaging findings and their differential diagnosis. Radiographics，2018，38（1）：169-193.

后区的室管膜周围病变，这些延髓病变通常延伸至上颈髓中央管的室管膜区域，通常呈现 FLAIR/T_2 加权图像上具有不同的线形高信号和 T_1 加权图像上的不同强化。另一显著特征是皮质脊髓束的参与，即使皮质脊髓束并不具有 AQP4 高表达区域，也可在 23%～44%的 NMOSD 患者中观察到病灶，机制尚不清楚，出现单侧或双侧皮质脊髓束受累（尤其纵向连续受累）的患者应注意 NMOSD 的鉴别诊断。当皮质脊髓损伤涉及内囊后肢并且与血管性水肿相关时，MRI 病灶可延伸到邻近的颞叶，呈现三叉戟形状的外观。NMOSD 中可能存在肿瘤样脑病变（最长直径＞

3cm），特别是 AQP4-IgG 血清阳性患者。然而，这种病灶在 MS
患者中更常见。皮质病变通常被认为是"红旗"成像特征，表明
NMOSD 之外的诊断可能性，但此征象并不除外诊断 NMOSD。
在 NMOSD 患者中报告了少数皮质受累的病例，尤其是连累软膜
下层的大脑皮层强化，这些 MRI 成像结果可能类似于后部可逆
性脑病综合征或急性播散性脑脊髓炎的成像模式。增强扫描下在
9%～36% 的 NMOSD 患者中出现脑病灶强化，形式如图 55，
NMOSD 脑强化出现及强化模式的独特性和特异性未被很好地描
述，单独增强并未被列为 2015 年诊断标准中 NMOSD 的典型模
式，可有微弱的、不明确的脑白质强化（"云样"）（图 55A）、
侧脑室旁室管膜周的线样强化（"铅笔薄"）（图 55A ～ 图
55C）、结节状（图 55B，图 55C）、环状（图 55D，图 55E）、软
脑膜（图 55F）和血管周围强化等模式。强化与急性复发之间的
关联尚未阐明。有研究表明，急性 ON 或 LETM1 个月后随访仍
显示脑部强化病灶，与较高的 NMOSD 复发率相关。最常见的
钆增强模式是"云样"，其特征为斑片状和不均匀，边缘不清。
另一种常见的钆增强模式是室管膜周线性模式，也称为"笔尖
样"（pencil-thin）增强，是沿着脑室系统表面的细线性增强，这
种增强可以是连续的也可以是局部的和不连续的。当"笔尖样"
增强伴有"云样"增强时，可呈"火焰样"。虽然不太常见，但
NMOSD 中也可见软脑膜和结节增强。软脑膜钆增强可厚可薄，
可能与软膜和软膜下表面的 AQP4 损伤有关。在 NMOSD 中很

中国医学临床百家

少见到"环"和"开环"样增强，当出现此类强化时有助于诊断
MS。

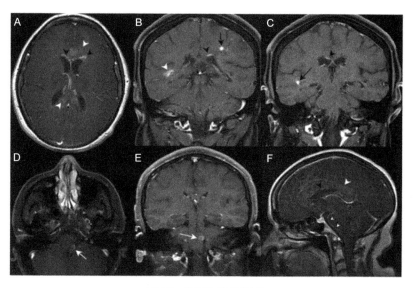

图55　NMOSD 强化模式

图片来源：DUTRA B G，DA ROCHA A J，NUNES R H，et al. Neuromyelitis optica spectrum disorders：spectrum of MR imaging findings and their differential diagnosis. Radiographics，2018，38（1）：169–193.

②不常用成像序列：弥散张量成像 DTI：在 NMOSD 患者的
NAWM 可见广泛的隐匿性损伤。然而，NMOSD 患者的 NAWM
受到的影响要小于 MS 患者，具体而言，MS 患者中联系纤维的
轴突损伤和扩散异常比 NMOSD 患者更严重。

目前正在研究中的先进的磁共振成像技术，如质子磁共振波
谱、扩散张量成像、磁化传递成像，定量 MRI 容量和超高场强
度 MRI，可能会促进 NMOSD 的早期诊断和监测，允许定量评
估中枢和外周神经系统病变。

③ NMOSD 与 MS 脑 MRI 的鉴别如表 6。

表6　NMOSD 与 MS 脑 MRI 的鉴别

NMOSD	MS
病灶紧邻侧脑室沿胼胝体体长度延伸	垂直于侧脑室的"手指样"病变（Dawson's fingers）
大，水肿，异质"大理石"胼胝体病变大的，半球形的病变	病变位于胼胝体边缘或胼胝体间隔表面离散的，卵圆形病变
沿室管膜线紧贴侧脑室，第三、四脑室	邻近下颞叶侧脑室
长而连续的皮质脊髓束病变	近皮层 U 纤维病变
皮质病变罕见	可见皮质病变
静脉周围病变少见	静脉周围病变常见
较少临床上无症状病变	更常见临床症状病变

4）影像表现与临床表现的关联见表7。

表7　影像表现与临床表现的关联

核心症状	临床表现	MRI 表现
视神经炎	可为单眼、双眼同时或相继发病。多起病急，进展迅速。视力多显著下降，甚至失明，多伴有眼痛，也可发生严重视野缺损。部分病例治疗效果不佳，残余视力 < 0.1	更易累及视神经后段及视交叉，病变节段可大于 1/2 视神经长度。急性期可表现为视神经增粗、强化，部分伴有视神经鞘强化等。慢性期可以表现为视神经萎缩，形成双轨征
急性脊髓炎	多起病急，症状重，急性期多表现为严重的截瘫或四肢瘫，尿便障碍，脊髓损伤平面常伴有根性疼痛或 Lhermitte 征，高颈髓病变严重者可累及呼吸肌导致呼吸衰竭。恢复期较易发生阵发性痛性或非痛性痉挛、长时期瘙痒、顽固性疼痛等	脊髓病变多较长，纵向延伸的脊髓长节段横贯性损伤是 NMOSD 最具特征性的影像表现，矢状位多表现连续病变，其纵向延伸往往超过 3 个椎体节段以上，少数病例可纵贯脊髓全长，颈髓病变可向上与延髓最后区病变相连。轴位病变多累及中央灰质和部分白质，呈圆形或 H 型，脊髓后索易受累。急性期，病变可以出现明显肿胀，呈长 T_1 长 T_2 表现，增强后部分呈亮斑样或斑片样、线样强化，相应脊膜亦可强化。慢性恢复期：可见脊髓萎缩、空洞，长节段病变可转变为间断、不连续长 T_2 信号。少数脊髓病变首次发作可以小于 2 个椎体节段，急性期多表现为明显肿胀及强化

续表

核心症状	临床表现	MRI 表现
延髓最后区综合征	可为单一首发症候。表现为顽固性呃逆、恶心、呕吐，不能用其他原因解释	延髓背侧为主，主要累及最后区域，呈片状或线状长 T_2 信号，可与颈髓病变相连
急性脑干综合征	头晕、复视、共济失调等，部分病变无明显临床表现	脑干背盖部、四脑室周边、弥漫性病变
急性间脑综合征	嗜睡、发作性睡病样表现、低钠血症、体温调节异常等，部分病变无明显临床表现	位于丘脑、下丘脑、三脑室周边弥漫性病变
大脑综合征	意识水平下降、认知语言等高级皮层功能减退，头痛等，部分病变无明显临床表现	不符合典型 MS 影像特征，幕上部分病变体积较大，呈弥漫云雾状，无边界，通常不强化。可以出现散在点状、泼墨状病变。胼胝体病变多较为弥漫，纵向可大于 1/2 胼胝体长度。部分病变可沿基底节、内囊后支、大脑脚锥体束走行，呈长 T_2、高 FlAIR 信号。少部分病变亦可表现为类急性播散性脑脊髓炎、肿瘤样脱髓鞘或可逆性后部脑病样特征

（3）实验室检查

对于 NMOSD 患者而言，临床和放射学鉴别诊断仍然是最重要的，在 MRI 诊断价值较低的情况下，实验室检查结果起着关键作用。根据 2015 年修订标准，血清中 AQP4-Ab 的存在是诊断 NMOSD-AQP4 的核心。实际上，对于典型和非典型的 NMOSD，AQP4-Ab 具有高度敏感性（73%）和特异性（91%），并且可以在大多数患者的血清中检测到（68%～91%），也可以在伴有自身免疫性疾病的不常见或复发的 ON 和 LETM 中检测到。有研究表明，AQP4-Ab 的血清水平是监测疾病活动和治疗反应的有用生物标志物。在 AQP4-Ab 血清阴性患者中也已提出了其他诊断生物标志物，如 AQP1-Ab 和 MOG-Ab。

（4）CSF 检查

CSF 的检查作用目前是有限的。白细胞增多（> 50/ml），中性粒细胞或嗜酸性粒细胞增多（> 5/ml），蛋白质不高和寡克隆区 IgG 带阴性可被认为是支持性标准。CSF 胶质纤维酸性蛋白（GFAP）评估已被建议作为 NMOSD 的额外诊断生物标志物。

①常规及生化：细胞数轻度增多，多为淋巴单核细胞（感染性脊髓炎细胞增多最多，MS 次之，NMOSD 最少），但也有 40% 的 AQP4 抗体阳性患者白细胞正常，还可见中性粒细胞和嗜酸性粒细胞（尤其多见于乳酸盐升高者，容易误诊为感染性脊髓炎）。生化检查中，糖和氯化物常为正常，蛋白可以正常或略高。

② AQP4 抗体：新的研究发现，患者血清 AQP4 抗体滴度在发作期和缓解期都处于高水平，而 CSF AQP4 抗体滴度仅在发作期显著升高。AQP4 抗体的 CSF：血清比例在缓解期高于发作期，并伴有其他预测 CSF 炎性反应的指标升高，如 CSF 细胞数、CSF 蛋白等。视神经脊髓炎发作时的 CSF AQP4 抗体水平（非血清 AQP4 抗体水平）与 CSF 细胞数增多、炎性细胞因子（如调节产生抗体的浆细胞的 IL-6）、GFAP 密切相关。由于其和 NMOSD 发作时星形细胞损伤及炎症应答有关，中枢系统的 AQP4 抗体水平可能有治疗相关意义。

中国医学临床百家

③ OB：约出现在 30% 的 NMOSD 中，而且通常在急性期出现，缓解期消失。

④ MRZ 反应：为经典的 MS 患者对嗜神经病毒感染，如麻疹、风疹、水痘带状疱疹病毒显示出多特异性、鞘内的体液免疫反应，仅见于 3% 的 NMOSD。

⑤ GFAP：NMOSD 患者急性发作时，CSF GFAP 蛋白高水平与 MRI 脊髓病灶长度和 6 个月后 EDSS 评分相关，有潜在的预测预后的意义，也可见于继发进展型 MS。

（5）血清学检查

1）血清 AQP4 自身抗体，也称为 AQP4-Ab、NMO-IgG，是一种特异性 NMOSD 生物标志物。在 NMO 的发病机制中，NMO-IgG 具有直接作用（参见上文"发病机制"）。因此，对疑似 NMO 患者应检测是否存在血清 AQP4 抗体。目前，多种方法如间接免疫荧光（indirect immunofluorescence，IIF）、酶联免疫吸附测定（enzyme-linked immunosorbent assay，ELISA），以及基于细胞的测定（cell-based assay，CBA）和流式细胞术测定（fluorescence-activated cell sorting，FACS）可用于检测 AQP4-Ab。其中，根据 2015 年国际共识诊断标准强烈建议使用 CBA。CBA 可以使用表达人的活细胞进行 M23-AQP4（活 -CBA）或包被有表达人 M1-AQP4（固定 -CBA）的预固定细胞的商业试剂盒。固定式 CBA 目前已被广泛使用，并且具有相对较高的准确性。活动 CBA 似乎比固定 CBA 具有更高的准确性，但需要高水平的技术专业知识并且更耗时，限制了其在某些中心的使用。如果使用固定的 CBA 结果进行的 AQP4-Ab 分析结果与患者的临床和（或）放射学表现不同，那么使用活 -CBA 重新测试其样品是合理的。一些研究报道，使用表达人 AQP4 的自由浮动活细胞的 FACS 分析比固定 CBA23 或甚至活 -CBA 具有更高的灵敏度。FACS 分析也可以是有优势的，因为它可以设置鉴别点和产生定量结果。尽管如此，由于 FACS 分析的准确性根据检查者的方法学细节和经验而变化很大，因此需要进一步研究 FACS 分析的最佳方案。IIF 是第一个鉴定 NMO-IgG 的分析方法，它可以以相对较低的成本用于抗中枢神经系统抗原（包括 AQP4-Ab）的抗体免疫抗体，ELISA 可以很容易地定量 AQP4-Ab 的效价，但精度很低。一项双盲多中心试验证实，所有的检测手段特异性都很高，但敏感度有所不同，基于 IgG 与经 AQP4 转染的 HEK293 细胞结合的试验最敏感 [FACS（77%，46/60）、CBA（68% ~ 73%，41 ~ 44/60）]；ELISA 次之（60%，36/60），荧光免疫沉淀反应试验（fluorescence immunoprecipitation assay，FIPA）和 IIF 检测最不敏感（48% ~ 53%）。除了测定方法外，各种临床和血清学情况都可能降低 AQP4-Ab 测定的准确性。理想情况下，AQP4 抗体检测应该在发作期间和免疫抑制剂治疗前进行，因为免疫抑制治疗后其可能会转为血清阴性。此外，对于初始 AQP4 抗体血清阴性的患者，如果怀疑 NMOSD，应该进行再次检测。血浆置换或高剂量甲泼尼龙后 AQP4-Ab 的滴度降低，免疫抑制后的

AQP4-Ab 可出现假阴性结果（如利妥昔单抗，硫唑嘌呤或霉酚酸酯治疗）；如果存在血清多克隆 B 细胞活化、接受那他珠单抗治疗，AQP4-Ab 检测可出现假阳性结果的常见原因如下：

①在血浆置换术/高剂量皮质类固醇激素治疗后或血浆置换期间立即采集血清通常会降低 AQP4-Ab 滴度。

②在 B 细胞耗竭治疗（如利妥昔单抗）或缓解期期间采集的血清可能具有较低的 AQP4-Ab 效价并被测试为假阴性。

③多克隆 B 细胞活化的血清可引起与细胞的非特异性结合，并可能产生假阳性结果。

④ AQP4 表达细胞的预固定和（或）使用 M1-AQP4 同种型可能干扰 AQP4 颗粒的正交阵列的形成，并可能产生假阴性结果。

⑤具有较低滴度的 AQP4-Ab 血清可以在固定 CBA 中检测为阴性。

⑥具有高活性 AQP4-Ab 的血清可以破坏 AQP4 表达细胞，从而可能会掩盖 AQP4-Ab 在使用活细胞（活 CBA 或 FACS 检测）的检测中的结合。

⑦最近的一项病例报告显示，那他珠单抗可以直接与表达 AQP4 的细胞相互作用，从而可能导致用那他珠单抗治疗的患者的假阳性 AQP4-Ab 测定结果。

2) MOG 抗体测定

推荐使用改进的 CBA 法进行检测，将患者血清与转染了全长 MOG 的 HEK-293 细胞孵育，与山羊抗人 IgG1 一起温育，并使用 FACS、放射免疫分析法（RIA）或免疫荧光法进行分析，该抗体阳性可见于 25% 的 AQP4 抗体阴性的 NMOSD，也可见于复发性双侧 ON、儿童型 MS、成人Ⅱ型 MS（除 T 细胞和巨噬细胞浸润之外有免疫球蛋白和补体沉积，并且更可能对血浆置换有反应，表明有自身抗体的作用）、急性播散性脑脊髓炎及极少数抗 NMDA 受体脑炎，可能是严重的 ON、亚临床视网膜轴索变性的潜在标志物。如使用不适当的方法（使用肽的 ELISA、WB 检测），可出现假阳性，有可能在 MS 及正常人中检出 MOG 抗体。

3）其他：半胱氨酸蛋白酶抑制剂 C（cystatin C，CysC）由几乎所有细胞产生并分泌到细胞外间隙和体液中，通过调节免疫细胞激活和保护神经细胞免受死亡而发挥多种功能，最近研究发现复发 NMOSD 患者血清 CysC 水平降低，缓解期水平升高且高于正常对照，与年龄呈正相关，与复发 NMOSD 患者的脑损伤程度呈负相关，推测低血清 CysC 水平可能导致免疫系统失衡，对炎性氧化损伤提供较少的保护，缓解期更高水平的 CysC 可以对抗炎症反应和神经元细胞损伤发挥更大的保护作用，CysC 可能是一种潜在的预防 NMOSD 患者脑损伤的治疗候选药物。

（6）眼科相关检查

MRI 对患有孤立性 ON 的 NMOSD 患者的诊断价值仍然较低。事实上，MRI 经常显示非特异性视神经鞘增厚，类似于 MS 患者中的变化；仅在出现包括视交叉的视神经后部受累且同时双侧受累时，提示考虑 NMOSD 的诊断。此外，NMOSD 患者的急性 ON 也可能表现出正常的 MRI 特征。在这种情况下，为了与其他 ON（如 MS）进行准确的鉴别诊断，应进行多模式综合评估，包括多焦点视觉诱发电位、视野、视力和 OCT。一些研究支持 OCT（简单，非侵入性和可重复检查）的临床应用来评估视神经组织损伤，并建议 OCT 可用于监测疾病进展和对治疗的反应。此外，OCT 可用于 NMOSD、MS 的鉴别诊断。事实上，NMOSD 患者的 RNFLT 和神经节细胞层变薄更严重，常与黄斑水肿相关。

1）OCT

视网膜是 NMOSD 中受影响最严重的区域之一，OCT 是一种易于使用的诊断工具，用于评估视网膜中的神经炎症和神经退行性过程，在 NMOSD 中早期使用 OCT 检查视网膜结构损伤严重程度可预测视功能及远期预后，并有助于鉴别诊断。视网膜周围神经纤维层厚度（pRNFL、RNFL 或 RNFLT）已成为用于临床及研究评估的可靠的 OCT 标记，神经节细胞和内丛状层 (ganglion cell and inner plexiform，GCIP 或 GCIPL) 的厚度或体积常作为补充使用的成像标记。急性期 ON 期间，pRNFL 高度肿胀，受累和未受影响的眼中 GCIP 厚度相似；急性期 ON 后，视网膜轴突和神经节细胞的丢失在 6 个月内进行，反复发作的 ON 导致 pRNFL 和 GCIP 严重减薄，在由多次 ON 攻击导致的严重视神经萎缩的情况下，如果 pRNFL 值低于 30 μm，由于地板效应（低限效应）及视网膜血管穿过测量层的影响，进一步的神经轴突损失难以检测。约 20% 的 NMOSD 在 ON 发作后出现内核层的微囊改变，即所谓的微囊性黄斑水肿（microcystic macular edema，MME），是一系列视神经病变的特征，并非 NMOSD 的特异性改变。与 MS 中 ON 后的视网膜损伤表现出暂时的优势不同，视神经所有的段都可能在 NMOSD 中受到影响，NMOSD 亚型之间的模式差异仍在研究中，最近的一篇文章指出 MOG-Ab 血清阳性患者的视网膜损伤占优势，与 AQP4-Ab 血清阳性患者相比，单一 ON 似乎对 MOG-Ab 血清阳性患者的预后影响更小；然而 MOG-Ab 血清阳性患者中 ON 的频率较高可能在视觉远期预后方面可能仍然不利，导致与 AQP4-Ab 血清阳性患者类似的远程预后，高对比度视力和低对比度视力损伤与横截面高度相关，pRNFL 和 GCIP 降低，表明两种成像标记都是视觉功能丧失的适当结构相关因素。

2）视觉诱发电位

复发 ON 引起视觉诱发电位的病理性潜伏期和严重视力损伤直至完全视力丧失。OCT 与 VEP 在有 ON 发作的患者中分别有 68% 和 73% 表现异常，在无 ON 发作患者中出现异常者分别为 2% 和 9%。检查的敏感性受 ON 发作次数的影响，将两者组合可进一步提高敏感性：第一次 ON 发作时分别有 50% 和 67% 的眼出现 RNFL 厚度和 VEP 异常（$P=0.041$），两种检查组合后出现异常的眼睛高达 75%；在第二次或随后的 ON 发作后，RNFL 厚度和 VEP 的敏感性分别增加至 95% 和 83%（P=0.06），两种检查结合有 95% 的病例异常。RNFL 厚度和 VEP 潜伏期 / 波幅与 EDSS 评分和视敏度相关，可作为 NMOSD 中疾病负担的潜在标志。

3）光学相干断层扫描血管造影术（coherence tomography angiography，OCT-A）

该技术为可测量分析的 OCT-A 提供了一种新的研究途径，并且可能有助于作为检测 NMOSD 中的微血管损伤的客观生物标志物。最近研究发现，NMOSD 患者微血管密度降低与其视力恶化相关，微血管障碍和神经轴索变薄之间的相关性表明视网膜微血管改变可能导致 NMOSD 患者的神经轴突损失。使用 OCT-A 在黄斑周围 3mm 直径区域获得全层（whole retinal capillary plexus，WRCP）、浅表层视网膜毛细血管丛（superficial retinal capillary plexus，SRCP）和深层视网膜毛细血管丛（deep retinal capillary plexus，DRCP）的微血管网图像，OCT 用于获得视网膜内厚度，与对照组相比，NMOSD 患者的 SRCP 和 DRCP 均有显著的低微血管密度，SRCP 和 DRCP 中微血管密度降低与 ON 发作频率显著相关。SRCP 和 DRCP 微血管密度与 RNFL 和 GCIP 显著相关。SRCP 微血管密度与视力中度相关，而 DRCP 与视力之间存在较强的相关性。

73. 成人视神经脊髓炎谱系疾病的诊断标准（2015 年 IPND 诊断标准）

NMOSD 的诊断目前基于临床，神经影像学和实验室特征。国际 NMO 诊断小组（IPND）诊断标准的更新点在于，诊断 AQP4-AB 阳性的 NMOSD：①单次临床发作已经足够；②横贯性长脊髓炎发作不需要满足 LETM 标准；③表现为恶心、呕吐、顽固性呃逆的极后区综合征被视为和 ON、脊髓炎具有同样特异性的临床特征；④ NMOSD 特征性的小脑或间脑（下丘脑、丘脑）损伤影像较临床表现更有特异性。强烈推荐基于细胞的 AQP4-IgG 检测方法，血清学检查已经足够，CSF AQP4 抗体的检测几乎不能提高诊断的敏感度。诊断 AQP4 抗体阴性的 NMOSD 标准更为严格，要求中枢神经系统 6 个区域中至少 2 个受累，而且至少 1 个是最常见的三大症状之一：ON、横贯性脊髓炎（脊髓 MRI 符合 LETM 标准）、极后区综合征（MRI 可见延髓背侧受累）；通常需要 2 次及 2 次以上发作诊断 NMOSD，但一次发作已经符合经典的 NMO 诊断标准，孤立的 ON 或脊髓炎反复发作不符合多次发作的诊断标准，但也不能除外 NMOSD，应当持续随访，直至诊断或除外。

（1）AQP4-IgG 阳性的 NMOSD 诊断标准

1）至少 1 项核心临床特征。

2）用可靠的方法检测 AQP4-IgG 阳性（推荐 CBA 法）。

3）排除其他诊断。

（2）AQP4-IgG 阴性或 AQP4-IgG 未知状态的 NMOSD 诊断标准

1）在 1 次或多次临床发作中，至少 2 项核心临床特征并满足下列全部条件：①至少 1 项临床核心特征为 ON、急性 LETM 或延髓最后区综合征；②空间多发（2 个或以上不同的临床核心特征；③满足 MRI 附加条件。

2）用可靠的方法检测 AQP4-IgG 阴性或未检测。

3）排除其他诊断。

（3）不支持 NMOSD 诊断

1）临床表现和实验室结果

①进展性临床病程（神经系统症候恶化与发作无关，提示 MS 可能）。

②不典型发作时间的低限：发作时间＜ 4h（提示脊髓缺血或梗死）。

③发病后持续恶化超过 4 周（提示结节病或肿瘤可能）。

④部分性横贯性脊髓炎，病变较短（提示 MS 可能）。

⑤ CSF 寡克隆区带阳性（不除外 MS）。

2）与 NMOSD 表现相似的疾患

①神经结节病：通过临床、影像和实验室检查诊断（纵隔腺病、发热、夜间出汗、血清血管紧张素转换酶或白细胞介素 -2 受体增高）。

②恶性肿瘤：通过临床、影像和实验室检查排除淋巴瘤和副肿瘤综合征（脑衰蛋白反应性调节蛋白 -5 相关的视神经病和脊髓病或抗 Ma 相关的间脑综合征）。

③慢性感染：通过临床、影像和实验室检查除外艾滋病、梅毒等。

3）常规影像表现

脑：①影像特征（MRIT$_2$ 加权像）提示 MS 病变：侧脑室表面垂直（Dawson 指）；颞叶下部病变与侧脑室相连；近皮层病变累及皮质下 U 纤维。②影像特征不支持 NMOSD 和 MS: 病变持续性强化（＞ 3 个月）。

脊髓：支持 MS 的 MRI 表现：脊髓矢状位 T$_2$ 加权像病变＜ 3 个椎体节段；横轴位像病变主要位于脊髓周边白质（＞ 70%）；T$_2$ 加权像示脊髓弥散性、不清晰的信号改变（可见于 MS 陈旧性病变或进展型 MS）。

74. 视神经脊髓炎谱系疾病的鉴别诊断

根据 2015 年国际专家组的标准，AQP4 抗体在患者血清中的存在是诊断 NMOSD 的重要免疫学指标。尽管如此，NMOSD 的症状学和放射学鉴别诊断仍然很重要，原因如下：①在临床实践中，AQP4 抗体检测方法的敏感性和特异性不同；② AQP4-Ab 的检测结果可能受到检测类型、临床和血清学情况等因素的影响；③包括炎症、感染或肿瘤在内的许多疾病可累及中枢神经系统，并模拟 NMOSD 的临床和影像学表现；④一些 NMOSD 患者没有 AQP4 抗体。

（1）MS

复发—缓解型多发性硬化需注意与 NMOSD 鉴别。MS 的脊髓病变节段短，多为周围白质病变，水肿及强化少见，且通常临床症状比较温和。脑 MRI 有敏感特异的鉴别特征：侧脑室和颞叶下病灶，Dawson 指征或 S 形 U 纤维病灶等，皮层病灶均多见于 MS。高场强 MRI 可见典型 MS 病灶围绕中心小静脉（central vein sign，CVS），而 NMOSD 则比较少见 CVS（9% ～ 35%），可能提示了疾病病理机制的不同。近期研究发现，3T MRI 的 SWI 成像也可很好地区分 MS 与 NMOSD。如病灶数大于 11，超过 54% 的病灶具有中心小静脉征可考虑诊断 MS，如病灶数小于 11，则 80% 以上的病灶具有中心小静脉征时考虑 MS。与 NMOSD 相比，MS 患者更多见无临床症状的病灶，CSF 细胞极少大于 $50/mm^3$，90% 以上的患者可见寡克隆带。两者具体鉴别点见表 8。

表 8　MS 与 NMOSD 鉴别要点

项目	类别	MS	NMOSD
人口学	女：男	轻微的女性优势（2 ～ 3）：1	高度的女性优势（3 ～ 9）：1
	初发年龄	平均 29 岁 少见于儿童及 50 岁以上患者	平均 40 ～ 45 岁 从儿童到老年人

中国医学临床百家

续表

项目	类别	MS	NMOSD
临床表现			
视神经炎	中心视力下降以外的视野缺损（全盲或偏盲）	不常见	相对常见（20%～25%）
	慢性期严重视力丧失（双侧＞0.1）	不常见（11年病程约4.2%）	常见（10年病程约50%）
脊髓炎	导致完全截瘫	罕见	相对常见（初次发作30%～70%）
	伴有痛性痉挛	罕见	相对常见（20%～25%）
脑	与极后区相关的顽固性呃逆	罕见	相对常见（12%～17%）
MRI 表现			
脊髓	纵向延伸3个节段以上的长节段横贯性损伤	成人罕见（＜5%）儿童：相对少见（14%）	成人：常见（60%～94%）儿童：常见（60%～100%）
	轴位上脊髓病变的位置	不对称、位于周边，通常是后部受累	中央灰质受累
	亮点征（轴向 T_2WI 上非常高信号的斑点病变）	罕见（3%）	常见（54%）
头 MRI	相邻区域具有模糊边缘的多斑点增强（云状增强）	不常见（8%）	常见（90%）
	胼胝体病变的模式	小、孤立，无水肿	可能是大片、伴有水肿
	垂直于侧脑室的病变（Dawson 指征）	常见	罕见
	邻近侧脑室和颞下叶的病变	常见	罕见

续表

项目	类别	MS	NMOSD
头 MRI	大的、融合病变（类似可逆性后部脑病综合征）	非常罕见	有时可见
	皮层或近皮层病变	常见	罕见
中枢神经系统	萎缩的模式	更严重的脑萎缩	更严重的脊髓萎缩
血清学	血清 AQP4 抗体	无	常有
CSF	白细胞	轻中度升高	可重度升高达 1000/mm^3
	寡克隆区带	大部分（97%）患者有，随访时极少消失	有些（33%～43%）患者有，随访时大都消失
	多特异性抗病毒体液免疫应答（如针对麻疹、风疹、水痘）	常见（88%）	少见（5%）
OCT	RNFL 厚度减少	大多在颞侧象限	大多在上下象限
病理	AQP4 免疫反应性	相对保留	早期丧失
	GFAP 免疫反应性	相对保留	早期丧失，有些可出现星形胶质细胞突破折
	血管周围免疫球蛋白和补体沉积	罕见	常见
预后	继发进展	常见	不常见（基于 2006 年标准为 2%）
	疾病进展速度	相对缓慢（经 23.1 年 EDSS 达 6）	相对较快（经 12 年 EDSS 达 6）
	死亡	低，预期寿命减少 7～14 年	高，早期研究 5 年生存率可低至 68%

（2）急性播散性脑脊髓炎

急性播散性脑脊髓炎（Acute disseminated encephalomyelitis, ADEM）是中枢神经系统罕见的炎症性脱髓鞘疾病，通常是单相，10%～18%可有复发，可表现为 LETM，双侧多发脑白质病变，双侧 ON、深部灰质病变或其他可见于 NMOSD 的任何病变。与 NMOSD 的不同之处在于 ADEM 没有 AQP4-Ab，较少或无女性优势，通常是单相疾病病程，大多数 ADEM 患者在神经系统症状出现前 4 周内曾有前驱感染（高达 61%）或接种疫苗（高达 4%），更多见儿童患者；起病时神经系统症状多，可表现为累及大脑、视神经和（或）脊髓的运动感觉症状，但主要症状是脑病，可表现为意识改变或行为改变，而 NMOSD 的主要症状是 ON 或脊髓炎，只有少数（约 8%）NMOSD 患者发作时表现为大脑综合征。最近的一项研究 ADEM 和 NMOSD 中的脑损伤分布报道，壳核脑损伤有利于 ADEM 的诊断，而下丘脑病变有利于 NMOSD 的诊断。ADEM 患者最初多有严重的神经功能缺损并且表现出多灶 / 弥漫性 MRI 病变，但大多数症状和 MRI 病变长期之后可恢复。传统上，所有病变均匀增强被认为是有利于诊断 ADEM 的特征，因为 ADEM 中所有病变在理论上可以处于相同的疾病阶段。根据儿科 ADEM 的最新标准和专家意见，ADEM 患者可根据复发的数量 / 类型或 AQP4-Ab 的检测结果分别重新诊断为 MS 或 NMOSD，由于相对较高比例（高达 9%）的儿科 NMOSD-AQP4 病例可表现为模仿 ADEM 的脑病症状，在诊断小儿 ADEM 患者时应考虑表型重叠。

（3）特发性急性横贯性脊髓炎

急性横贯性脊髓炎（acute transverse myelitis，ATM），是指一组异常的炎症性脊髓疾病，导致运动、感觉和（或）直肠膀胱功能障碍。ATM 可能是 MS、NMOSD、系统性结缔组织病、传染病、放射病或恶性肿瘤的症状。尽管进行了广泛的诊断检查，但在某些 ATM 病例中的病因尚不清楚，称之为特发性急性横贯性脊髓炎（idiopathicATM，IATM）。根据横贯性脊髓炎联合会工作组（TMCWG）的定义，IATM 应该出现源自脊髓的双侧体征和 / 或症状、明确的感觉平面，且无轴位脊髓受压迫，有脊髓内炎症的证据，并在 4 小时至 21 天内进展至最差。此外，IATM 不应该有上述可引起继发性脊髓炎症的其他病因的证据。

（4）特发性视神经炎

ON 可能是年轻人单侧视力丧失的最常见原因。ON 的一般特征包括视力下降、伴有眼痛的视野缺损（92%），色觉受损（94%）和女性占优势（77%）。大多数患者在 ON 发作后 3 周内开始恢复，90% 以上的患者在 1 年内视力恢复良好。由于孤立性 ON 可以是特发性的，也可以是预后较好的 NMOSD 的表现，应进行鉴别诊断。复发性病程、双侧同时视神经受累及不良视力结果通常是 NMOSD 的特征，提示应进行 AQP4-Ab 的测试。头和脊髓的 MRI 也可以在其鉴别诊断中提供有用的线索。

（5）结节病

结节病是一种全身性肉芽肿性疾病，通常涉及淋巴结、皮肤、肺、眼和神经系统。可累及视神经、脊髓，类似于 NMOSD 的表型。其中，颈胸节段受累常见，见于 10% 的结节病，可累及髓内、髓外硬脊膜内，也表现为长节段脊髓损伤，但是无明显女性受累优势；常见全身症状，如胸片上的双侧肺门淋巴结、纵隔淋巴结对称肿大，结节性红斑，葡萄膜炎或斑丘疹性皮肤病变。在无系统病变的神经结节病中，可能需要对中枢系统组织进行病理检查，氟脱氧葡萄糖正电子发射断层扫描可用于鉴别结节病的全身受累和决定活检部位。结节病的血清中血管紧张素转化酶升高，脊膜下背侧脊髓强化可超过 2 个月。

（6）其他长节段脊髓病变

主要有 SLE、干燥综合征、神经 Behcet 病、类感染疾病、鞘内肿瘤、血管因素（如硬脊膜动静脉瘘和脊髓前动脉闭塞引起的梗死）、代谢性疾病（如维生素 B_{12} 缺乏引起的脊髓亚急性联合变性）及放疗等。鉴别要点见表 9。

表 9　其他长节段脊髓病变鉴别要点

病因	临床	影像	实验室
脊髓梗死	突发 血管病史	前灰质受累 铅笔样长病灶	—
脊髓静脉瘘	通常老年男性 胸腰段多见 直立状态或 Valsalva 动作（堵鼻鼓气法）可加重症状	MRI 可见流空现象 MRI T_2 高信号延伸到圆锥 脊髓造影可证实	—

续表

病因	临床	影像	实验室
压迫病变	渐进起病，可能有颈痛史或放射症状	在最狭窄处有皮刺样强化 和椎间盘变性疾病相关	
代谢性（维生素 B_{12}、铜）	可能有胃旁路手术史或吸收不良症状	选择性损伤背柱	低血清维生素 B_{12} 或铜 巨红细胞性贫血 关于神经传递研究相关的神经病
亚历山大病	常染色体显性 进行性的延髓脊髓功能障碍	ventricular 花环 通常有脊髓萎缩，但可在颈髓见到长的高信号病灶	脑活检可见罗森塔尔纤维，GFAP 突变
脊髓原发肿瘤	渐近性起病，无缓解	PET 可证明恶性肿瘤瘘管与室管膜瘤或血管母细胞瘤有关	通过脊髓活检证实恶性 CSF 可见赘生细胞
副肿瘤性	系统性的恶性症状或体征	传导束特异性受累钆强化	血液或 CSF 查出副肿瘤抗体
急性播散性脑脊髓炎	脑病表现 儿童多见	脑白质改变	CSF 白细胞增多
多发性硬化	可能有莱尔米特征 和多发性硬化的其他特点有关：视神经炎或核间性眼肌麻痹	脊髓离心病灶	CSF 寡克隆区带阳性 白细胞增多
感染性	系统性感染体征：发热、疱疹 显著的残留肌萎缩（肠道病毒和黄病毒） 地方性流行病区接触史（血吸虫病或其他寄生虫感染）	弥漫的脊髓肿胀 神经根受累（梅毒） 灰质受累（肠道病毒和黄病毒）	CSF 检测到感染抗原 CSF 白细胞增多

（7）其他 AQP4 抗体阳性的疾病

高度特异性血清自身抗体标志物 AQP4-IgG 阳性的检测有助于诊断 NMOSD，但仍需小心鉴别。当缺乏典型的临床表现和对免疫治疗缺乏持续反应应提醒怀疑其他诊断。最近已有一例病理确诊的间变性星形细胞瘤，患者为 56 岁女性，CSF 阳性水通道蛋白 -4 抗体，对免疫治疗初始有反应，继而出现恶化，后经手术活检确诊。该病例提示肿瘤可能导致多克隆抗体反应，如 AQP4 抗体或 MOG 抗体。当 AQP4 抗体在患者 CSF 中检测到阳性但血清阴性时，应特别考虑鉴别诊断。

75. 视神经脊髓炎谱系疾病的治疗原则

NMOSD 的发作需要积极治疗和适当的预防复发治疗，早期的准确诊断尤为重要。目前的治疗方案大多基于非对照的前瞻性或回顾性观察性研究的数据。尚无令人信服的数据表明应基于 AQP4 抗体的血清学状态选择治疗方案。

（1）基于疾病机制的治疗策略（表 10）。

表 10 NMOSD 患者治疗策略

致病机制	治疗策略	治疗方法	现状
T 细胞活化	免疫抑制	多种免疫抑制剂（皮质激素、硫唑嘌呤、吗替麦考酚酯）	目前维持治疗
	免疫耐受	针对抗原的疫苗：T 细胞或树突细胞的免疫耐受；口服耐受；Treg 或 Breg 细胞诱导	在研发

续表

致病机制	治疗策略	治疗方法	现状
Th17 细胞极化	与 Th17 细胞极化或细胞表面标记物相关细胞因子的 mAb	多种	在研发
B 细胞 / 浆细胞	抗 B 细胞 mAb 抑制 B 细胞存活	抗 -CD20 mAb（利妥昔单抗） 抗 -CD19mAb（Inebilizumab） 抗 -IL-6 受体 mAb：托珠单抗、SA237	目前维持治疗 临床 I 期 临床 III 期
BBB 通透性	抑制血管内皮生长因子	贝伐单抗	临床 I 期
AQP4-IgG	批量清除 保护性非活性 AQP4- 反应性抗体或其生成物	血浆交换 用 Fc 修饰模型产生不能激活补体或介导细胞毒性作用的人抗 AQP4mAb	目前维持治疗 组织切片及动物中进行的临床前期试验
补体介导的细胞毒作用	抑制补体途径	依库珠单抗 C1 酯酶抑制剂	I 期试验已完成，III 期试验进行中 I 期试验已完成
中性粒细胞介导的细胞毒作用	抑制中性粒细胞功能 / 产物	西维来司他	组织切片及动物中进行的临床前期试验
嗜酸性粒细胞介导的细胞毒作用	抑制嗜酸性粒细胞功能及其产物	西替利嗪	临床前期及临床 I 期

（2）目前的治疗方法

1）急性期治疗

NMOSD 的急性期治疗以减轻急性期症状、缩短病程、改善残疾程度和防治并发症为目的。适应对象为有客观神经功能缺损证据的发作或复发期患者。急性发作期用静脉注射的类固醇治疗（如甲泼尼龙，连续 5 天，1000 mg/d）。续贯 5 到 7 次的血浆置换（plasmaexchange，PE/ 每次用血浆 1 ～ 2 L）可作为严重发作而激素无效时的补救疗法。一项针对 29 例中国 NMOSD 患者的研究表明，血浆置换使用越早越能改善预后，建议发病 30 天内作为使用血浆置换的最佳时间。最近的一项回顾性研究表明，血浆置换作为急性发作的主要疗法可能比激素更有效，但需要进一步研究。同样，静脉注射免疫球蛋白或细胞消耗治疗的有效性和作用也需要更多的研究。在激素冲击治疗收效不佳时，因经济情况不能行 IVIG 或 PE 治疗者，可以联用环磷酰胺治疗。

2）缓解期治疗

对于所有 AQP4 抗体阳性患者和确定复发病程的 AQP4 抗体阴性的患者，建议采用长期预防复发治疗。必须避免使用 MS 的疾病修饰疗法：β 干扰素、那他珠单抗、芬戈莫德和阿仑单抗可能会加重 NMOSD，醋酸格拉替雷似乎无效。当 NMOSD 和 MS 之间存在诊断不确定性时，尤其是 AQP4 抗体阴性患者，推荐使用适用于 NMOSD 的免疫抑制策略，这对两种情况都是有效的。

当前的治疗方法都涉及免疫抑制剂，但由于缺乏完整的随机安慰剂对照试验，无法证明哪种方案更优越，最常用的治疗方法包括口服药物硫唑嘌呤和吗替麦考酚酯以及静脉注射抗CD20 单克隆抗体利妥昔单抗。回顾性和有限的前瞻性队列研究数据表明，这些免疫抑制治疗在各种随访期间的无复发率为25%～66%。由于没有来自对照试验和治疗性生物标志物的证据，初始治疗的选择取决于药物的可获得性、合并症和疾病过程。一些回顾性病例系列表明，硫唑嘌呤不如其他两种药物有效，也有类似等级的证据表明，无论选择硫唑嘌呤还是吗替麦考酚酯作为初始治疗，大多数患者都能达到缓解。硫唑嘌呤价格低廉且广泛应用，但依从率低，硫嘌呤甲基转移酶缺乏症是相对禁忌证。硫唑嘌呤和吗替麦考酚酯需初始治疗 4～6 个月后才能达到全部生物活性，因此需要同时口服激素作为"桥接"。利妥昔单抗可在 2 周内耗竭 B 细胞，快速起效但价格较高，一项队列研究发现经治疗随访 28 个月后约 84% 未再复发。最近有研究指出，吗替麦考酚酯在中国 NMOSD 患者中通常有效且耐受性良好，大剂量比低剂量更有效，推荐中国 NMOSD 患者每日剂量为1750 mg。其他据报道有益的方法包括长期口服低剂量糖皮质激素，口服甲氨蝶呤，静脉注射米托蒽醌，所有这些方法在发达国家都比较容易获得。作为"预防复发"策略的一部分，一些专家可能会考虑以较低剂量糖皮质激素（每日 5～15 mg 或相当的隔日剂量）进行维持。托珠单抗（IL-6 受体拮抗剂）可稳定或改善少数难治性 NMOSD 患者（前述治疗失败）病情。目前预防复发的常用药物用法及注意事项如下表 11。

表 11 预防复发的常用药物用法及注意事项

药物	目标剂量	途径	治疗前化验及监测	不良反应	意见
一线方案					
硫唑嘌呤	2.5～3.0 mg/kg qd	口服	治疗前：如相关代谢酶基因如 TMPT 缺陷避免使用；全血细胞分类、肝功 治疗中：半年内每月监测 全血细胞分类、肝功 半年后每年监测两次 白细胞低于 $3.0×10^9$/L 或中性粒细胞低于 $1.0×10^9$/L，应予以减量	胃肠道症状 高敏反应 过度的骨髓抑制 肝毒性 长期使用可引起恶性肿瘤（尤其是淋巴瘤）	需 4～6 个月达全效，需免疫抑制桥接（主要是口服泼尼松）；疗效可经平均红细胞容量升高 5% 证实
吗替麦考酚酯	750～1500 mg，每日 2 次	口服	治疗前：全血细胞分类、肝功 治疗中：半年内每月监测 全血细胞分类、肝功 半年后每年监测两次 白细胞低于 $3.0×10^9$/L 或中性粒细胞低于 $1.0×10^9$/L，应予减量	胃肠道症状 过度的骨髓抑制 致畸作用	需 4～6 个月达全效，需免疫抑制桥接（主要是口服泼尼松）

续表

药物	目标剂量	途径	治疗前化验及监测	不良反应	意见
泼尼松	$30 \sim 60$ mg，至少每日1次起始剂量	口服	治疗前：空腹血糖；治疗中：规律监测空腹血糖、电解质、血压	高血糖、高血压、胃刺激、体液潴留/体重增加	使用至少30 mg/d的稳定剂量，直至硫唑嘌呤或霉酚酸酯完全有效；然后逐渐减量超过6个月
利妥昔单抗	经典疗程：1000 mg 相隔时间14天各予一次。每2个治疗间隔时间可依据如下(1)每6个月或(2)基于CD19B细胞的再出现	静脉	治疗前：全血细胞分类、肝功、乙肝血清学检查；治疗中：每次治疗前检查全血细胞分类、肝功	输液反应、乙型肝炎活化、皮肤反应	第一个疗程：治疗前开始口服泼尼松30 mg/d至第二次输注2~4周后；每月使用流式细胞术监测CD19+计数。当测CD19+计数达总淋巴细胞1%时开始下一个疗程!
甲氨蝶呤	$15 \sim 25$ mg，每周1次	口服	二线或更晚的治疗选择；治疗前：全血细胞分类、肝功；治疗中：半年内每个月监测全血细胞分类、肝功，随后每3个月监测肝功	肝毒性、致畸作用	治疗期间补充叶酸，1 mg/d，避免使用非甾体类抗炎药物

续表

药物	目标剂量	途径	治疗前化验及监测	不良反应	意见
托珠单抗	8 mg/kg，每 4 周	静脉 1 次	治疗前：全血细胞分类、肝功、结核筛查 治疗中：3 个月内每 4～8 周监测血常规、肝功，随后每 3 个月 1 次；监测血压	感染，尤其是结核、真菌、机会性感染；输液反应、肝毒性、高血压	中性粒细胞低于 2×10^{9}/L 或血小板计数低于 100×10^{9}/L，或谷草、谷丙转氨酶升高至正常上限的 1.5 倍，不能使用此治疗；不能与利妥昔单抗联用
米托蒽醌	12 mg/m²，每 3 月 1 次，最大累积剂量 140 mg/m²		治疗前：全血细胞分类、肝功 治疗中：每个疗程前查超声心动图，如左心室射血分数＞50% 或从基线下降＞10%，则停用药物。在治疗完成后每年监测一次超声心动图	和累积剂量有关的心脏毒性；治疗相关的白血病；骨髓过度抑制	由于心肌病和白血病的风险，建议作为晚期治疗（2 次或更多次治疗失败后）

　　关于免疫抑制治疗的持续时间尚未达成共识，因为 NMOSD 通常致残，一些专家建议终身治疗；其他人则认为免疫抑制的应用时限应根据发作和残疾的严重程度进行调整。因血清 AQP4-Ab 阳性的患者（包括单次发作）具有复发或转变为 NMOSD 的高风险，免疫抑制治疗通常持续至少 5 年。

　　（3）在研究的治疗方法

　　加强对 NMOSD 病理生理学的理解，可以识别出许多其他候选免疫药物。目前 NMOSD 随机对照试验中研究的 3 种疗法有依库珠单抗、Inebilizumab、SA237。在一项前瞻性开放标记试验中，14 例患者接受静脉注射靶向 C5- 补体终末组分的依库珠单抗治疗后随访 12 个月，12 例无复发，5 例在依库珠单抗撤药后复发。Inebilizumab 是抗 CD19 单克隆抗体，也称 MEDI-551，是一种 B 细胞耗竭剂，因能清除成浆细胞，与利妥昔单抗相比更具潜在优势。SA237 与托珠单抗类似，是抗 IL-6 受体单克隆抗体，并且由于 IL-6 在 NMOSD 发病机制中确定的作用而引起研究者的兴趣。在一项针对 5 名中国高活动性、对"标准"免疫抑制剂反应较差的 NMOSD 患者观察性研究中，使用硼替佐米（消耗浆细胞的蛋白质体抑制剂）治疗与 4 例无复发状态和 5 例临床稳定有关。

　　（4）治疗中的监测

　　一旦确定了 NMOSD 诊断并启动了预防性治疗，疾病监测主要包括复发监测，实验室进行的安全性监测和依从性监测。预防性免疫治疗的目标是零复发，由于 NMOSD 很少转为继发性进展病程，所以延长的无复发缓解期应与神经功能的稳定性或改善相关。

目前还没有经过验证的 NMOSD 治疗生物学标志物，但最近有报道说 c 片段 γ 受体 3A 等位基因变异可能预示缺乏利妥昔单抗反应，提示潜在的个体化治疗需要。AQP4-IgG 滴度可能在围复发期增加，也可能不预示复发。同样，由于免疫抑制治疗，无法检测出血清中的 AQP4-IgG，并不一定表明有临床反应。如果在足量免疫抑制治疗下仍有复发，推荐使用不同机制的药物。联合治疗（如利妥昔单抗加吗替麦考酚酯）是一种选择，但发表的数据有限。老药新用，如静脉注射免疫球蛋白和粒细胞抑制剂西维来司钠和西替利嗪，值得进一步研究。

停药或免疫抑制不足似乎会增加妊娠相关发作的风险，并且 NMOSD 可在妊娠早期复发增加，近 50% 的患者在妊娠期间出现新的恶化，怀孕前大量的复发可能是怀孕期间高发病率的标志。基于怀孕期间有可能发作导致严重神经残疾甚至威胁生命的可能性，可以继续使用尽可能低剂量的皮质类固醇作为维持治疗，继续使用硫唑嘌呤的益处必须与停止使用硫唑嘌呤的风险进行权衡。硫唑嘌呤在母乳喂养期间是安全的，吗替麦考酚酯和甲氨蝶呤在妊娠期间绝对禁忌。利妥昔单抗说明书建议停药 12 个月后开始妊娠，但对于高度活跃的妊娠 NMOSD 患者，特别是在妊娠早期可考虑继续使用。怀孕期间急性复发可以用甲泼尼龙和/

或血浆置换 / 免疫吸附进行治疗。由于儿科组缺乏对照研究，因此必须根据成人经验获得的证据给予治疗。根据儿童与成人型 NMOSD 的临床表现，神经影像学和实验室特征的相似性，国际专家组认为 NMOSD 的成人标准在儿科患者中也适用，但是需进一步验证。

（5）AQP4 特异性疗法的前景

基于已知 AQP4-IgG 的关键致病作用，已经确立了几种新的治疗方法。鉴于其他自身免疫性疾病的最新进展，恢复免疫耐受是一个有吸引力的潜在可行方案。可通过多种方式直接影响 AQP4 抗体—抗原结合：非致病性单克隆抗 AQP4 抗体可与 AQP4 结合，从而阻断致病性 AQP4-IgG 结合；高通量筛选也已识别出竞争性抑制致病性 AQP4-IgG 结合的小分子；循环中的 AQP4-IgG 通过裂解或去糖基化可使其在实验模型中变得无致病性。

（6）对症治疗

1）痛性痉挛：一线治疗方案首选奥卡西平，也可使用卡马西平；其他一线药物有对症解痉、抗抑郁、钙通道调节治疗，如加巴喷丁、普瑞巴林、巴氯芬等药物。也有卡马西平不耐受者使用新型抗惊厥药拉考沙胺治疗后缓解的报道，该药可增强电压门控钠通道的缓慢失活，并被批准作为难治性局灶性癫痫发作的辅助治疗。

2）其他对症治疗：①慢性疼痛、感觉异常等可应用阿米替林、普瑞巴林、选择性 5- 羟色胺再摄取抑制剂、去甲肾上腺素再摄取抑制剂及去甲肾上腺素能与特异性 5- 羟色胺能抗抑郁药物。②顽固性呃逆可用巴氯芬。③抑郁焦虑可应用 SSRI、SNRI、NaSSA 类药物以及心理治疗。④乏力、疲劳可用莫达非尼、金刚烷胺。⑤震颤可应用盐酸苯海索、盐酸阿罗洛尔等药物。⑥膀胱直肠功能障碍，如尿失禁可选用丙咪嗪、奥昔布宁、哌唑嗪，盐酸坦索罗辛等；尿潴留应导尿，便秘可用缓泻药，重者可给予灌肠处理。⑦性功能障碍可应用改善性功能药物等。⑧认知障碍可应用胆碱酯酶抑制剂等。⑨下肢痉挛性肌张力增高可用巴氯芬口服，也可用肉毒毒素 A。

（7）康复治疗及生活指导

NMOSD 的康复治疗同样重要。对伴有肢体、吞咽等功能障碍的患者，应早期在专业医生的指导下进行相应的功能康复训练，在应用大剂量激素治疗时，避免过度活动，以免加重骨质疏松及股骨头负重。当激素减量到小剂量口服时，可鼓励活动，进行相应的康复训练。

医务人员应耐心对患者及其亲属进行宣教指导，强调早期干预、早期治疗的必要性，合理交代病情及预后，增加患者治疗疾病的信心，提高治疗的依从性。医务工作者还应在遗传、婚姻、妊娠、饮食、心理及用药等方面提供合理建议，包括避免预防接种，避免过热的热水澡，不要在强烈阳光下高温暴晒，保持心情愉快，不吸烟，不饮酒，作息规律，合理饮食，适量运动，补充维生素 D 等。

76. 视神经脊髓炎谱系疾病的预后

NMOSD 为高复发、高致残性疾病，大多数急性发作或复发于数日内恶化到最大程度，经历数周到数月恢复后遗留明显后遗症，可因反复发作导致残疾加重。90% 以上患者为多时相病程，约 60% 的患者在 1 年内复发，90% 的患者在 3 年内复发。Kleiter 等回顾分析了 185 例患者的 871 次发作、1153 次治疗过程后，发现发作后功能恢复普遍较差，只有 21.6% 的发作可完全恢复，6% 的发作完全没有任何改善，脊髓炎和双侧 ON 缓解率低；升级治疗可改善预后，血浆交换/免疫抑制可以促进孤立性脊髓炎的恢复；且年龄是能否完全缓解的独立预测因子，完全缓解的概率每年下降 3%，每 10 年下降 24%，提示老年人的治疗反应差和修复能力减弱。预后差的预测指标包括：前 2 年内复发次数、首次发作的严重程度、发病年龄较大，以及并存其他自身免疫性疾病（包括自身抗体阳性）。多数患者遗留严重的视力或肢体功能、尿便障碍。NMOSD 的死亡率高，最常继发神经源性呼吸衰竭，常由脊髓病变延伸至脑干时或者由原发性脑干病变所致。

AQP4 抗体可能成为病程和预后的一项指标，但是现有数据存在不一致，结果的差异可能部分与血清阴性 NMOSD 患者的数量少、所用 AQP4 抗体检测的敏感性不同有关。部分研究表明，AQP4 抗体血清水平与临床疾病活动相关，滴度升高 3 倍预示疾病活动。AQP4 抗体滴度被发现与利妥昔单抗治疗中 CD19 细胞数相关。成功的治疗通常可见 AQP4 抗体血清浓度下降和缓解期的稳定抑制状态，免疫抑制剂如利妥昔单抗、硫唑嘌呤、环磷酰胺可导致抗体水平及复发比例的显著下降。但也有研究表示，高 AQP4 抗体水平并不总是与临床复发相关。AQP4 血清抗体阳性和阴性并不影响发病年龄、复发、年复发率、复发预后（完全缓解、部分缓解或无缓解）、年 EDSS 进展、死亡率、脑幕上病变、脑干病变、肿瘤史、OB 或 CSF 细胞数增多，但是对于 ON 反复发作的患者，回顾性证据显示，AQP4-IgG 血清阳性与视力结局不良和 NMOSD 进展相关。

NMOSD 与妊娠的关系方面数据较少。回顾性研究表明，NMOSD 与自然流产的风险增加相关，多因素 logistic 回归分析发现 NMOSD 发作后的妊娠是流产的独立危险因素，在高疾病活动时怀孕可能会增加流产风险；患有 NMOSD 并且具有多种其他自身免疫病症的女性具有更高的先兆子痫的可能性；但 AQP4-IgG 血清阳性的 NMOSD 患者的胎盘 AQP4 表达没有显著下降，未出现明显的胎盘炎症或胎盘损伤迹象。妊娠对 NMOSD 病程产生负面影响，对 AQP4 抗体阳性患者，有研究表明妊娠期年复发率无明显变化，但产后 3 ~ 6 个月内，NMOSD 年化复发率增加，分娩后前 3 个月和第二个 3 个月分别是妊娠前的 5.3 倍和 3.7 倍。

中国医学临床百家

参考文献

1. 冯凯，张星虎，许贤豪. 视神经脊髓炎研究发展史. 中国现代神经疾病杂志，2014，14（9）：744-750.

2. HAMID S H，ELSONE L，MUTCH K，et al.The impact of 2015 neuromyelitis optica spectrum disorders criteria on diagnostic rates.Mult Scler，2017，23（2）：228-233.

3. CARNERO C E，SOTO DE C I，DACCACH M V，et al.Application of the 2015 diagnostic criteria for neuromyelitis optica spectrum disorders in a cohort of Latin American patients.Mult Scler Relat Disord，2018，20：109-114.

4. WEINSHENKER B G，WINGERCHUK D M. Neuromyelitis spectrum disorders. Mayo Clinic Proceedings，2017，92（4）：663-679.

5. BRUSCOLINI A，SACCHETTI M，LA CAVA M，et al. Diagnosis and management of neuromyelitis optica spectrum disorders - An update. Autoimmunity Reviews，2018，17（3）：195-200.

6. MATIELLO M，KIM H J，KIM W，et al. Familial neuromyelitis optica. Neurology，2010，75（4）：310-315.

7. KIM S H，MEALY M A，LEVY M，et al. Racial differences in neuromyelitis optica spectrum disorder. Neurology，2018，91（22）：e2089-e2099.

8. SHI Z，ZHANG Q，CHEN H，et al. Association of CD40 Gene Polymorphisms with Susceptibility to Neuromyelitis Optica Spectrum Disorders. Molecular Neurobiology，2017，54（7）：5236-5242.

9. XU Y，LI L，REN H T，et al. Mutation of the cellular adhesion molecule

NECL2 is associated with neuromyelitis optica spectrum disorder. J Neurol Sci，2018，388：133-138.

10. SHI Z，ZHANG Q，CHEN H，et al. STAT4 Polymorphisms are Associated with Neuromyelitis Optica Spectrum Disorders. Neuromolecular Med，2017，19（4）：493-500.

11. MADER S，GREDLER V，SCHANDA K，et al. Complement activating antibodies to myelin oligodendrocyte glycoprotein in neuromyelitis optica and related disorders. J Neuroinflammation，2011，8：184.

12. MASAKI K，SUZUKI S O，MATSUSHITA T，et al. Connexin 43 Astrocytopathy Linked to Rapidly Progressive Multiple Sclerosis and Neuromyelitis Optica. Plos One，2013，8（8）：e72919.

13. PAPADOPOULOS MC，VERKMAN AS. Aquaporin water channels in the nervous system. Nature Reviews Neuroscience，2013，14（4）：265-277.

14. MATSUOKA T，SUZUKI S O，SUENAGA T，et al. Reappraisal of aquaporin-4 astrocytopathy in Asian neuromyelitis optica and multiple sclerosis patients. Brain Pathology，2011，21（5）：516-532.

15. OERTEL F C，ZIMMERMANN H，PAUL F，et al. Optical coherence tomography in neuromyelitis optica spectrum disorders：potential advantages for individualized monitoring of progression and therapy. Epma J，2018，9（1）：21-33.

16. PAPADOPOULOS M C，VERKMAN A S. Aquaporin 4 and neuromyelitis optica. Lancet Neurology，2012，11（6）：535-544.

17. KRUMBHOLZ M，MEINL E. Bcells in MS and NMO：pathogenesis and

中国医学临床百家

therapy. Seminars In Immunopathology，2014，36（3）：339-350.

18. ZAMVIL S S，SLAVIN A J. Does MOG Ig-positive AQP4-seronegative opticospinal inflammatory disease justify a diagnosis of NMO spectrum disorder?Neurology neuroimmunology & neuroinflammation，2015，2（1）：e62.

19. TRADTRANTIP L，ZHANG H，SAADOUN S，et al. Anti-aquaporin-4 monoclonal antibody blocker therapy for neuromyelitis optica. Annals Of Neurology，2012，71（3）：314-322.

20. COBO C A，SEPULVEDA M，BERNARD V R，et al. Antibodies to myelin oligodendrocyte glycoprotein in aquaporin 4 antibody seronegative longitudinally extensive transverse myelitis：Clinical and prognostic implications. Mult Scler，2016，22（3）：312-319.

21. SAADOUN S，WATERS P，OWENS G P，et al. Neuromyelitis optica MOG-IgG causes reversible lesions in mouse brain. Acta Neuropathol Commun，2014，2：35.

22. HYUN J W，KIM S H，HUH S Y，et al. Idiopathic aquaporin-4 antibody negative longitudinally extensive transverse myelitis. Mult Scler，2015，21（6）：710-717.

23. TZARTOS J S，STERGIOU C，KILIDIREAS K，et al. Anti-Aquaporin-1 Autoantibodies in Patients with Neuromyelitis Optica Spectrum Disorders. Plos One，2013，8（9）：e74773.

24. SÁNCHEZ GOMAR I，DÍAZ SÁNCHEZ M，UCLÉS SÁNCHEZ A J，et al.Comparative Analysis for the Presence of IgG Anti-Aquaporin-1 in Patients with

NMO-Spectrum Disorders.Int J Mol Sci，2016，17（8）：E1195.

25. YAMASHITA K，KINOSHITA M，MIYAMOTO K，et al. Cerebrospinal fluid mitochondrial DNA in neuromyelitis optica spectrum disorder. J Neuroinflammation，2018，15（1）：125.

26. CARNERO C E，DACCACH M V，SOTO DE C I，et al. Short-segment transverse myelitis lesions in a cohort of Latin American patients with neuromyelitis optica spectrum disorders. Spinal Cord，2018.

27. FLANAGAN E P，WEINSHENKER B G，KRECKE K N，et al. Short myelitis lesions in aquaporin-4-IgG-positive neuromyelitis optica spectrum disorders. Jama Neurology，2015，72（1）：81-87.

28. HUH S Y，KIM S H，HYUN J W，et al.Short segment myelitis as a first manifestation of neuromyelitis optica spectrum disorders.Mult Scler，2017，3（3）：413-419.

29. JARIUS S，RUPRECHT K，WILDEMANN B，et al.Contrasting disease patterns in seropositive and seronegative neuromyelitis optica：a multicentre study of 175 patients.J Neuroinflammation，2012，9：14.

30. ALVES DO R C，COLLONGUES N.Neuromyelitis optica spectrum disorders：Features of aquaporin-4，myelin oligodendrocyte glycoprotein and double-seronegative-mediated subtypes.Rev Neurol（Paris），2018，174（6）：458-470.

31. EIZAGUIRRE M B，ALONSO R，VANOTTI S，et al.Cognitive impairment in neuromyelitis optica spectrum disorders：What do we know?Mult Scler Relat Disord，2017，18：225-229.

32. ARMAGAN H, TUZUN E, ICOZ S, et al. Long extensive transverse myelitis associated with aquaporin-4 antibody and breast cancer: Favorable response to cancer treatment. Journal Of Spinal Cord Medicine, 2012, 35 (4): 267-269.

33. ELSONE L, TOWNSEND T, MUTCH K, et al. Neuropathic pruritus (itch) in neuromyelitis optica. Mult Scler, 2013, 19 (4): 475-479.

34. XIAO L, QIU W, LU Z, et al. Intractable pruritus in neuromyelitis optica. Neurological Sciences, 2016, 37 (6): 949-954.

35. BAHEERATHAN A, BROWNLEE W J, RUGG-GUNN F, et al. Neuromyelitis optica spectrum disorder related tonic spasms responsive to lacosamide. Mult Scler Relat Disord, 2017, 13: 73-74.

36. CHI L. M, GAO Y, NAN G X. A case report of neuromyelitis optica spectrum disorder with peripheral neuropathy as the first episode. Medicine (Baltimore), 2018, 97 (10): e0059.

37. STAVROU M, FRANCIS L, TSHUMA N, et al.Neuromyelitis optica spectrum disorder presenting as rhomboencephalitis.BMJ Case Rep. 2018, 2018: pii: bcr-2017-222255.

38. YAGUCHI H, MITO Y, OHASHI I, et al. Neuromyelitis Optica Spectrum Disorder with Recurrent Intracranial Hemorrhage. Intern Med, 2017, 56 (13): 1729-1732.

39. SECHI E, ADDIS A, BATZU L, et al. Late presentation of NMOSD as rapidly progressive leukoencephalopathy with atypical clinical and radiological findings. Mult Scler, 2018, 24 (5): 685-688.

40. HAN J, YANG M G, ZHU J, et al. Complexity and wide range of neuromyelitis optica spectrum disorders: more than typical manifestations. Neuropsychiatr Dis Treat, 2017, 13: 2653-2660.

41. LIN N, LIU Q, WANG X, et al. Role of AQP4 Antibody Serostatus and its Prediction of Visual Outcome in Neuromyelitis Optica: a Systematic Review and Meta-Analysis. Protein Pept Lett, 2017, 24 (3): 245-252.

42. JARIUS S, RUPRECHT K, KLEITER I, et al. MOG-IgG in NMO and related disorders: a multicenter study of 50 patients. Part 2: Epidemiology, clinical presentation, radiological and laboratory features, treatment responses, and long-term outcome. J Neuroinflammation, 2016, 13 (1): 280.

43. JARIUS S, RUPRECHT K, KLEITER I, et al.MOG-IgG in NMO and related disorders: a multicenter study of 50 patients. Part 1: Frequency, syndrome specificity, influence of disease activity, long-term course, association with AQP4-IgG, and origin.J Neuroinflammation, 2016, 13 (1): 279.

44. JARIUS S, KLEITER I, RUPRECHT K, et al.MOG-IgG in NMO and related disorders: a multicenter study of 50 patients. Part 3: Brainstem involvement - frequency, presentation and outcome.J Neuroinflammation, 2016, 13 (1): 281.

45. DUTRA B G, DA ROCHA A J, NUNES R H, et al.Neuromyelitis Optica Spectrum Disorders: Spectrum of MR Imaging Findings and Their Differential Diagnosis.Radiographics, 2018, 38 (1): 169-193.

46. KIM S H, KWAK K, HYUN J W, et al.Diffusion tensor imaging of normal-appearing white matter in patients with neuromyelitis optica spectrum disorder and

multiple sclerosis.Eur J Neurol，2017，24（7）：966-973.

47. 中国免疫学会神经免疫学分会，中华医学会神经病学分会神经免疫学组，中国医师协会神经内科分会神经免疫专业委员会.中国视神经脊髓炎谱系疾病诊断与治疗指南.中国神经免疫学和神经病学杂志，2016，23（3）：155-166.

48. KATSAVOS S，ANAGNOSTOULI M.Biomarkers in Multiple Sclerosis： an up-to-date overview.Mult Scler Int，2013，2013：340508.

49. WATERS P J，MCKEON A，LEITE M I，et al.Serologic diagnosis of NMO： a multicenter comparison of aquaporin-4-IgG assays.Neurology，2012，78（9）：665-671.

50. KIM S M，KIM S J，LEE H J，et al.Differential diagnosis of neuromyelitis optica spectrum disorders.Ther Adv Neurol Disord，2017，10（7）：265-289.

51. HAVLA J，KÜMPFEL T，SCHINNER R，et al.Myelin-oligodendrocyte-glycoprotein （MOG） autoantibodies as potential markers of severe optic neuritis and subclinical retinal axonal degeneration.J Neurol，2017，264（1）：139-151.

52. SHU Y，ZHANG L，CHANG Y，et al.Association of serum cystatin C with neuromyelitis optica spectrum disorders.Eur J Neurol，2018，25（7）：999-1002.

53. KIM N H，KIM H J，PARK C Y，et al.Optical coherence tomography versus visual evoked potentials for detecting visual pathway abnormalities in patients with neuromyelitis optica spectrum disorder.J Clin Neurol，2018，14（2）：200-205.

54. KWAPONG W R，PENG C，HE Z，et al.Altered Macular microvasculature in neuromyelitis optica spectrum disorders.Am J Ophthalmol，2018，192：47-55.

55. HYUN J W，HUH S Y，SHIN H J，et al.Evaluation of brain lesion distribution

criteria at disease onset in differentiating MS from NMOSD and MOG-IgG-associated encephalomyelitis.Mult Scler，2019，25（4）：585-590.

56. CORTESE R，MAGNOLLAY L，TUR C，et al.Value of the central vein sign at 3T to differentiate MS from seropositive NMOSD.Neurology，2018，90（14）：e1183-e1190.

57. LIU Y，GAO F，HAO H，et al.Anaplastic astrocytoma with aquaporin-4 positive in CSF：a case report.Medicine（Baltimore），2017，96（51）：e9193.

58. JIAO Y，CUI L，ZHANG W，et al.Plasma Exchange for Neuromyelitis Optica Spectrum Disorders in Chinese Patients and Factors Predictive of Short-term Outcome. Clin Ther，2018，40（4）：603-612.

59. JIAO Y，CUI L，ZHANG W，et al.Dose effects of mycophenolate mofetil in Chinese patients with neuromyelitis optica spectrum disorders： a case series study.BMC Neurol，2018，18（1）：47.

60. CARROLL W M，FUJIHARA K. Neuromyelitis optica. Curr Treat Options Neurol，2010，12（3）：244-255.

61. ZHANG C，TIAN D C，YANG C S，et al. Safety and efficacy of bortezomib in patients with highly relapsing neuromyelitis optica spectrum disorder. Jama Neurology，2017，74（8）：1010-1012.

62. SHIMIZU Y，FUJIHARA K，OHASHI T，et al. Pregnancy-related relapse risk factors in women with anti-AQP4 antibody positivity and neuromyelitis optica spectrum disorder. Mult Scler，2016，22（11）：1413-1420.

63. SHI B，ZHAO M，GENG T，et al. Effectiveness and safety of immunosuppressive

therapy in neuromyelitis optica spectrum disorder during pregnancy. J Neurol Sci, 2017, 377：72-76.

64. BAGHBANIAN S M, ASGARI N, SAHRAIAN M A, et al. A comparison of pediatric and adult neuromyelitis optica spectrum disorders：a review of clinical manifestation, diagnosis, and treatment. J Neurol Sci, 2018, 388：222-231.

65. KLEITER I, GAHLEN A, BORISOW N, et al. Neuromyelitis optica：evaluation of 871 attacks and 1, 153 treatment courses. Annals Of Neurology, 2016, 79 (2)：206-216.

66. NOUR M M, NAKASHIMA I, COUTINHO E, et al. Pregnancy outcomes in aquaporin-4-positive neuromyelitis optica spectrum disorder. Neurology, 2016, 86 (1)：79-87.

67. CHANG Y, SHU Y, SUN X, et al. Study of the placentae of patients with neuromyelitis optica spectrum disorder. J Neurol Sci, 2018, 387：119-123.

68. KIM W, KIM S H, NAKASHIMA I, et al. Influence of pregnancy on neuromyelitis optica spectrum disorder. Neurology, 2012, 78 (16)：1264-1267.

（董会卿　张程祎）

中国医学临床百家

MOG 抗体病

髓鞘少突胶质糖蛋白（myelin oligodendrocyte glycoprotein, MOG），作为脱髓鞘疾病的自身抗原和自身抗体靶点已经 30 余年。在 2007 年左右，一些研究提出了髓鞘少突胶质细胞糖蛋白 IgG 抗体（MOG-IgG）在 AQP4-IgG 阴性的 NMO 中起到很重要的作用。然而在当时是通过酶联免疫吸附法（enzyme-linked immunosorbent assay，ELISA）或免疫沉淀法检测到的 MOG-IgG，这种方法测定的结果并不总是可靠，因此遭到了广泛的质疑。

基于细胞转染技术（cell-based assays，CBA）开始用于检测自身抗体以后，通过 CBA 方法在儿童 ADEM 或 MS 样患者检测到了 MOG-IgG。2011 年一些研究通过 CBA 的方法，首次在 NMO 患者中检测到全序列的 MOG-IgG。其后陆续一些研究也发现和证实了 MOG-IgG 与 NMO 及孤立性 ON 或脊髓炎等疾病的相关性，并发现对于 AQP4-IgG 阴性的 NMOSD 患者 MOG-IgG

具有一定的特异性。进一步的体外和体内研究也证实了 MOG-IgG 是直接的致病因素，中枢神经系统的组织病理学也证实了 AQP4-IgG 介导与 MOG-IgG 介导的疾病具有一定的差别。但是由于早期发现的 MOG-IgG 介导性疾病多表现为 ON 和脊髓炎，因此，MOG-IgG 介导性疾病一直被认为是 AQP4-IgG 阴性的 NMOSD 中的一种类型。

传统的 NMOSD 相关的 NMO 特异性抗体 AQP4 抗体是在 2004 年发现的。直到 2015 年，应用不断完善的检测方法，一些具有典型的 NMO 临床表现的患者仍然无法测出 AQP4-IgG。这些患者的表现形式相对固定，如表现为孤立性 ON 或 TM，或超出了视神经、脊髓的范围，给传统的 NMO 的定义带来了挑战。

一些 MOG-IgG 阳性患者的临床表现符合 NMOSD，但是仍有相当一部分患者的临床表现形式并不局限于 NMOSD，研究显示只有 1/3 的患者符合目前的 NMOSD 的诊断标准。大多数 MOG-IgG 阳性患者的临床表现为 ON、伴有颅内脱髓鞘改变的脑炎和（或）脊髓炎。通过临床评价，目前这些患者通常会诊断为 NMOSD、ADEM、儿童 MS、孤立性脊髓炎或 ON。除此之外，也有一些报道 MOG-IgG 阳性患者可以表现为孤立的皮层和皮层下的症状，更倾向于脑炎的表现。

MOG-IgG 介导性疾病是否属于一类新的疾病亚型，目前仍然不十分明确。但是近来的研究发现，此类患者在流行病学、发病机制、病理、临床表现、影像学表现等方面的确有一定的特点，逐渐认识到 MOG-IgG 介导性疾病很可能是独立于 MS 及 AQP4-Ab 介导的 NMOSD 的一种新的特殊的脱髓鞘疾病类型。

77. MOG 抗原及 MOG-IgG 检测

人类的 MOG 抗原是一种单跨膜蛋白，全长由 218 个氨基酸构成，属于免疫球蛋白超家族，是中枢神经系统髓鞘的组成部分，其功能包括黏附髓鞘纤维、调整少突胶质细胞微管的稳定、通过补体经典激活途径调节髓鞘和免疫系统的相互作用。MOG 抗原仅表达于中枢神经系统少突胶质细胞质膜上，位于髓鞘最表面，在髓鞘构成中所占比例不足 0.05%。但是 MOG 抗原具有多个抗原表位，不管是在啮齿类动物还是人类，都具有高度的免疫原性，可以诱导脱髓鞘病变的发生。

MOG-IgG 可分为非致病性抗体及致病性抗体两大类，非致病性抗体主要包括识别线型 MOG 抗原表位的抗体，致病性抗体识别具有空间立体结构的折叠型糖蛋白。应用 ELISA 或蛋白印迹法均可检测出两种抗体。识别线型 MOG 抗原的抗体健康人和患者血清中均可得到阳性结果，故认为其不具有致病性。CBA 方法常用于检测致病性 MOG-IgG，此方法使用编码人全长 MOG 抗原的 RNA 转染细胞，可在细胞表面表达出具有正确立体构型和糖基化的 MOG，仅结合致病性抗体。CBA 法显示出优异的敏感性和特异性。

78. MOG 抗体病的发病机制

目前关于 MOG-IgG 介导性疾病的确切致病机制仍不清楚，大部分研究认为，识别 MOG 抗原的特异性 B 细胞可能存在于外周血，但由于骨髓中缺乏 MOG 抗原表达，使 MOG 特异性未成熟 B 细胞处于无反应状态，同时由于缺乏相应的辅助 T 细胞（Th 细胞）辅助作用，识别 MOG 特异性 B 细胞不能活化，而仅在外周血中增生。当嗜神经病毒感染机体时，BBB 被破坏，MOG 抗原漏入外周，激活 CD4$^+$ T 细胞，对 MOG 特异性 B 细胞募集和激活增加，产生大量 MOG-IgG；同时促炎 T 细胞进入中枢，募集 MOG 特异性 B 细胞流入中枢，产生相应抗体。在一些体外实验中已证实 MOG-IgG 可以通过补体和抗体途径介导细胞杀伤作用。而 CD4$^+$ T 细胞在一些细胞因子诱导下分化为 Th1、Th17、Th9 细胞，分泌 TFN γ、白细胞介素（IL）-12、IL-23、IL-17A 等因子，通过趋化因子吸引不同种类免疫细胞，如髓样细胞、巨噬细胞等，诱发炎性级联反应，介导中枢髓鞘脱失。还有研究者在表达识别 MOG 的特异性 T 细胞受体的转基因老鼠中可以观察到自发的 ON，支持 T 细胞在 MOG-IgG 介导性疾病中起重要作用。

79. MOG 抗体病的病理特点

MOG-IgG 介导性疾病和 AQP4-IgG 阳性患者的病理是不同

的。AQP4-IgG 阳性的 NMOSD 患者的病理特征是星形细胞损伤，其次是少突胶质细胞的损失和脱髓鞘，但是在 MOG-IgG 阳性的患者中没有发现任何星形细胞受损的证据。1 例 AQP4-IgG 阴性而 MOG-IgG 阳性的 NMO 表型患者，CSF 检测发现 MBP 升高，而胶质原纤维酸性蛋白（glial fibrillary acidic protein，GFAP）是阴性支持这一观点。一项多中心的关于 CSF 的研究，同样证实了与 AQP4-IgG 阳性 NMOSD 患者相比，MOG-IgG 阳性患者的 MBP 是升高的，而没有 GFAP 的升高。这些研究表明，在没有星形细胞损伤情况下的炎症反应和髓鞘的破坏，使 MOG-IgG 介导性疾病患者的 CSF 检查结果明显不同于 AQP4-IgG 阳性的 NMOSD 患者。

人类 MOG-IgG 介导性疾病患者的组织病理学研究只有少数报道。2 例患者为复发性 LETM 伴有肿瘤性脑损伤，2 例患者为 ON 伴有临床或亚临床脑损伤，2 例 ADEM 患者，1 例初步诊断为临床孤立综合征的患者（偏瘫、协调障碍、头痛）。这些研究虽然都是 MOG-IgG 介导性疾病，但是并不是最常见的表现形式，这些累及大脑的更为严重的表现类型的脑组织活检可能会造成结果的偏倚。上述患者病理的一致表现是明显的脱髓鞘改变，伴有明显的巨噬细胞（通常含有髓鞘降解产物）和 T 细胞浸润，以及轴突和星形胶质细胞的相对保存。大多数研究显示，在伴有上述表现的同时也伴有 B 细胞浸润和 IgG 及补充的沉积。这些组织病理学特征与所谓的 MS 的模式 II 损伤是一致的。

中国医学临床百家

80. MOG 抗体病的发病率

儿童的研究显示，儿童脱髓鞘病中 MOG-IgG 阳性的患者为 17.6%（13/74）。成人的研究显示，MOG-IgG 阳性的患者占 IIDDs 的 6.3%，占 AQP4 阴性的 NMOSD 患者的 25%～33%。我国汉族人群的研究显示，MOG-IgG 阳性的患者占 IIDDs 的 14.0%。泰国的研究显示，MOG-IgG 阳性占 AQP4 阴性的 NMOSD 的 20.7%。

多数的研究报道 MOG-IgG 介导性疾病中，男性发病的比例不低于或高于女性（男性占 47%～62%），男性发病率显著高于 AQP4-IgG 阳性的患者 10%～15%。近期的一项研究显示，女性患者比例为 57%，稍高于男性患者，但是也有研究报道，女性多见，男女比例约 1:2.8。从总体上看，与 MS 和 AQP4-IgG 阳性的 NMOSD 的患者中女性发病占优势相比，MOG-IgG 介导性疾病的患者中女性发病率低了很多。

通常认为 MOG-IgG 介导性疾病好发于高加索人，但是也有研究显示没有种族差异。MOG-IgG 介导性疾病发病年龄为 4～60 岁，中位年龄在 31 岁，好发年龄集中在 20～30 岁，而 AQP4-IgG 阳性的患者好发于 30～40 岁。

我国汉族人群研究显示男女比例为 1.4:1，首次发作年龄中位数 25 岁（8～66 岁），由于报道例数较少，该比例存在一定偏倚。泰国研究显示发病年龄 18～57 岁，女性居多。

MOG-IgG 介导性疾病的儿童患者在性别、种族上没有明显区别。

81. MOG 抗体病的临床表现

MOG-IgG 介导性疾病临床上受累部位，最常见的是视神经，其次为脊髓（56%）、脑干（30%）、幕上、小脑。相应地表现出不同的临床表现形式，其中以 ON 最为常见（41%～63%），LETM（29%～31%），NMO（6%～24%），脑脊髓炎（2%～6%），与 AQP4-IgG 阳性的患者不同，AQP4-IgG 阳性的患者 NMO 大约占 60%，LETM 大约占 30%，而 ON 大约占 10%。一些研究显示，与 AQP4-IgG 阳性的患者比较，MOG-IgG 阳性的患者中 ON 与 TM 同时发生的更常见，但是也有一些研究结果恰恰相反。

82. 急性神经炎相关症状

该病最常见的损伤部位是视神经，临床表现为 ON，常表现为中心视力下降，大样本的研究显示，在 ON 患者中，69% 的患者至少有过 1 次视力下降至不足 0.1，84.6% 患者中至少发生 1 次视力下降至不足 0.5，常表现为缓解—复发。大多数 ON 患者合并眼球后部疼痛和（或）眼球运动时疼痛，在一些患者中也会出现视野缺损、色觉异常、视盘水肿或周边视力下降。通常临床表现多是孤立性 ON，倾向于双眼同时受累。有研究显示，

51.2% 患者至少出现 1 次双侧同时受累的 ON。我国汉族人群的研究显示，75%（9/12）患者发生 ON（6 例单眼，3 例双眼），80%（10/12）患者会出现眼球运动时疼痛，绝大多数患者会造成视力明显下降，如失明、光感、眼前指动。

83. 急性脊髓炎相关症状

在脊髓损伤患者中，膀胱功能障碍、直肠功能障碍和勃起功能障碍最常见（69%），出现排便困难或尿便潴留。运动症状是常见的，包括截瘫占 48.3%，四肢瘫占 27.6%，偏瘫占 6.9%，单肢瘫占 6.9%，21% 的患者遗留严重的瘫痪后遗症。感觉症状也较常见，至少 1 次发作出现疼痛和触痛的占 67.9%，纯粹的感觉异常占 51.7%。与 AQP4-IgG 阳性的患者相比，MOG-IgG 阳性的患者脊髓发病相对少见。

84. 其他症状

MOG-IgG 阳性的患者也可累及脑干。在一些 MOG-IgG 阳性的 ON 和（或）TM 的患者中，30% 的患者可以出现脑干受累的表现 [症状、体征和（或）影像学发现]。脑干受累区域最常见的为脑桥，其次为延髓、小脑脚、中脑（大脑脚），可以出现中枢性低通气、构音障碍、吞咽困难、咳嗽反射受损、三叉神经损伤导致的感觉损伤、面神经麻、三叉神经感觉减退、动眼神经麻痹、复视、眼震、核间性眼肌麻痹、眩晕、听力丧失、平衡困难、步态和肢体共济失调等症状，被认为是 NMOSD 典型表现（40%）的极后区综合征（顽固的恶心、呕吐或呃逆）可见于 6% ～ 15% MOG-IgG 阳性的患者。我国汉族人群研究中尚无极后区受累患者的报道。

也有少数患者可以表现为小脑症状和体征，包括肢体、步态、姿势性共济失调伴或不伴构音障碍。

幕上损伤可以表现为头痛、疲乏、反应迟钝、定向力障碍、意识障碍、嗜睡、偏身感觉减退、假性脑膜炎、畏光，有时极为严重。在 MOG-IgG 阳性的患者中，18% 患者在首次发作表现为 ADEM 或类似 ADEM 样，这些患者绝大多数为儿童。皮层受累的大脑炎也可见于 MOG-IgG 阳性的患者中，但是这种表现形式并没有见于 AQP4-IgG 阳性的 NMOSD 患者中。

值得注意的是，一些患者的头部 MRI 检查有脑干、小脑和（或）幕上的病变，但是并没有相应的临床症状。

85. 首次发作临床表现

ON 是最常见的首发表现（74%），其次是脊髓炎（34 %）、脑干炎（8%）和其他大脑、小脑病变产生的症状。空间多发的临床症状在首次发病的患者（16%）中可以见到。ON 患者首次发作影响双眼的比例为 40.5%，影响单眼的为 34.4%。

86. 第二次发作的临床表现

ON 原位复发仍然最常见的临床表现，且大多数是单眼，其他表现包括孤立性脊髓炎、孤立性幕上脑炎、脊髓炎合并脑干、大脑损伤，同时发生的 ON、脊髓炎伴脑损伤。首次发作症状对第 2 次发作有很高的预测价值。首次发作的症状之一会在大多数复发病程中出现。双侧视神经在疾病过程中较早受累，一部分患者首次发作为单侧 ON，第 2 次复发为另一侧 ON，62% 患者在两次发作之后双眼视神经就已受累；同时亚临床病灶损伤多见，单侧 ON 的患者另一侧视神经常表现为亚临床损伤，因此，MOG-IgG 阳性患者病程早期即可发展为双侧视神经受累。视神经和脊髓均受累的患者复发频率高于孤立性 ON 患者。复发性横贯性脊髓炎更多见于 AQP4-IgG 阳性的患者，而 MOG-IgG 阳性的患者少见（76%vs17%，P=0.01），MOG-IgG 阳性的患者 LETM 复发少于 AQP4-IgG 阳性的患者。我国汉族人群研究显示复发特点稍有不同，首次发作为单侧 ON 的患者全部复发，表现为双侧同时发生 ON 的患者至随访结束仍为单相病程。

87. MOG 抗体病的疾病过程

大多数患者呈急性或者亚急性发病，进展性的症状恶化非常少见，并且只在脊髓炎患者中有报道。高达 40.5% ～ 47% 的 MOG-IgG 阳性的患者有前驱感染的表现，包括普通感冒、扁桃体炎、咽喉痛、鼻窦炎、支气管炎、呼吸道感染、发热，等等。少数患者发病前 2 周有白喉、破伤风、百日咳、脊髓灰质炎、流感疫苗接种史。妊娠期、妊娠前后均可发病，大部分在妊娠期发生，与 AQP4-IgG 介导的 NMOSD（妊娠期和产后期均可发生）及 MS（多在产后期发病）有所不同。

对于随访中位数为 12 ～ 24 个月的研究显示，MOG-IgG 阳性的患者中 41% ～ 70% 为单时相的病程，与 AQP4-IgG 阳性的 NMOSD 患者的 7% ～ 29% 为单时相相比是高了很多。相应的研究显示 MOG-IgG 阳性患者的复发率也比较低。但是随着随访时间的延长，MOG-IgG 阳性的患者单时相的病程比例逐渐降低。例如，一项随访中位数为 43 个月的研究显示，MOG-IgG 阳性的患者单时相的病程比例只有 29%。一项大样本量的研究同样显示，随着随访时间的延长，MOG-IgG 阳性的患者复发比率可高达 92%，复发患者的男女比例没有明显区别。我国汉族人群研究显示其复发率为 66.7%。因此 MOG-IgG 介导性疾病的复发率很高。

也有研究分析了两次发作的间隔时间显示，AQP4-IgG 阳性的患者头两次发作间隔中位数是 3.2 年，MOG-IgG 阳性的患者头两次发作间隔中位数是 11.3 年，而双阳性患者头两次发作间隔中位数是 3.4 年。另一项研究显示，尽管有些患者的间隔可以很长（8 例患者间隔 12 个月，1 例患者间隔 492 个月），但是 MOG-IgG 阳性的患者头前次发作间隔中位数是 5 个月，发作间期长短与第 1 次是 ON 或者脊髓炎无明显相关，首次发作完全恢复的患者第二次发作的间隔期更长一些。

88. MOG 抗体病的影像学检查特征

ON 是最常见的临床表现，相应的视神经 MRI 检查可以发现 61.9% 患者至少会出现 1 次眶内段视神经水肿，95.2% 患者表现为视神经的强化，33.3% ～ 39.3% 的 ON 患者中有视神经周围组织，包括视神经鞘和视神经周围的眶内组织的强化，并认为视神经周围组织的强化，而视神经中轴强化少见，是 MOG-IgG 阳性的患者所特有的表现。

视神经长节段损伤（超过其长度的一半）和（或）视交叉受累，先前被认为是 AQP4-IgG 阳性 NMOSD 患者的典型症状，现有的研究显示，MOG-IgG 阳性的急性 ON 患者中 30% 也可出现。但是泰国的 MRI 研究显示，MOG-IgG 阳性的患者可见视交叉前部视神经强化，不累及视交叉。与 AQP4-IgG 阳性的 NMOSD 患者相比，MOG-IgG阳性的患者视神经 MRI 检查更容易出现累及球后的视盘水肿。

我国汉族人群研究显示，MOG-IgG 阳性患者中 87.5%（7/8）表现为长节段视神经病变。视神经强化更常见于视神经前部（视交叉以前）。视交叉与视神经束的强化仅见于 25%（2/8）和 12.5%（1/8）。视神经周围软组织强化可见于 75%（6/8）。

头颅 MRI 显示，首次发病的 MOG-IgG 阳性患者的 35% 可以累及幕上结构，在以后随访中可有 47% 的患者累及幕上。首次发病的 MOG-IgG 阳性患者的 15% 可以累及幕下结构，在以后随访中可有 29% 的患者累及幕下。幕上病变包括脑室周围、胼胝体（部分融合）、额叶、颞叶、颞顶区、枕叶深部白质、皮层下或近皮层损伤（包括岛叶）；其他少见的部位包括下丘脑（丘脑枕部）、基底节（壳核）受累，首次发作时也可有软脑膜强化，双侧视束受累。幕下损伤包括大脑脚、脑桥（包括被盖部）、延髓、小脑半球、小脑脚。MRI 可见 T_2WI 上成斑片状弥漫分布，边缘不清，部分病灶有中心强化，类似于典型的 ADEM 样病灶；胼胝体病灶常见，可见斑片状病灶沿胼胝体长轴多灶性分布，边界不清，病灶之间相互融合，可超过胼胝体全长一半。MOG-IgG 阳性的患者一般不会出现 MS 患者典型的颅内病变。与 MOG-IgG 阳性的患者相比，AQP4-IgG 阳性的 NMOSD 患者病变更倾向累及头颅深部灰质和四脑室周围的区域。

我国汉族人群的研究显示，MOG-IgG 阳性的患者 66.7%（8/12）有脑部病变。可见于中线结构和深部灰质，如丘脑、三脑室及侧脑室周围、间脑、中脑、脑桥背盖部、胼胝体大片状白质病变伴水肿，不均匀强化，可以出现累及额颞枕叶的皮层病变，还可见类似肿瘤样病灶。

脊髓 MRI 检查显示，MOG-IgG 阳性患者的 65.9%MRI 上会有脊髓炎症的表现。72.4% 的患者至少有一次表现为 LETM，首次发作的急性脊髓炎患者中 64.7% 表现为 LETM，LETM 损伤节段的中位数为 4。但是 MOG-IgG 阳性患者 LETM 的比例少于 AQP4-IgG 阳性患者。研究显示约有 7% 的 MOG-IgG 阳性的患者脊髓病变是短节段的，可以发生在首次长节段发病之后，也可以是以短节段开始发病或是在 ON 发作之后的时期（容易误诊为 MS）。不连续的 NETM 病灶可能特征性地存在于 MOG-IgG 阳性患者中。病灶既可位于脊髓中心，也可位于外周。约 70% 患者表现为病灶处脊髓肿胀和强化，暂无病灶处坏死的报道。有研究显示，AQP4-IgG 阳性的 NMOSD 患者病变常累及颈髓和胸髓，而 MOG-IgG 阳性的患者更倾向于累及下段脊髓，包括圆锥。但也有研究显示，MOG-IgG 阳性的患者脊髓损伤位于颈髓最多（82.1%），其次为胸髓（75%），腰椎（11.1%）和圆锥（11.1%）损伤少见。MOG-IgG 阳性患者脊髓 MRI 也可以完全正常，脊髓 MRI 提示有病变的患者中也可以没有临床症状。

89. 光学相干断层成像检查特征

OCT 检查显示，MOG-IgG 阳性患者视盘周围视网膜神经纤维层（peripapillary retinal nerve fiberlayer，pRNFL）在所有象限均变薄，并可在内颗粒层见视网膜微囊肿（microcystic macular edema，MME）。与 MS 及 AQP4-IgG 阳性的 NMOSD 相比较，MOG-IgG 阳性 ON 患者视网膜变薄程度最重，亚临床损伤时视网膜纤维层变薄程度同样最重，而 MS-ON 仅在颞侧 pRNFL 变薄。

90. 脑脊液检查特征

CSF 白细胞计数通常是增多的，研究显示在 6 ～ 306/μl，中位数为 33/μl，约 70% 患者 CSF 白细胞计数不超过 100/μl，是以淋巴细胞为主。首次发作为 LETM 的 MOG-IgG 阳性患者 CSF 细胞学增多更为常见。CSF 蛋白偶有升高，糖和氯化物正常。

CSF 与血清中白蛋白的商值（CSF 白蛋白 / 人血白蛋白，即 QAlb）的升高可以反映 BBB 结构上的破坏或 CSF 的减少。在约 32.4% 患者中可以观察到 QAlb 的升高，其临床表现多为脊髓炎、脑或脑干受累，而 ON 少见。

鞘内合成的证据，如 IgG 合成率，通常是阴性的，表明 MOG-IgG 可能是在外周产生的。但是也有少部分 CSF 寡克隆区带（OCB）是阳性的。

CSF 中 MOG-IgG 的阳性率为 71%，CSF 中的滴度中位数为 1:4，也比外周血中的滴度低，MOG-IgG 的滴度与疾病严重程度相关，一些 MOG-IgG 阳性的 ADEM 患者在痊愈后，无法检测到 MOG-IgG。同时出现脊髓炎和 ON 的患者 MOG-IgG 滴度最高，仅表现为孤立性 ON 的患者滴度最低，经治疗后病情缓解，抗体滴度亦下降。

我国汉族人群的研究显示，MOG-IgG 阳性的患者 18.2%（2/12）颅内压增高达 260 mmH$_2$O，54.5% 的患者蛋白升高，36.4% 的患者细胞数升高，OB 和 IgG 均为阴性。

91. 诱发电位检查特征

ON 患者视觉诱发电位检查至少在 72.3% 患者中记录到 P100 潜伏期延长，少部分因视神经严重损伤，VEP 消失而不能引出。在没有 ON 临床表现的患者中也有部分患者至少一只眼 P100 潜伏期延长，表明在 MOG-IgG 阳性的脊髓炎患者中亚临床的视神经损伤是相对频繁的。在有 ON 病史的患者中有 56.1% 的 VEP 的波幅至少有 1 次是减低或丢失的。在几乎所有波幅减低的患者中，P100 潜伏期在一定程度上是延长的，反之，则不成立。

脊髓损伤患者 SEP 检查 SSEP 在 46.2% 的患者中是延迟、波幅减低或消失。少数患者并没有脊髓炎临床表现病史的也有 SSEP 异常，说明其存在亚临床的脊髓损伤（脊髓核磁未见明确异常）。

92. 眼底检查特征

眼底检查发现，急性 ON 中大部分患者出现单侧或双侧视盘炎或者视盘水肿，提示视神经前部的炎症。视盘水肿在第一次发病中更明显一些，在第二次、第三次中轻一些，但在随后的检查中发现视盘是萎缩、苍白的。最后随访中发现 59.1% 患者有视神经萎缩。

93. 共存的免疫疾病

研究显示，MOG-IgG 阳性的患者中其他自身免疫异常并不常见。MOG-IgG 阳性的患者中只有 7% 可以发现抗核抗体，而 AQP4-IgG 阳性的患者中 43% 可以检测到抗核抗体。相似的研究显示，MOG-IgG 阳性的患者中只有 11% 报道伴有共存的自身免疫病，而 AQP4-IgG 阳性的患者中 45% 伴有共存的自身免疫病。但是也有相反的研究显示，MOG-IgG 阳性的患者中有 42% 伴有共存的自身免疫抗体，包括 ANA（最常见）、心磷脂抗体、β_2 糖蛋白抗体、抗组织型转谷氨酰胺酶抗体 IGA、类风湿因子、抗甲状腺过氧化物酶抗体、抗甲状腺球蛋白抗体、抗促甲状腺激素受体抗体、ANCA；8.5% 伴有共存的自身免疫病，包括类风湿性关节炎、桥本甲状腺炎、Graves 病，一些患者在后期随访中出现过敏性皮炎及支气管哮喘。

94. MOG 抗体病的诊断及鉴别诊断

基于目前对 MOG-IgG 介导性脱髓鞘病的研究，可能是不同于 MS 等疾病的一类中枢神经特发性炎性脱髓鞘病，但目前尚无明确的诊断标准。在临床工作中，如考虑为特发性炎性脱髓鞘疾病时，出现以下情况应考虑该病的诊断：①反复发作 ON 和 / 或脊髓炎、AQP4-Ab 及 OB 均阴性的患者；② CBA 方法检测的 MOG-IgG 阳性患者；③排除其他类型的脱髓鞘病详见表 12。

中国医学临床百家

表 12 MOG-IgG 介导性疾病与 AQP4 介导的 NMOSD 及 MS 的鉴别特征

	MOG 抗体病	AQP4 抗体介导的 NMOSD	MS
免疫机制	T 细胞介导	B 细胞介导	T 细胞介导
攻击部位	少突胶质细胞 MOG 抗原	星形细胞足突 AQP4 抗原	少突胶质细胞 MBP 抗原
人种	高加索人多见	亚裔人多见	高加索人为主
发病年龄	4 ～ 60 岁（中位数 31 岁）	5 ～ 77 岁（中位数 32 ～ 41 岁）	15 ～ 45 岁（中位数 24 岁）
共病系统免疫性疾病	少伴随	相对较多	少伴随
临床表现	视神经损伤为主，脊髓次之；胸腰段脊髓、圆锥损伤多见，可见长节段或短节段损伤；易复发	颈胸段长脊髓损伤多见，延髓极后区、视神经损伤次之；多复发，个别单相病程	脑部症状，感觉、运动症状为主；均为短节段脊髓损伤；多复发
预后	完全 / 部分恢复	较差	较好，有进展型
CSF	白细胞计数中位数 33/μl，多数患者小于 50/μl；蛋白、糖多数正常	15 % ～ 35 % 患者白细胞计数 50 ～ 100/μl 个别患者；蛋白升高、糖正常	34% 患者可轻度升高超过 5/μl，罕见白细胞计数大于 50/μl；蛋白、糖正常
CSF OB	0 ～ 10%	11% ～ 40%	> 90%
血清 AQP4 抗体	阴性	60 % ～ 70%AQP4-IgG 阳性	阴性
脊髓 MRI	长脊髓、不连续中央病灶，累及腰骶段及圆锥	长脊髓、连续中央病灶	非对称短脊髓病灶

续表

	MOG 抗体病	AQP4 抗体介导的 NMOSD	MS
脑 MRI	大片弥漫病灶，ADEM 样改变，累及第四脑室周围、小脑中脚	间脑、大脑枕叶、脑干极后区病灶	侧脑室旁、颞叶区白质病变，脑室周围卵圆形病灶，皮质下 U 纤维病灶
视神经 MRI	双侧受累，可超过全长 1/2，可累及视交叉；球后段（视神经前部）受累、视神经鞘及周围脂肪组织强化具有特征性	双侧受累，可超过全长 1/2，可累及视交叉；视神经颅内段受累、视交叉及视束受累，视通路中轴强化具有特征性	多单侧、短节段受累，以后球视神经为主
OCT	变薄程度最重；所有象限 pRNFL 变薄、轴索缺失；MME 常见	变薄程度重；所有象限 pRNFL 变薄、轴索缺失；极少见 MME	变薄程度轻；颞侧象限 pRNFL 变薄、轴索缺失；MME 少见

注：董会卿 .MOG 抗体介导的特发性炎性脱髓鞘疾病 . 中国神经免疫学和神经病学杂志，2017；24（2）：14-17.

95. MOG 抗体病的治疗

特发性 CNS 炎性脱髓鞘病急性发作时的治疗策略是相同的，包括大剂量甲泼尼龙冲击治疗，血浆置换或免疫吸附疗法，丙种球蛋白和环磷酰胺。一项大样本的研究显示，应用甲泼尼龙治疗的 MOG-IgG 阳性的患者中，50% 患者完全或者接近完全缓解，44.3% 患者为部分恢复，5.7% 患者没有或者几乎没有改善。接受血浆置换 / 免疫吸附治疗的患者，32.5% 完全或接近完全恢复，62.5% 部分恢复，5% 没有或几乎没有改善。

MOG-IgG 阳性的患者对激素和血浆交换反应明显，但是在激素减量或停止时会有快速复发的倾向，研究显示，44.7% 患者至少有 1 次在激素撤退或减至低剂量时症状复发，因此，缓解期的治疗是最大的挑战。考虑到单时相的患者、低复发率的患者，以及急性期治疗反应非常好的患者的情况，是否所有 MOG-IgG 阳性的患者都需要长期的治疗仍不明确。有研究报道只有 1/3 的 MOG-IgG 阳性的患者需要慢性治疗，而 AQP4-IgG 阳性的 NMOSD 的患者几乎都需要慢性治疗。

一项大样本的研究显示，首次急性发作后给予至少持续 3 个月的免疫抑制剂的治疗可以降低第二次复发的风险，首次急性发作后给予更长周期的免疫抑制剂治疗，患者复发的风险也会相应地减低。

针对慢性治疗，一线免疫抑制剂似乎可以减少相当一部分患者的复发次数。MOG-IgG 阳性的慢性复发的炎性 ON 患者，对糖皮质激素反应敏感，这些患者可以口服给予低剂量的糖皮质激素以维持治疗。针对 AQP4-IgG 阳性的 NMOSD 患者开始可以应用硫唑嘌呤治疗，以后可以换用吗替麦考酚酯或利妥昔单抗治疗，然而 MOG-IgG 阳性的患者是否可以采用相同的方法仍有待进一步确定。

研究报道了 MOG-IgG 阳性的患者应用长时间的免疫抑制剂治疗的经验，但是长期免疫抑制或是免疫修饰治疗并不总能预防 MOG-IgG 介导性疾病的复发，几乎 70% 患者在应用免疫抑制剂

（如硫唑嘌呤、甲氨蝶呤、那他珠单抗、β 干扰素、醋酸格拉默、利妥昔单抗、奥法木单抗和米托蒽醌）期间至少有一次复发。使用硫唑嘌呤治疗的平均 ARR 是 0.99，82.4% 患者在使用硫唑嘌呤治疗期间至少出现过 1 次复发，其中 41% 的复发发生在开始服药的前 6 个月（大多数在前 3 个月），考虑与硫唑嘌呤起效时间较慢，又没有同时使用联合治疗，如口服激素或定期 PEX 有关。使用甲氨蝶呤治疗的平均 ARR 是 0.22，明显低于全部患者平均 ARR 的 0.95，但因其使用人数较少及随访时间偏短，其有效性需进一步评估。使用 β 干扰素治疗血清 AQP4-IgG 阳性的患者，发现患者的症状仍然不断进展或活动性增加；β 干扰素对血清 AQP4-IgG 阳性的 NMOSD 是无效的而且可以加重病情，可能对于血清 MOG-IgG 阳性的患者也是无效或者有害的。鉴于血清 MOG-IgG 阳性的脑脊髓炎和传统概念的 MS 是有大量临床重叠，而 MS 常使用 β 干扰素治疗，具有较高的临床相关性。但是其疗效仍然需要更大的回顾性研究来评估 β 干扰素治疗血清 MOG-IgG 阳性的脑脊髓炎的有效性。使用利妥昔单抗治疗的患者中，3/9 的患者 ARR 降低，余下的患者的复发率是增多的，并且复发绝大多数是发生在应用利妥昔单抗后的很短间隔内。醋酸格拉默、那他珠单抗、奥法木单抗、米托蒽醌及其他少见免疫抑制剂目前使用较少，在预防复发中的有效性不能完全确定，需进一步的研究确定。米托蒽醌和那他珠单抗并不能减少血清 MOG-IgG 阳性的患者的复发。

近期一些研究显示，MOG-IgG 阳性的患者应用慢性的免疫治疗可以减少 ARR。长期口服泼尼松治疗的复发率最低，只有 5%；应用利妥昔单抗治疗的复发率也很低，只有 17%。持续的丙种球蛋白和吗替麦考酚酯治疗的复发率分别为 43% 和 44%，它们对于 ARR 也只是部分有降低作用。

96. MOG 抗体病的预后

研究显示，未使用激素或 PEX/IA 治疗的患者中，大部分完全恢复和 / 或部分恢复，也有少数患者因严重的脑干症状死亡。经过治疗的 MOG-IgG 阳性的患者的预后比 AQP4-IgG 阳性的患者好。通过 EDSS 评分差值分析恢复的程度显示，虽然基线的 EDSS 评分相同，但是 MOG-IgG 阳性的患者平均减低 6 分，明显优于 AQP4-IgG 阳性的患者平均减低 2 分。

经过治疗的 MOG-IgG 阳性的患者，急性 ON 发作次数中 52.2% 完全或几乎完全恢复，40.3% 部分恢复，只有 7.5% 没有或者基本没有改善。与 AQP4-IgG 阳性的患者相比，MOG-IgG 阳性的患者 ON 造成的严重并持续的视力损伤风险明显降低。应用 OCT 检测视神经节细胞内网质层和 RNFLT 显示，与 AQP4-IgG 阳性的患者相比，MOG-IgG 阳性的患者 ON 的发作可以造成较轻微程度的视网膜神经元丢失，尽管 MOG-IgG 阳性的患者会出现更严重的视乳头水肿。

经过治疗的 MOG-IgG 阳性的患者，急性脊髓炎有 34.8% 完全或几乎完全恢复，65.2% 部分恢复。在 LETM 的患者中，与 AQP4-IgG 阳性的患者相比，MOG-IgG 阳性的患者发病后恢复程度明显，但是与 MOG-IgG 阴性的患者相比，MOG-IgG 阳性的患者很可能以后出现 ON。

我国汉族人群的研究显示，MOG-IgG 阳性的绝大多数患者激素治疗后 12 周内 70%（7/10）患者视力可以恢复到 0.8 ～ 1.0。EDSS、VFSS 评分也显著低于 AQP4 阳性患者。

MOG-IgG 阳性的患者之所以预后相对好，有研究认为是由于 MOG-IgG 阳性的患者主要表现是 ON，很多患者多年仅表现为孤立性 ON，侧重行走能力的 EDSS 评分不能充分反映此类患者由于持续视觉丧失所致的高度残疾，因此，EDSS 评分对于 MOG-IgG 阳性的患者是否恰当仍需要观察，并结合其他残疾标准同时使用。同时也有研究显示，MOG-IgG 本身致病性弱，给老鼠脑内注射人的 MOG-IgG，只会造成比较少的和一过性髓鞘改变，以及轴索蛋白表达的改变，而没有白细胞的浸润，一般在两周内可以恢复。

虽然与 AQP4-IgG 阳性的患者及双阴的患者相比，MOG-IgG 阳性的患者通常有较好的预后，但是 MOG-IgG 阳性的患者 ON 的复发率很高，反复的发作最终造成视网膜层厚度变薄，预后与 AQP4-IgG 阳性的患者没有差异。类似的报道显示，ON 或 LETM 可以造成严重的残疾，这意味着并不是所有 MOG-IgG 阳性的患者都能痊愈。在大样本的研究中，随访的中位数 49 个月，发现 48.9% 患者视敏度是下降的；随访的中位数 50.5 个月，发现 29.2% 患者遗留轻瘫。随访的中位数为 28 个月，其中 47% 患者遗留有永久性残疾，包括 28% 患者遗留有永久性膀胱功能异常，男性患者中 21% 遗留勃起功能障碍，20% 患者遗留肠道功能异常，16% 患者视力至少有一只眼睛小于 6/36，5% 患者 EDSS 评分 ≥ 6。以脊髓症状起病的患者往往预示着患者会遗留有长期的残疾。

我国汉族人群的研究显示，MOG-IgG 阳性的患者激素治疗后 12 周内，70%（7/10）患者会遗留色觉障碍。

97. 儿童患者的 MOG-IgG 介导性疾病

在 MOG-IgG 阳性的儿童患者中，报道了一些伴发的临床综合征，包括多时相的 ADEM，ON 后发展为 ADEM，复发的 ON、TM 和 AQP4-IgG 阴性的 NMOSD。虽然 MOG-IgG 阳性并不能预测临床的表现形式和疾病过程，但是一些研究显示，不同年龄的患者可以有不同的临床表现。以 ADEM 为主要表现形式的 MOG-IgG 阳性的儿童患者平均发病年龄 4 岁，以 NMOSD 为主要表现形式。MOG-IgG 阳性的儿童患者平均发病年龄 7 岁，而以复发的 ON 为主要表现形式的儿童患者通常是大于 10 岁发病。随着年龄的增长，临床表现形式更倾向于成年人。对 13 例 MOG-IgG 阳性的儿童患者研究显示，有两个年龄段好发并且其临床表现形式不同，3.3 ～ 7.7 岁儿童以脑病的形式为主，可表现为意识水平下降或精神行为异常，13.8 ～ 18.9 岁儿童以 ON 更为常见。

与 MOG-IgG 阴性的儿童患者相比,MOG-IgG 阳性的儿童患者临床表现倾向于同时发生的 ON 和 LETM,复发间隔常大于 1 年,较少接受免疫抑制剂治疗。头部 MRI 表现可以正常,类似于 ADEM 病灶,表现为可见双侧大脑半球多灶性受累,病灶直径可超过 2 cm,边界不清。大多数为弥散的钆增强,少见边缘强化,皮层灰质、小脑幕上白质、丘脑及基底核、脑干、小脑均可受累,头部 MRI 还可以表现为类似于 AQP4-Ab 介导的 NMOSD 及非特异性的病灶;病灶消退较快,较少出现室管膜周围损伤;脊髓损伤累及圆锥较少,CSF 检测显示不同程度的白细胞升高,少部分患儿 CSF 可以合并 OB 阳性。

98. 推测与假设

尽管临床上与 AQP4-IgG 阳性的 NMOSD 及典型的 MS 有重叠,但 MOG-IgG 阳性的患者具有不同的病理生理学和表型特点,而且 MOG-IgG 介导性疾病临床表现形式超出了 NMOSD,还包括 ADEM 和其他脱髓鞘综合征。我们推测 MOG-IgG 和 AQP4-IgG 不是一种疾病的不同生物标志物,而很可能是两种不同疾病的生物标志物。MOG-IgG 介导性 NMOSD 很可能并不是 NMO 疾病谱的一员,MOG-IgG 介导性疾病很可能是一些临床表型有重叠的另外一种疾病。当然这还需要进一步的病理生理学和循证方面的研究

中国医学临床百家

参考文献

1. 董会卿 . MOG 抗体介导的特发性炎性脱髓鞘疾病 . 中国神经免疫学和神经病学杂志 .2017, 24 (2)：14-17.

2. DOS PASSOS G R, OLIVEIRA L M, DA COSTA B K, et al. MOG-IgG-associated optic neuritis, encephalitis, and myelitis：lessons learned from neuromyelitis opticaspectrumdisorder. Front Neurol, 2018, 9：217.

3. AKAISHI T, SATO D K, NAKASHIMA I, et al. MRI and retinal abnormalities in isolated optic neuritis with myelin oligodendro-cyte glycoprotein and aquaporin-4 antibodies：a comparative study. J Neurol Neurosurg Psychiatry, 2016, 87 (4)：446-448.

4. AMANO H, MIYAMOTO N, SHIMURA H, et al. Influenza- associated MOG antibody-positive longitudinally extensive transverse myelitis：a case report. BMC Neurol, 2014, 14：224.

5. BAUMANN M, HENNES E M, SCHANDA K, et al. Children with multiphasic disseminated encephalomyelitis and antibodies to the myelin oligodendrocyte glycoprotein (MOG)：extending the spectrum of MOG antibody positive diseases. Mult Scler, 2016, 22 (14)：1821-1829.

6. BAUMANN M, SAHIN K, LECHNER C, et al. Clinical and neuroradiological differences of paediatric acute disseminating encephalomyelitis with and without antibodies to the myelin oligodendrocyte glycoprotein. J Neurol Neurosurg Psychiatry, 2015, 86 (3)：265-272.

7. BERNARD V R, LIBLAU R S, VUKUSIC S, et al. Neuromyelitis optica：a

positive appraisal of seronegative cases. Eur J Neurol，2015，22（12）：e82-e83.

8. CHALMOUKOU K，ALEXOPOULOS H，AKRIVOU S，et al.Anti-MOG antibodies are frequently associated with steroid-sensitive recurrent optic neuritis.Neurol Neuroimmunol Neuroinflamm，2015，2（4）：e131.

9. COBO-CALVO Á，SEPÚLVEDA M，BERNARD-VALNET R，et al.Antibodies to myelin oligodendrocyte glycoprotein in aquaporin 4antibody seronegativelongitudinally extensive transverse myelitis：Clinical and prognostic implications. Mult Scler，2016，22（3）：312-319.

10. CRISTINA F C，DAVID V L，ALEXANDER M，et al. Clinical and MRI phenotype of children with MOG antibodies.Mult Scler，2016，22（2）：174-184.

11. DI PAULI F，HOFTBERGER R，REINDL M，et al.Fulminant demyelinating encephalomyelitis：Insights from antibody studies and neuropathology. Neurol Neuroimmunol Neuroinflamm. 2015，2（6）：e175.

12. DI PAULI F，MADER S，ROSTASY K，et al. Temporal dynamics of anti-MOG antibodies in CNS demyelinating diseases. Clin Immunol，2011，138（3）：247-254.

13. FERNANDEZ C C，VARGAS L D，MUSALLAM A，et al.Clinical and MRI phenotype of children with MOG antibodies. Mult Scler，2016，22（2）：174-184.

14. FUJIHARA K，MISU T，NAKASHIMA I，et al. Neuromyelitis optica should be classified as an astrocytopathic disease rather than a demyelinating disease. Clin Exp Neuroimmunol，2012，3：58–73.

15. FUJIMORI J，TAKAI Y，NAKASHIMA I，et al. Bilateral frontal cortex

encephalitis and paraparesis in a patient with anti- MOG antibodies. J Neurol Neurosurg Psychiatry , 2017, 88 (6)：534-536.

16. FUKUSHIMA N, SUZUKI M, OGAWA R, et al. A case of anti-MOG antibody-positive multiphasic disseminated encephalomyelitis co-occurring with unilateral cerebral cortical encephalitis. Rinsho Shinkeigaku, 2017, 57 (11)：723–728.

17. HACOHEN Y, ABSOUD M, DEIVA K, et al. Myelin oligodendrocyte glycoprotein antibodies are associated with a non-MS course in children. Neurol Neuroimmunol Neuroinflamm, 2015, 2 (2)：e81.

18. HAMID S H M, WHITTAM D, SAVIOUR M, et al. Seizures and encephalitis in myelin oligodendrocyte glycoprotein IgG disease vs aquaporin 4 IgG disease. JAMA Neurol, 2018, 75 (1)：65-71.

19. HAVLA J, KÜMPFEL T, SCHINNER R, et al. Myelin-oligodendrocyte-glycoprotein （MOG) autoantibodies as potential markers of severe opticneuritis and subclinical retinal axonal degeneration. J Neurol, 2017, 264 (1)：139-151.

20. HOFTBERGER R, SEPULVEDA M, ARMANGUE T, et al. Antibodies to MOG and AQP4 in adults with neuromyelitis optica and suspected limited forms of the disease. Mult Scler, 2015, 21 (7)：866-874.

21. IKEDA K, KIYOTA N, KURODA H, et al.Severe demyelination but no astrocytopathy in clinically definite neuromyelitis optica with anti-myelin-oligodendrocyte glycoprotein antibody.Mult Scler, 2015, 21 (5)：656-659.

22. JARIUS S, KLEITER I, RUPRECHT K, et al.MOG-IgG in NMO and

中国医学临床百家

related disorders：a multicenter study of 50 patients. Part 3：Brainstem involvement - frequency，presentation and outcome.J Neuroinflammation，2016，13（1）：281.

23. JARIUS S，METZ I，KÖNIG F B，et al. Screening for MOG-IgG and 27 other anti-glial and anti-neuronal autoantibodies in "pat-tern II multiple sclerosis" and brain biopsy findings in a MOG-IgG-positive case. Mult Scler，2016，22：1541-1549.

24. JARIUS S，RUPRECHT K，KLEITER I，et al.MOG-IgG in NMO and related disorders：a multicenter study of 50 patients. Part 2：Epidemiology，clinical presentation，radiological and laboratory features，treatment responses，and long-term outcome.J Neuroinflammation，2016，13（1）：280.

25. JARIUS S，RUPRECHT K，KLEITER I，et al. MOG-IgG in NMO and related disorders：a multicenter study of 50 patients. Part 1：frequency，syndrome specificity，influence of disease activity，long- term course，association with AQP4-IgG，and origin. J Neuroinflamm，2016，13（1）：279.

26. JARIUS S，WILDEMANN B. Aquaporin-4 antibodies（NMO-IgG）as a serological marker of neuromyelitis optica：a critical review of the literature. Brain Pathol，2013，23（6）：661-683.

27. JURYNCZYK M，MESSINA S，WOODHALL M R，et al. Clinical presentation and prognosis in MOG-antibody disease：a UK study. Brain，2017，140（12）：3128-3138.

28. KANEKO K，SATO D K，NAKASHIMA I，et al. Myelin injury without astrocytopathy in neuroinflammatory disorders with MOG antibodies. J Neurol Neurosurg Psychiatry，2016，87（11）：1257-1259.

29. KIM S M, WOODHALL M R, KIM J S, et al. Antibodies to MOG in adults with inflammatory demyelinating disease of the CNS. Neurol Neuroimmunol Neuroinflamm, 2015, 2 (6): e163.

30. KITLEY J, WATERS P, WOODHALL M, et al.Neuromyelitisoptica spectrum disorders with aquaporin-4 and myelin-oligodendrocyte glycoprotein antibodies: a comparative study. JAMA Neurol, 2014, 71 (3): 276-283.

31. KITLEY J, WOODHALL M, WATERS P, et al. Myelin- oligodendrocyte glycoprotein antibodies in adults with a neuromyelitis optica phenotype. Neurology, 2012, 79 (12): 1273-1277.

32. KÖRTVÉLYESSY P, BREU M, PAWLITZKI M, et al. ADEM-like presentation, anti-MOG antibodies, and MS pathology: two case reports. Neurol Neuroimmunol Neuroinflamm, 2017, 4 (3): e335.

33. LECHNER C, BAUMANN M, HENNES EM, et al. Antibodies to MOG and AQP4 in children with neuromyelitis optica and limited forms of the disease. J Neurol Neurosurg Psychiatry, 2016, 87 (8): 897-905.

34. ZHOU L, HUANG Y, LI H, et al. MOG-antibody associated demyelinating disease of the CNS: a clinical and pathological study in Chinese Han patients.Journal of Neuroimmunology, 2017, 305: 19-28.

35. MADER S, GREDLER V, SCHANDA K, et al. Complement activating antibodies to myelin oligodendrocyte glycoprotein in neuromyelitis optica and related disorders.J Neuroinflamm, 2011, 8: 184.

36. MARIGNIER R, BERNARD-VALNET R, GIRAUDON P, et al. Aquaporin-4

antibody-negative neuromyelitis optica： distinct assay sen-sitivity-dependent entity. Neurology，2013，80（24）：2194–2200.

37. MAYER M C，MEINL E.Glycoproteins as targets of autoantibodies in CNS inflammation：MOG and more. Ther Adv Neurol Disord，2012，5（3）：147-159.

38. MELAMED E，LEVY M，WATERS P J，et al. Update on biomarkers in neuromyelitis optica. Neurol Neuroimmunol Neuroinflamm，2015，2（4）：e134.

39. NAKAJIMA H，MOTOMURA M，TANAKA K，et al. Antibodies to myelin oligodendrocyte glycoprotein in idiopathic optic neuritis. BMJ Open，2015，5（4）：e007766.

40. NAKAMURA Y，NAKAJIMA H，TANI H，et al. Anti- MOG antibody-positive ADEM following infectious mononucleosis due to a primary EBV infection：a case report. BMC Neurol，2017，17（1）：76.

41. OGAWA R，NAKASHIMA I，TAKAHASHI T，et al. MOG antibody-positive，benign，unilateral，cerebral cortical encephalitis with epilepsy. Neurol Neuroimmunol Neuroinflamm，2017，4（2）：e322.

42. PACHE F，ZIMMERMANN H，MIKOLAJCZAK J，et al. MOG-IgG in NMO and related disorders：a multicenter study of 50 patients. Part 4：afferent visual system damage after optic neuritis in MOG- IgG-seropositive versus AQP4-IgG-seropositive patients. J Neuroinflamm，2016，13（1）：282.

43. PAPADOPOULOS M C，BENNETT J L，VERKMAN A S. Treatment of neuromyelitis optica：state-of-the-art and emerging therapies. Nat Rev Neurol，2014，10（9）：493-506.

44. PESCHL P, BRADL M, HÖFTBERGER R, et al. Myelin oligodendrocyte glycoprotein：deciphering a target in inflammatory demyelinating diseases. Front Immunol, 2017, 8：529.

45. PICCOLO L, WOODHALL M, TACKLEY G, et al. Isolated new onset 'atypical' optic neuritis in the NMO clinic：serum antibodies, prognoses and diagnoses at follow-up. J Neurol, 2016, 263 (2)：370-379.

46. PROBSTEL A K, DORNMAIR K, BITTNER R, et al. Antibodies to MOG are transient in childhood acute disseminated encephalomyelitis. Neurology, 2011, 77 (6)：580-588.

47. PROBSTEL A K, RUDOLF G, DORNMAIR K, et al. Anti-MOG antibodies are present in a subgroup of patients with a neuromyelitis optica phenotype. J Neuroinflammation, 2015, 12：46.

48. RAMANATHAN S, MOHAMMAD S, TANTSIS E, et al. Clinical course, therapeutic responses and outcomes in relapsing MOG antibody-associated demyelination. J Neurol Neurosurg Psychiatry, 2018, 89 (2)：127-137.

49. RAMANATHAN S, PRELOG K, BARNES E H, et al. Radiological differentiation of optic neuritis with myelin oligodendrocyte glycoprotein antibodies, aquaporin-4 antibodies, and multiple sclerosis. Mult Scler, 2015, 22 (4)：470-482.

50. RAMANATHAN S, REDDEL S W, HENDERSON A, et al. Antibodies to myelin oligodendrocyte glycoprotein in bilateral and recurrent optic neuritis. Neurol Neuroimmunol Neuroinflamm, 2014, 1 (4)：e40.

51. ROSTASY K, MADER S, HENNES E, et al. Persisting myelin

oligodendrocyte glycoprotein antibodies in aquaporin-4 antibody negative pediatric neuromyelitis optica. Mult Scler, 2013, 19 (8) : 1052-1059.

52. ROSTASY K, MADER S, SCHANDA K, et al. Anti-myelin oligodendrocyte glycoprotein antibodies in pediatric patients with optic neuritis. Arch Neurol, 2012, 69 (6) : 752-756.

53. SAADOUN S, WATERS P, OWENS G P, et al. Neuromyelitis optica MOG-IgG causes reversible lesions in mouse brain. Acta Neuropathol Commun, 2014, 2: 35.

54. SASITORN S, DOUGLAS K, KIMIHIKO K, et al.The clinical spectrum associated with myelin oligodendrocyte glycoprotein antibodies (anti-MOG-Ab) in Thai patients.Multiple Sclerosis Journal, 2016, 22 (7) : 964-968.

55. SATO D K, CALLEGARO D, LANA-PEIXOTO M A, et al. Seronegative neuromyelitis optica spectrum – the challenges on disease defi-nition and pathogenesis. Arq Neuropsiquiatr, 2014, 72 (6) : 445-450.

56. SATO D K, CALLEGARO D, LANA-PEIXOTO M A, et al. Distinction between MOG antibody positive and AQP4 antibody-positive NMO spectrum disorders. Neurology, 2014, 82 (6) : 474-481.

57. SEPÚLVEDA M, ARMANGUE T, MARTINEZ H E, et al. Clinical spectrum associated with MOG autoimmunity in adults: significance of sharing rodent MOG epitopes. J Neurol , 2016, 263 (7) : 1349-1360.

58. SEPÚLVEDA M, ARMANGUÉ T, SOLA-VALLS N, et al. Neuromyelitis optica spectrum disorders. Comparison according to the phenotype and serostatus. Neurol

Neuroimmunol Neuroinflamm, 2016, 3 (3): e225.

59. SIRITHO S, SATO D K, KANEKO K, et al. The clinical spectrum associated with myelin oligodendrocyte glycoprotein antibodies (anti-MOG-Ab) in Thai patients. Mult Scler, 2016, 22 (7): 964-968.

60. SPADARO M, GERDES L A, KRUMBHOLZ M, et al.Autoantibodies to MOG in a distinct subgroup of adult multiple sclerosis. Neurol Neuroimmunol Neuroinflamm, 2016, 3 (5): e257.

61. SPADARO M, GERDES L A, MAYER M C, et al. Histopathology and clinical course of MOG-antibody-associated encephalomyelitis. Ann Clin Transl Neurol, 2015, 2 (3): 295-301.

62. STIEBEL-KALISH H, LOTAN I, BRODY J, et al. Retinal nerve fiber layer may be better preserved in MOG-IgG versus AQP4-IgG optic neuritis: a cohort study. PLoS One, 2017, 12 (1): e0170847.

63. KIM S M, WOODHALL M R, KIM J S, et al. Antibodies to MOG in adults with inflammatory demyelinating disease of the CNS.Neurol Neuroimmunol Neuroinflamm, 2015, 2 (6): e163.

64. VAN PELT E D, WONG Y Y M, KETELSLEGERS I A, et al. Neuromyelitis optica spectrum disorders: comparison of clinical and magnetic resonance imaging characteristics of AQP4-IgG versus MOG-IgG seroposi-tive cases in the Netherlands. Eur J Neurol, 2015, 23 (3): 580-587.

65. JARIUS S, PROBST C, BOROWSKI K, et al. Standardized method for the detection of antibodies to aquaporin-4 based on a highly sensitive immunofluorescence

assay employing recombinant target antigen.J Neurol Sci, 2010, 291（1-2）：52-56.

66. WANG J J, JAUNMUKTANE Z, MUMMERY C, et al. Inflammatory demyelination without astrocyte loss in MOG antibody-positive NMOSD. Neurology, 2016, 87（2）：229-231.

67. WATERS P, WOODHALL M, O' CONNOR K C, et al. MOG cell-based assay detects non-MS patients with inflammatory neurologic disease. Neurol Neuroimmunol Neuroinflamm, 2015, 2（3）：e89.

68. ZEKERIDOU A, LENNON V A. Aquaporin-4 autoimmunity. Neurol Neuroimmunol Neuroinflamm, 2015, 2（4）：e110.

（丁　岩）

急性播散性脑脊髓炎

急性播散性脑脊髓炎（acute disseminated encephalomyelitis，ADEM）是广泛累及脑和脊髓的急性IIDDs，以多灶性或弥散性小静脉周围脱髓鞘为病理特征。ADEM通常呈单相病程，在儿童和青年人中多见，多发生于感染、出疹及疫苗接种后，被称为感染后、出疹后及疫苗接种后脑脊髓炎（postinfectious，postexanthem and postvaccinal encephalomyelitis）。部分ADEM患者可能复发，部分的MS或NMOSD患者在首次发作时可出现类似ADEM的表现。近年来，血清抗MOG抗体阳性在ADEM患者中较常见，其病理机制有待进一步探讨。

99. 急性播散性脑脊髓炎的流行病学

ADEM发病具有偶发性与散发性，因国际上尚缺乏统一的成人诊断标准，确切的人群发病率不详，研究发现我国南昌市年发病率约为0.31/10万，平均发病年龄25.97岁，男女比例约为

1：1。日本福冈县调查表明，15 岁以下儿童 ADEM 的年发病率为 0.64/10 万。

ADEM 的发病呈年龄相关性，儿童发病率较高，有报道表明，儿童 ADEM 的平均发病年龄为 5～8 岁，以男童居多。近年来发表的较大宗病例报告，帮助我们认识 ADEM 的人口学和临床信息。美国 Koelman 等（2016 年）报道了 228 例，采用多中心回顾性研究方法，观察了人口学、临床表现、实验室及脑 MRI 检查，在平均 38 个月的随访期间，211 例患者符合 ADEM 诊断。该研究人群包括成人和儿童，其平均发病年龄为 17 岁。男女比例约为 1：1.17。临床上以多部位受累起病较多见，主要表现有脑病、步态异常、头痛、发热、恶心或呕吐、脑神经受损，以及癫痫发作等。一项国际多中心的回顾性研究总结了中国、新加坡和日本 83 例 ADEM 患者，发现亚洲患者的脊髓受累比例高。表 13 和表 14 总结了近 3 年来的 ADEM 研究的人口学、临床表现、实验室和脑 MRI 检查等信息。

表 13　五组 ADEM 病例的人口学调查研究以及 ADEM 的定义

	Koelman et al （2016）	Koelman et al （2016）	Yamaguchi et al （2016）	钟晓南等 （2016）	阮进等 （2019）
研究类型	回顾性调查	回顾性调查	回顾性调查	回顾性调查	回顾性调查
随访方式	表格调查，电话采访	表格调查，电话采访	表格调查	门诊随访，表格调查	表格调查，电话采访

续表

	Koelman et al (2016)	Koelman et al (2016)	Yamaguchi et al (2016)	钟晓南等 (2016)	阮进等 (2019)
随访月数	1～91	0～277	平均 36	平均 50	11～69
人群	成人，儿童	成人，儿童	儿童	成人，儿童	儿童
例数	83	156	66	44	73
年龄范围	2～80	平均 17 岁	平均 5.5 岁	平均 25 岁	1～17
性别，女/男	35/48	73/83	22/44	21/23	38/35
ADEM 定义	ICD-9 中编码为感染或非感染性 ADEM（323.61 和 323.81）	ICD-9 中编码为感染或非感染性 ADEM（323.61 和 323.81）	国际儿童多发性硬化研究小组（IPMSSG）2007 版标准	IPMSSG 2012 版诊断标准	IPMSSG 2012 版诊断标准

表 14　五组 ADEM 病例的临床表现、CSF 和脑 MRI 表现调查比较

	Koelman et al (2016)	Koelman et al (2016)	Yamaguchi et al (2016)	钟晓南等 (2016)	阮进等 (2019)
前驱感染史（%）	27（33%）（包括疫苗史）	61%	41（62%）	（20%）	41（56%）
疫苗接种史（%）	不详	4%	12（18%）	不详	7（10%）
发病时临床症状（%）					
发热	63	45	68	45	73
头痛	51	54	27	30	64
脑病	51	66	100	80	100
视神经炎	16	8	11	不详	32

续表

	Koelman et al（2016）	Koelman et al（2016）	Yamaguchi et al（2016）	钟晓南等（2016）	阮进等（2019）
其他视觉问题	22	25	不详	不详	不详
其他脑神经受损	34	36	9	不详	不详
无力	65	47	23	不详	64
感觉异常	54	27	15	不详	36
恶心／呕吐	25	39	30	不详	55
癫痫	16	14	32	27	23
共济失调	23	32	不详	11	36
步态异常	54	58	59	不详	不详
排尿障碍	不详	不详	24	不详	40
CSF（%）					
细胞数增多	66	71	85	47.7	28
蛋白增高	72	53	不详	25	21
寡克隆带 (+)	34	24	8	6.8	17
MRI 表现（%）					
幕下病变	51	62	不详	不详	不详
脑室旁	28	39	20/31（30）	不详	38
胼胝体	8	24	11/61（18）	不详	26
深部灰质	不详	42	30/61（49）	75	60
脑干	不详	54	19/66（29）	不详	58
其他幕上病变	不详	85	41/61（67）	不详	17（皮质灰质）
小脑	不详	42	20/66（30）	不详	42

续表

	Koelman et al（2016）	Koelman et al（2016）	Yamaguchi et al（2016）	钟晓南等（2016）	阮进等（2019）
脊髓	68	37	16/42（38）	14/29（48）	20/43（47）
病灶强化	不详	不详	不详	50	不详
随访					
	n=78例诊断ADEM；74例为单相病程，4例多相病程。MS2例，神经系统结节病1例，神经系统淋巴瘤1例	收集228例患者，156例诊断单相ADEM，23例多相型；MS24例，NMOSD8例，其他疾病17例	66例患者诊断单相ADEM，2例为复发型，7例为多相型	共44例患者，单相型23例（52%），多相型21例（48%），其中2例确诊NMO	随访期间共15例（21%）患儿复发，最终4例诊断为MDEM，7例诊断MS，2例诊断NMOSD，余下2例目前尚无可归类疾病

100. 急性播散性脑脊髓炎的病因和发病机制

（1）病因：ADEM 的确切病因不明。自 1860 年开始人们陆续发现接种天花疫苗后可能发生脑脊髓炎，发生率约为 1/4000。19 世纪末期已知注射狂犬病疫苗可引起严重的脑脊髓炎，也称为神经麻痹意外事件，在 750 例狂犬病疫苗接种者中发生 1 例脑脊髓炎，其中约 25% 的病例为致死性，使用兔脑组织培养的死病毒疫苗接种后发病率显著下降，后来由胚胎鸭卵、人类二倍体细胞感染特定病毒制成的替代疫苗含极少或不含神经组织，发病率极低，狂犬疫苗接种后发病率为 1/500 000 ～ 1/7000；但一些发展中国家使用未严格纯化的疫苗，导致 ADEM 发病率较高。接种白喉—百日咳—破伤风减毒活疫苗、麻疹疫苗、日本乙型脑炎疫苗及流感疫苗等也偶可发生 ADEM。2007—2008 年四川省 143 万人接种麻疹疫苗，仅有 1 人发病。Denholm 等（2010年）报道了 3 例成人 H1N1 09 流感疫苗接种后 10 ～ 21 天，出现 ADEM 症状，包括急性截瘫、意识障碍和共济失调等。

典型的 ADEM 有前驱感染病史，以麻疹、风疹、水痘最常见，其次是流行性腮腺炎、牛痘、甲型或乙型流感、落矶山斑疹热、甲型或乙型肝炎等，也可继发于单纯疱疹、人类疱疹病毒 -6、EB 病毒、巨细胞病毒、支原体、衣原体、军团菌属、弯曲菌、破伤风、脑膜炎球菌 A/C 感染后，但发生率较低。Tselis 等（2005 年）统计麻疹感染后 ADEM 发病率为 1/1000，水痘感染后 1/10 000，风疹感染后 1/20 000。服用某些药物或食物，如左旋咪唑、驱虫净、复方磺胺甲　唑、蚕蛹等也可引起发病，Orgogozo 等（2003 年）试用人工合成 Aβ 淀粉样蛋白前体浓聚物治疗 Alzheimer 病，298 例中有 18 例（6%）出现了 ADEM 症状，对照组无 1 例发病。少数病例在围生期、手术后发病，但部分患者无疫苗接种或感染病史，称为特发性 ADEM。

ADEM 与前驱感染或疫苗接种的因果关系目前尚不明确，国内研究表明，不能证明疫苗与 ADEM 及其复发风险之间的联系。Cole 等（2019 年）认为，大多数（55% ～ 86%）儿童 ADEM 病例发病前存在系统性病毒疾病，也有疫苗接种后 ADEM 报道，但考虑到接种疫苗和儿童感染频率（最多每年 8 次上呼吸道感染被认为是正常的），故无法证明接种疫苗或感染与 ADEM 存在时间上的因果关联。

（2）发病机制：ADEM 确切的发病机制仍不清楚，一些重要问题尚无明确答案，如为何大多数 ADEM 是单相病程，为何大多数 ADEM 患者不会发展为 MS。目前，大多数专家认为 ADEM 是一种免疫介导的疾病，ADEM 与实验性变态反应性脑脊髓炎存在相似之处。目前，ADEM 发病机制假说包括分子模拟理论，认为某些中枢神经系统分子，如髓鞘碱性蛋白（myelin basic protein，MBP）、蛋白脂质蛋白（protein lipid protein，PLP）、髓鞘少突胶质细胞糖蛋白（myelin oligodendrocyte glycoprotein，MOG）与抗原的部分结构具有一定相似性，特别是抗病毒或抗菌抗体，并由此引发免疫反应，导致 ADEM 发生。另一假说是炎症理论，ADEM 患者的 CNS 因病毒感染导致继发性损伤，因 BBB 破坏，CNS 抗原如髓鞘蛋白抗原表位被释放到外周血中，并暴露在 T 淋巴细胞中，T 淋巴细胞会引起针对患者 CNS 的新的炎症反应。

ADEM 患者中，首先启动对自身抗原的自身免疫反应机制还未完全阐明，但一些小鼠模型数据显示，CNS 脱髓鞘主要是由 T 细胞驱动的。在 ADEM 患者血清中已鉴定出 T 细胞激活的 MBP、PLP 和 MOG 抗体，抗 MOG-Ab 在 33% ～ 66% 的儿童

ADEM 中被检出。

101. 急性播散性脑脊髓炎的病理

ADEM 最显著的神经病理学特征是，静脉周围巨噬细胞浸润的炎性反应伴有大片状脱髓鞘区，主要影响大脑半球、脑干、小脑、皮质下灰质和脊髓等。病变早期可见静脉周围淋巴细胞(T细胞为主) 和少量的浆细胞浸润，大量小胶质细胞逐渐聚集成密集的合胞体，随后逐渐转变成神经胶质吞噬细胞 (图 56)。这些炎性细胞导致大量髓鞘蛋白崩解，但轴索及神经细胞保持不同程度的完整，仅少数髓鞘较薄的神经纤维发生轴索损害。Nathan 等 (2010 年) 通过 13 例患者尸检或活检，发现 ADEM 大脑皮质小胶质细胞活化聚集，未见脱髓鞘改变，这种病理改变可能与患者意识改变相关。

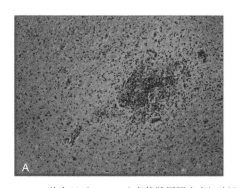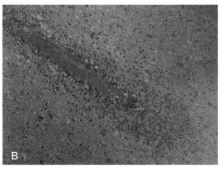

A：HE 染色显示 ADEM 患者静脉周围炎症细胞浸润和小胶质细胞反应。B：Luxol fast blue 染色显示静脉周围脱髓鞘改变及炎症细胞浸润。

图 56　ADEM 患者静脉周围 HE 染色 ×100 及 Luxol fast blue 染色 ×100（彩图见彩插 19）

102. 急性播散性脑脊髓炎的临床表现

（1）典型的 ADEM 在病前 1～4 周内常有前驱感染病史，如感冒、发热和发疹，以及疫苗接种史，或受凉、雨淋、分娩和手术史等。患者多为儿童及青壮年，通常急性起病，症状在 2～5 日内达高峰，多为散发，无明显季节性，病情较严重，有些病例病情凶险，病程可持续数周或数月。

（2）临床表现取决于病变损伤部位、程度和范围等，通常出现多灶性神经功能障碍，如脑和脊髓广泛弥漫性损害，精神症状和意识障碍较突出。MDEM 根据临床症状和病变部位可分为脑炎型、脊髓炎型和脑脊髓炎型。按病程分为单相型和多相型，单相型临床最常见，ADEM 症状可在发病前 3 个月内波动，MDEM 表现为发病 3 个月后时间与空间多发，症状、体征及影像学检查均证明有新病灶。

①脑炎型：急性发病，出现发热、头痛、嗜睡、意识模糊、意识丧失和精神异常等，常伴有局限性或全面性痫性发作，严重病例迅速出现昏睡、昏迷和去脑强直发作，以及偏瘫、失语、视野缺损（如偏盲）、迅速进展的视力障碍（如双侧视神经炎）、脑神经麻痹，以及共济失调等，也可见共济失调性肌阵挛、舞蹈—手足徐动症，脑膜受累可见脑膜刺激征，CSF 可见脑膜炎改变。

②脊髓炎型：出现部分或完全性截瘫或四肢瘫，上升性麻痹，腱反射减弱或消失，传导束型感觉减退或消失，不同程度膀胱和直肠功能障碍；有时可见类似脊髓前动脉闭塞综合征，表现

某一水平以下痉挛性截瘫和痛觉缺失，但触觉保留；起病时后背部疼痛可较突出，通常无发热。此型 MOG 抗体常为阳性。

③脑脊髓炎型：兼有脑炎和脊髓炎的临床特点。

（3）疹病后脑脊髓炎通常出现于发疹后 2 ～ 4 日，在疹斑消退、症状改善时突然再次出现高热、抽搐、昏睡和昏迷。有些患者发生偏瘫或小脑综合征，多发生在水痘之后，偶可发生横贯性脊髓炎。许多病例病情不重，表现短暂的脑炎症状，如头痛、意识模糊和脑膜刺激征等，CSF 可见淋巴细胞增多，蛋白增高。表现单独累及小脑的感染后脑脊髓炎变异型，可能与特定的病毒感染有关，表现轻微共济失调，伴不同程度锥体束征，出现于儿童疹病数日内。

（4）ADEM 也可伴有较严重的神经根和周围神经损伤，类似急性炎症性脱髓鞘性多发性神经病或表现为上升性瘫痪，此型预后较差。南美洲使用乳鼠脑制成的狂犬病疫苗接种可引起此型的周围神经病，较脑脊髓炎更常见。

103. 急性播散性脑脊髓炎的辅助检查

（1）外周血白细胞增多，血沉加快，CRP 增高；可见抗 MOG 抗体阳性，抗 AQP4 抗体阴性。

（2）CSF 压力正常或增高，CSF-MNC 增多，通常 $< 100 \times 10^6$/L，蛋白轻至中度增高，一般 < 1 g/L；IgG 可增高，寡克隆带阳性少见。CSF 二代测序筛查 CNS 感染性疾病病原体阴性。

（3）EEG 检查可见广泛中度以上异常，常见 θ、δ 波，但无特异性；亦可见棘波和棘慢综合波。ADEM 出现癫痫发作的患者几乎都可见抗 MOG 抗体阳性。

（4）脑 CT 经常可见白质内弥散的多灶性大片状或斑片状低密度区，可见环形或结节状强化。脑 MRI 特征是弥漫性、边界不清的大片状脑白质病变，可伴深部灰质病灶，T_1WI 低信号少见，深部灰质受累有助于 ADEM 与 MS 的鉴别。病灶可呈强化，近半数病灶不强化（图 57），外周有水肿带；脊髓亦可受累。国际儿童多发性硬化研究小组（IPMSSG）定义的 ADEM 患儿 MRI 特征见表 15。质子磁共振波谱（H-MRS）在 ADEM 急性期显示肌醇 / 肌酐比值降低，脂质增加，NAA 或胆碱浓度不变。

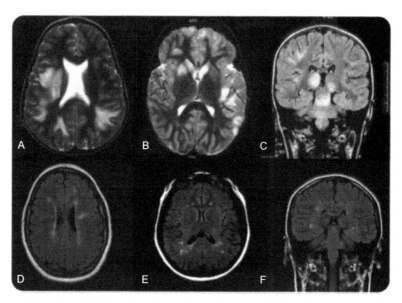

ADEM 患者的 T_2 加权图像显示双侧白质，基底神经节和皮质弥漫性，多灶性，可见边界模糊的不对称病变（A，B）；冠状 FLAIR 图像显示不对称的丘脑病灶（C）。MS 患者的 FLAIR 图像显示多灶性，不对称的边界清楚的白质卵圆形病变，主要在侧脑室周围（D，E）和冠状（F）中基底节未受累。

图 57　急性 ADEM（A ～ C）和 MS（D ～ F）的典型 MRI 表现

表15 IPMSSG 定义的 ADEM 的 MRI 病变特征

病变描述	初始 MRI 异常发生率（%）
双侧病灶	$89 \sim 100$
幕上和幕下病灶	56
皮质下白质病灶	$47 \sim 79$
大病灶（＞2 cm）	$80 \sim 97$
脑室周围白质病灶	$6 \sim 60$
T_1WI 低信号 / 黑洞	$3 \sim 18$
皮质灰质病灶	$0 \sim 6$
脑干病灶	$29 \sim 67$
小脑病灶	$29 \sim 52$
丘脑病灶	$20 \sim 58$
基底节受累	$20 \sim 54$
脊髓受累	$18 \sim 80$
病灶 ≥ 3 个节段	$60 \sim 100$
钆增强	$18 \sim 50$
DWI/ADC 上血管源性水肿	75
DWI/ADC 上细胞毒性水肿	12.5

104. 急性播散性脑脊髓炎的诊断和鉴别诊断

（1）急性播散性脑脊髓炎诊断要点 ①多为儿童和青壮年患者，在感染或疫苗接种后急性起病，病情严重或险恶。②主要表现脑、脊髓多灶性弥漫性损害症状体征，脑型突出表现为脑病，可伴脑膜刺激征、锥体束征和小脑体征等；脊髓型出现截瘫、上升性麻痹和尿便障碍等。③外周血可见抗 MOG 抗体（+）；CSF 压力正常或增高，CSF 单个核细胞增多，蛋白轻中度增高，IgG 增高，寡克隆带阳性少见。④ EEG 广泛中度异常；MRI 或 CT 发现脑和脊髓多发性散在病灶。需要进行较全面检查，关注诊断的警示征（表 16）。

表 16 ADEM 的诊断和可能的病因警示征

ADEM 非典型临床表现	可能的病因
头痛和持续的脑膜炎体征	感染性脑炎，系统性自身免疫病（神经系统结节病，SLE），CNS 血管炎
卒中样事件	CNS 血管炎，抗磷脂抗体综合征，线粒体病
复发性癫痫	感染性或自身免疫性脑炎
肌张力障碍或帕金森症	感染性或自身免疫性脑炎
神经精神症状	SLE，自身免疫性脑炎
渐进性病程	遗传或代谢性疾病，神经胶质瘤病，神经系统结节病
发育迟滞或神经系统病史	遗传或代谢性疾病，
复发性脑病事件	遗传或代谢性疾病，系统性自身免疫病，自身免疫性脑炎
ADEM CSF 非典型表现	寡克隆带阳性支持 MS
细胞计数 >50/mm3 或中性粒细胞为主，或蛋白 >100 mg/dL	CNS 感染，NMOSD，SLE
ADEM 影像学非典型表现	（MRI 显示深部灰质病变有助于诊断 ADEM）
弥漫性，对称性脑损害	遗传或代谢性疾病，脑白质营养不良，线粒体病，CO 中毒
弥散受限的缺血性损害	卒中，线粒体病，CNS 感染或血管炎，抗磷脂抗体综合征
颞叶内侧病灶	自身免疫性脑炎

（2）鉴别诊断 应注意与以下的疾病鉴别：

①多发性硬化：ADEM 和 MS 都可以累及大脑半球、小脑、脑干和脊髓，尤其首次发作的 MS 与 ADEM 鉴别较为困难。MS 好发于成人，前驱病毒感染史不明显，一般呈复发缓解的多相病程，发病时无高热、抽搐和脑膜刺激征，全脑受损症状少见；CSF 细胞数多正常或 MNC 轻度增多，IgG 指数增高，常可检出寡克隆带；影像学多见脑室周围椭圆形或线状病灶，与脑室紧邻和垂直。ADEM 多见于儿童，多有病毒感染及疫苗接种史，起病迅速，呈急性单相病程，病情严重，可有发热、意识障碍或昏迷、脑膜炎等，共济失调常见，这些在 MS 患者罕见；CSF 压力增高，MNC 增多，蛋白轻中度增高，寡克隆带少见；影像学可见弥散的多灶性大片状白质病变，MRI 显示深部灰质受累有助于 ADEM 诊断。

②病毒性脑炎：随着病毒学检查及神经影像技术的进步，大部分病毒性脑炎可临床确诊并与 ADEM 鉴别，如乙型脑炎有明显流行季节，ADEM 为散发性；单纯疱疹病毒脑炎常有高热、抽搐，ADEM 发热症状不明显。MRI 可见颞叶、岛叶、额叶眶面可见 T_1WI 低信号及 T_2WI 高信号，ADEM 多为白质内多灶性病变。

③原发性中枢神经血管内淋巴瘤：发病年龄多在 35 ~ 87 岁，男性较多，常出现亚急性脑病表现，如进行性记忆力定向力障碍、精神行为异常等，随后出现局灶性神经功能缺失，少数病例出现脑梗死、脑出血或横贯性脊髓炎等，脑 MRI 可见皮质下

团块状 T_2WI 高信号，CSF 可见异常淋巴细胞，部分患者给予皮质醇激素治疗症状可有短暂好转，本病死亡率高，多数患者发病后仅生存约 1 年。

④儿童的自身免疫性神经精神障碍伴链球菌感染（pediatric autoimmune neuropsychiatric disorder associated with streptococcal infection，PANDAS）：多在 3 岁至青春期发病，病前有链球菌感染史如链球菌咽炎、猩红热等，逐渐出现强迫观念、抽动、污言秽语等表现，部分患儿逐渐出现躯干及肢体强直、震颤、姿势异常等椎体外系症状，以及意识模糊、情绪不稳、重复模仿语言、大笑、不当行为等，脑 MRI 显示基底节区病灶，临床症状及病程符合 ADEM，也称为链球菌感染后 ADEM，随着病情进展，基底节病灶扩大，β- 溶血性链球菌抗体滴度增加。血浆交换治疗有效。

⑤ ADEM 还须与 CNS 血管炎、缺氧性脑病或 CO 中毒等鉴别。

105. 急性播散性脑脊髓炎的治疗

目前尚无 ADEM 的随机对照临床研究，因此，现阶段治疗 ADEM 主要是基于专家经验和观察性研究结果。

（1）大剂量甲泼尼龙静脉滴注目前大剂量糖皮质激素冲击治疗仍然是一线治疗。早期用药可减轻脑和脊髓水肿，保护 BBB，抑制炎性脱髓鞘病变。甲泼尼龙剂量为，体重＞ 30 kg 者

1000 mg/d，< 30 kg 的患儿 10 ～ 30 mg/kg·d，静脉滴注，连用5 天，随后改为泼尼松口服，4 ～ 6 周逐渐减量，在短期（3 周内）快速减量易导致 ADEM 复发。有些患者在激素治疗后症状缓解，但停药后病情又反复，恢复用药后仍可能改善。如发病前数日有病毒感染史或不能排除急性病毒性脑炎，可在应用甲泼尼龙的同时，合用抗病毒药物如更昔洛韦静脉滴注。

（2）大剂量免疫球蛋白静脉输注 0.4 g/（kg·d），3 ～ 5 天，可单独应用或与糖皮质激素合用。

（3）大剂量激素治疗无效可试用血浆交换（plasma exchange，PE）。美国神经病学协会推荐链球菌感染后 ADEM 应用血浆交换疗法（3 级证据，U 级推荐）。

（4）ADEM 急性期支持疗法非常重要，高热、昏迷患者可采用物理降温和冬眠疗法，颅内压增高可用脱水剂，还要注意控制感染和痫性发作，补充营养，维持水及电解质平衡。抗 MOG抗体阳性患者可考虑应用 DMT，具体的治疗可参见相关章节。

106. 急性播散性脑脊髓炎的预后

大部分 ADEM 患儿的预后良好。该病以单相病程为主，在起病数周后，症状开始好转，部分患者可残留神经体征、智力损害和行为异常等。本病死亡率较低，为 1% ～ 3%。部分患者可能复发或进展为多发性硬化。

参考文献

1. 钟晓南, 张炳俊, 王玉鸽, 等. 急性播散性脑脊髓炎44例临床分析. 中华医学杂志, 2016, 96: 3146-3150.

2. 阮进, 程敏, 李秀娟. 儿童急性播散性脑脊髓炎临床特征及复发因素分析. 中国当代儿科杂志, 2019, 21: 223-228.

3. CHEN Y, MA F, XU Y, et al. Vaccines and the risk of acute disseminated encephalomyelitis. Vaccine, 2018, 36 (26): 3733-3739.

4. COLE J, EVANS E, MWANGI M, et al Acute disseminated encephalomyelitis in Children: An updated review based on current diagnostic criteria. Pediatr Neurol, 2019, 100: 26-34.

5. CORTESE I, CHAUDHRY V, SO Y T, et al. Evidence-based guideline update: Plasmapheresis in neurologic disorders.Neurology, 2011, 76:294-300

6. DENHOLM J T, NEAL A, YAN B, et al. Acute encephalomyelitis syndromes associated with H1N1 09 influenza vaccination. Neurology, 2010, 75 (24): 2246-8.

7. KOELMAN D L, CHAHIN S, MAR S S, et al. Acute disseminated encephalomyelitis in 228 patients: A retrospective, multicenter US study. Neurology, 2016, 86 (22): 2085-93.

8. KOELMAN D L, BENKESER D C, XU Y, et al. Acute disseminated encephalomyelitis in China, Singapore and Japan: a comparison with the USA. Eur J Neurol, 2017, 24 (2): 391-396.

9. KRUPP L B, BANWELL B, TENEMBAUM S, et al. Consensus definitions proposed for pediatric multiple sclerosis and related disorders. Neurology, 2007, 68 (2):

7-12.

10.NATHAN P, BRIAN G, JOSEPH E, et al. Perivenous demyelination:association with clinically defined acute disseminated encephalomyelitis and comparison with pathologically confirmed multiple sclerosis. Brain, 2010, 133: 333-348.

11.POHL D, ALPER G, VAN HAREN K, et al. Acute disseminated encephalomyelitis: Updates on an inflammatory CNS syndrome. Neurology, 2016, 87 (9 Suppl 2): S38-45.

12.YAMAGUCHI Y, TORISU H, KIRA R, et al. A nationwide survey of pediatric acquired demyelinating syndromes in Japan. Neurology, 2016, 87 (19): 2006-2015.

13. XIONG C H, YAN Y, LIAO Z, et al. Epidemiological characteristics of acute disseminated encephalomyelitis in Nanchang, China: a retrospective study. BMC Public Health, 2014, 14: 111.

（董会卿　李大伟）

Schilder 病

Schilder 病或髓鞘弥漫性硬化症于 1912 年首先被描述。它是一种罕见的亚急性中枢神经系统白质广泛性炎性脱髓鞘疾病，常见于青少年期起病，临床表现为双侧视神经受累、颅内高压症状、失语症、精神症状等，通常为单相病程。目前该病的诊断较为困难，预后不详。

107. Schilder 病的概述

奥地利医生 Paul Ferdinand Schilder 在 1912 年首次描述了该病。最初的病例涉及一名 14 岁女孩，她于 1911 年 4 月就诊当地眼科诊所的门诊，主诉右侧视力略有下降。患儿母亲在几周前发现患儿餐后呕吐和性格改变，按照当时的常规做法，检测 Wassermann 反应阳性后静脉注射 Salvarsan（一种含砷的药物，用于治疗梅毒）。此后症状继续恶化，出现计算困难、呕吐、头痛、头晕、视力下降明显，几乎失明。之后数月进行性加重的神经功能缺损和颅内压增高后死亡。尸检发现在大脑半球的双侧卵圆形中具有肿瘤性脱髓鞘病变，边界清晰，轴突几乎完全保留。1912 年，Schilder 首次以弥漫性轴周脑炎报道了该病。此后一直沿用 Schilder 名字命名该病。

1955 年，戴保民教授首先报道了我国首例 Schilder 病的临床病理病案。患者，女性，37 岁。于 6 个月前突觉左上肢拇指麻木，继而发僵，以至上肢不能活动，随后下肢亦如此。最初诊断可能为颞上回脑瘤，后经手术治疗切除治疗，手术后患者一直未醒，12 天后死亡。病理解剖诊断：弥散性硬化（或 Schilder 病）。

1986 年，Poser 等为了将 Schilder 病与其他疾病，特别是肾上腺脑白质营养不良和异染性脑白质营养不良等区别，提出了一个广为接受的诊断标准。

到目前为止，该病多以病例报告为主，未见大样本的队列研究。

108. Schilder 病的病因和病理

该病的病因迄今未明，Shilder 病与 MS 的关系也不明确。特征性的病理改变为巨大的融合性脱髓鞘斑块，通常累计双侧大脑半球白质，其与 MS 的病理组织学改变类似。

大体可见大的融合病变占据大脑白质的大部分，急性病灶与正常脑白质之间可能无非常明显的界限。微观显微镜下可见急性脱髓鞘斑块中含有数量不等的 LFB 阳性的巨噬细胞，提示急性髓鞘破裂。超微结构可见少突胶质细胞数量减少，并可能出现凋亡。免疫组织化学上可见急性损伤通常包含少量的免疫反应性浸润 T 淋巴细胞。

1955 年我国首次患者的尸检病理结果示：右侧顶叶显示脑膜充血并有少量单核细胞浸润，白质改变明显。白质为细胞所代替，主要为肥胖星形细胞、少突胶质细胞、格子细胞、棒状细胞及星型胶质细胞。碱鞘染色除"U"形纤维外，完全看不到髓鞘。

109. Schilder 病的临床表现

（1）该病常在青少年期发病。2009 年，Bacigaluppi 等总结了 34 例患者，平均年龄为（23±18）岁。62% 为女性患者。多数患者表现亚急性起病，慢性进行性病程。

（2）该病临床表现多样，由于广泛的白质受累可导致多种神经系统症状和精神症状。常见的症状体征包括双侧视神经受累、颅内压增高、失语、癫痫、精神障碍等。

110. Schilder 病的辅助检查

（1）电生理学检查

①神经传导速度（nerve conduction velocity，NCV）：因该病一般不累及周围神经，故 NCV 一般正常，而肾上腺脑白质营养不良常累及周围神经，需要注意鉴别。

②诱发电位：枕叶白质最易受累而导致皮质盲，故 VEP 多

有异常。

（2）影像学检查

①头颅 CT：显示两侧大脑皮层下不对称的大片状低密度区，可有环形强化和占位效应，水肿不明显，病变大小不等。

②头颅 MRI：可表现大脑白质弥漫性大病灶（通常直径大于 2 厘米）或多发散在的较小病灶，多呈不对称性累及双侧半球，常为 T_1 低信号、T_2 高信号（图 58），可有环状强化和占位效应。环状强化常见于急性期，开环强化是较为特异性的表现。Bacigaluppi 等报道的 34 例患者，30 例患者有环状强化，环状强化可能与检查时间有关，占位效应与病变大小无关。

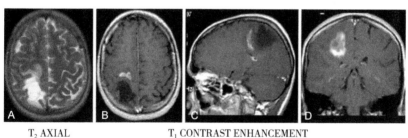

T₂ AXIAL　　　　　T₁ CONTRAST ENHANCEMENT

A：T₂ 像 T₁ 增强像；B、C、D：T₁ 增强像。

图 58　schilder 病头颅 MRI 表现

③ MRS：可出现 NAA 峰降低或轻度降低，Cho 峰升高。Lac 峰通常升高。

（3）CSF 检查 CSF 细胞数正常或轻度增高，蛋白轻度增高。通常无寡克隆区带。

（4）血液极长链脂肪酸（very-long-chain fatty acids，VLCFA）

中国医学临床百家

含量正常。可与肾上腺脑白质营养不良鉴别。血中 VLCFA 增高是肾上腺脑白质营养不良的特异性诊断指征。

111. Schilder 病的诊断和鉴别诊断

（1）诊断

1）Poser 等提出的诊断标准（1986）：

①该病是一个亚急性或慢性的脱髓鞘病变；

②颅内可见 1 个或多个（通常 2 个）双侧大致对称的斑块，累及包括半卵圆中心在内的 3 个区域，其中 2 个斑块的大小至少达到 3 cm ×2 cm；

③这些必须是在临床（如诱发电位）和影像学的基础上可被检出的唯一病变；

④必须没有累及周围神经系统；

⑤肾上腺功能必须正常；

⑥血清极长链脂肪酸含量正常；

⑦脑组织病理学必须与 MS 一致。

2）目前 Schilder 病的诊断仍是一种基于病史、临床表现及影像学特征等的临床经验性诊断。Bacigaluppi 等（2009 年）报道了 34 例患者，仅有 32% 为双侧病变。我们建议诊断 Schilder 病需谨慎。Schilder 病的描述早于其他非典型脱髓鞘综合征，以及 AQP4-IgG、MOG-IgG 和 GFAP-IgG 检测的研究，所以，要尽可能排除相关疾病。

（2）鉴别诊断

1）肾上腺脑白质营养不良为主的髓鞘形成障碍疾病、肾上腺脑白质营养不良是 X 性连锁隐性遗传病，以大脑白质进行性脱髓鞘和肾上腺功能不全为临床特征。VLCFA 在血浆和组织中异常堆积，尤其在脑和肾上腺皮质沉积。临床表现为程度不同的视力下降、听力障碍、智能减退、行为异常和精神障碍。头颅 MRI 多表现为 T_2 加权像及 FLAIR 序列呈双侧顶枕叶白质对称分布的蝶翼样高信号。该病极易与 Schilder 病混淆。实际上，Schilder 病在早年很长时间里一直被不加区分地使用于 Schilder 病和脑白质营养不良，对这两者进行鉴别有很重要的临床意义，两者鉴别的关键在于血清极长链脂肪酸含量是否正常，同时可行 ATP 结合蛋白 1 基因检测。

2）MS 呈急性或亚急性发病。临床表现取决于中枢神经系统受累部位，主要表现为视力下降（单眼或双眼）、复视、共济失调、肢体麻木无力、大小便障碍等。由于以白质受累为主。Shilder 病的临床表现类似 MS，且与 MS 的关系也不明确。Bacigaluppi 等（2009 年）报道了 34 例 Shilder 病患者，有 5 例最终进展为 MS。故对于考虑 Shilder 病的患者按照 MS 的最新诊断标准，完善影像学、CSF 和血液等检测后，协助诊断。

3）急性硬化性全脑炎有缺陷的麻疹病毒持续感染所致的中枢神经系统慢性进行性退行性致死性疾病，其预后差，病死率极高。典型的临床表现，如性格和行为改变、智力减退、阵发性肌阵挛、局部麻痹、记忆力减退、语言障碍、视力障碍。典型的脑电图改变。CSF 中球蛋白的水平增高，超过 CSF 中总蛋白水平的 20%。血清或 CSF 中出现高水平麻疹抗体。该病临床表现与 Schilder 病类似，需注意 Schilder 病的诊断排除该病。

4）脑肿瘤 Schilder 病因病灶周边具有占位效应，故与脑肿瘤有诸多相似，特别是与脑胶质瘤常易混淆。若以癫痫起病或出现影像学重、临床相对较轻的不对等现象，则应怀疑脑胶质瘤的可能。头部 CT、MRI 等检查有助于诊断。

112. Schilder 病的治疗及预后

该病目前尚缺乏循证医学证据支持的有效治疗方法。该病多为单相病程，文献报告皮质类固醇和利妥昔单抗可使患者的临床症状有所缓解。Schilder 病的诊治重点是需要和肾上腺脑白质营养不良进行区别。前者对激素有较为良好的反应，有一定的治疗价值。该病通常预后不详，多数患者病情持续或进展，部分患者在 1 ～ 2 年内死亡。

参考文献

1. SCHILDER P. Zur Kenntnis der sogenanntendiffusen sklerose. Z Ges Neurol Psychiatry，1912，10：1-60.

2. POSER C M, GOUTIÈRES F, CARPENTIER M A, et al.Schilder's

myelinoclastic diffuse sclerosis. Pediatrics，1986，77：107-12.

3. BACIGALUPPI S，POLONARA G，ZAVANONE M L，et al.Schilder's disease：non-invasive diagnosis? A case report and review.Neurol Sci，2009，30（5）：421-430.

4. MARA GENÇ H，KARA B，UYURYALÇIN E，et al.Long-term clinical and radiologic follow-up of Schilder's disease.Mult Scler Relat Disord，2017，13：47-51.

（李大伟）

特发性炎性脱髓鞘疾病的特色治疗

利妥昔单抗在视神经脊髓炎及其谱系疾病中的应用

视神经脊髓炎及其谱系疾病（neuromyelitis optica spectrum disorders，NMOSD）是一种少见的以体液免疫异常为主的中枢神经系统炎性脱髓鞘病，与发病机制密切相关的水通道蛋白 4 抗体（antibodies to aquaporin-4，AQP4-abs）的检测，是顽固性呃逆、ON、长脊髓病变导致的截瘫或四肢瘫等典型临床表现之外的对临床诊断有重要意义的诊断标志。有研究表明 AQP4 抗体的存在与预后和复发有关。AQP4 抗体的重要性驱使研究人员考虑到防止复发的治疗策略应基于抑制 B 淋巴细胞产生抗体。常用的经典的一线免疫抑制剂有硫唑嘌呤（azathioprine，AZA）、吗替麦考酚酯（mycophenolate mofetil，MMF），对于某些病情严重或者对一线治疗反应欠佳的患者，可以考虑静脉应用免疫抑制剂，环磷酰胺、米托蒽醌和利妥昔单抗是有效的药物，它们在 NMOSD 的治疗中能发挥强有力的作用，但环磷酰胺、米托蒽醌因不良反应大，甚至诱发机体癌变，应用受限。从 2005 年利妥昔单抗首次用于 NMOSD 后，越来越多的临床研究应用利妥昔单抗治疗 NMOSD；本节主要讨论利妥昔单抗在视神经脊髓炎谱病中的应用方案、监测手段和不良反应及注意事项。

113. 利妥昔单抗的药理机制

利妥昔单抗是一种人鼠嵌合性单克隆抗体，由一条鼠抗 CD20 的可变轻链和一条带有 Kappa 轻链的稳定的人 IgG-1 重链（Fc）组合而成，能特异性地与跨膜抗原 CD20 结合。CD20 表达在从骨髓内的前 B 细胞，到循环血液、淋巴组织和中枢神经系统内的初始 B 细胞、记忆 B 细胞、不成熟 B 细胞，以及短周期的浆母细胞的多个阶段 B 淋巴细胞表面，而不表达在造血干细胞、祖 B 细胞和分化的浆细胞表面（图 59），CD20 也表达在恶性 B 细胞表面（非霍奇金淋巴瘤）；另外，CD20 也表达在不到 5% 的 T 淋巴细胞表面，造血干细胞、正常浆细胞或其他正常组织不表达 CD20。利妥昔单抗与 B 细胞上的 CD20 抗原结合后，启动介导 B 细胞破坏的免疫反应，B 细胞破坏的可能机制包括：巨噬细胞和中性粒细胞的吞噬作用，补体依赖的细胞毒作用（complement dependent cytotoxicity，CDC），抗体依赖的细胞介导的细胞毒作用（antibody-dependent cell-mediated cytotoxicity，ADCC），这些机制有赖于利妥昔单抗的 Fc 片段结合于 B 细胞的 Fc 片段的 γ 受体。另外，体外实验发现 CD20 抗体与抗原结合后，能够以离子通道形式发挥功能，通过特定的表位激活细胞内信号系统，导致细胞周期停滞、凋亡或者溶酶体介导的细胞死亡。B 细胞除产生抗体的功能之外，有抗原递呈作用，也能分泌细胞因子导致级联的免疫反应，因此，利妥昔单抗能够抑制致病性抗体的生成、抑制肿瘤坏死因子 α、IL-4、IL-10 等细胞因子的释放，削弱 B 细胞的抗原递呈作用（图 60）。由于浆细胞不表达 CD20，因此，即使应用 RTX，体内仍存在一定水平的免疫球蛋

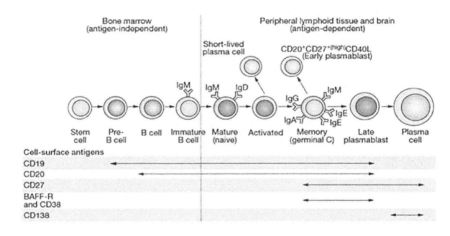

Bone marrow（antigen-independent）：骨髓（抗原非依赖期）；Peripheral lymphoid tissue and brain（antigen-independent）：外周淋巴组织和脑（抗原依赖期）；Short-lived plasma cell：短周期浆细胞；CD20⁺CD27⁺ ⁽ʰⁱᵍʰ⁾ CD40L（early plasmablast）：CD20⁺CD27⁺ ⁽ʰⁱᵍʰ⁾ CD40L（早期浆母细胞）；Stem cell：干细胞；Pre-B cell：前 B 细胞；B cell：B 细胞；Immature B cell：未成熟 B 细胞；Mature（naïve）：成熟 B 细胞（初始 B 细胞）；Activated：激活 B 细胞；Memory（germinal C）：记忆 B 细胞（生发中心）；Late plasmablast：晚期浆母细胞；Plasma cell：浆细胞；Cell-surface antigen：细胞表面抗原；BAFF-R and CD38：BAFF 受体和 CD38；BAFF（B-cell-activating factor receptor）：B 细胞激活因子。

图 59　B 细胞的成熟过程，以及 CD19、CD20、CD27、
CD138 在 B 细胞中的表达（彩图见彩插 13）

图片来源：DALAKAS M C. B cells as therapeutic targets in autoimmune neurological disorders. Nat Clin Pract Neurol，2008，4（10）：557-567.

白，减少了机会性感染的可能。药代动力学显示，利妥昔单抗静脉输入后，半衰期约 120 小时，治疗停止后降低 B 细胞的作用在体内能持续 6～12 个月（图 61），RTX 不能穿过 BBB，静脉给药后 CSF 内的 RTX 一般不到血清的 1%。RTX 输注 1 个月后清除循环 B 细胞，B 细胞被清除的程度因人而异，但是 B 细胞重新恢复需要 9～12 个月的时间。如果 BBB 被破坏，RTX 能在脑膜的血管周围区域清除 B 细胞。

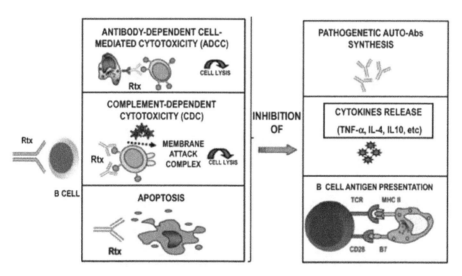

Rtx：利妥昔单抗；B CELL：B 细胞；Antibody–dependent cell–dediated cytotoxicity（ADCC）：抗体依赖的细胞介导的细胞毒作用；CELL LYSIS：细胞溶解；COMPLEMENT–DEPENDENT CYTOTOXICITY（CDC）：补体依赖的细胞毒作用；MEMBRANE ATTACK COMPLEX：攻膜复合物；APOPTOSIS：细胞凋亡；INHIBITION OF：抑制；Pathogenetic auto–Abs synthesis：致病性自身抗体的合成；Cytokines release（TNF–α，IL–4, IL–10, etc）：细胞因子释放（TNF–α、IL–4、IL–10 等）；B cell antigen presentation：B 细胞抗原提呈；TNF–α（tumor necrosis factor–α）：肿瘤坏死因子 –α；IL–4（interleukin–4）：白细胞介素 –4；IL–10（interleukin–10）：白细胞介素 –10；TCR（T–cell receptor）：T 细胞受体；MHC（major histocompatibility complex, MHC）Ⅱ：主要组织相容性复合体Ⅱ。

图 60　利妥昔单抗可能的作用机制和对 B 细胞功能的影响（彩图见彩插 4）
图片来源：PEROSA F，PRETE M，RACANELLI V，et al. CD20–depleting therapy in autoimmune diseases: From basic research to theclinic. J Intern Med，2010，267：260–277.

中国医学临床百家

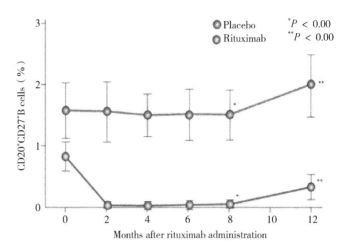

Placebo：安慰剂；Rituximab：利妥昔单抗；CD20$^+$CD27$^+$ B cells：CD20$^+$CD27$^+$细胞；Months after rituximab administration：注射利妥昔单抗后的时间（月）。

图 61　应用 RTX 后体内 CD20$^+$CD27$^+$ 的记忆 B 细胞的降低走势（彩图见彩插 15）

图片来源：DALAKAS M C.B cells as therapeutic targets in autoimmune neurological disorders. Nat Clin Pract Neurol，2008，4（10）：557–567.

114. 利妥昔单抗在 NMOSD 中的应用方案

利妥昔单抗已被用于治疗非何杰金 B 淋巴瘤、类风湿性关节炎和干燥综合征。2005 年，Cree 等发表了首个应用利妥昔单抗治疗 NMOSD 的研究结果。入组患者符合 1999 年 NMO 的 Wingerchuk 诊断标准，6/8 的患者之前应用其他免疫抑制剂或者免疫调节剂效果不佳，病情继续进展。治疗方案是每周给予利妥昔单抗 375 mg/m^2 静脉滴注，连续应用 4 周，之后每两个月用流式细胞分型监测 CD19 阳性的 B 细胞计数，当能够测到时，就重新给予利妥昔单抗，每两周静脉滴注 1000 mg，一共两次；研究中对 8 例患者实施治疗，其中 6 例在随访的 12 个月（范围 6 ～ 18 个月）内无发作，之前的复发率为 2.6 次 / 年，5 例患者在 CD19$^+$ 外周 B 细胞可查到后再次进行治疗，有 1 例患者在应用利妥昔单抗的最初经历了轻微的复发，未用激素治疗好转，有 1 例患者在第一次用药后 9 个月查到 CD19$^+$B 细胞，由于医疗保险的问题没有按计划用药，在第一次用药后的第 13 个月出现 ON 发作，应用甲泼尼龙治疗好转，第 14 个月再次出现横贯性脊髓炎，之后给予第二次利妥昔单抗治疗，无随访资料。从这项开放性研究之后，不断有研究证实利妥昔单抗强有力的效果，RTX 能显著减低年复发率和 EDSS 神经功能缺损评分，在 2010 年 EFNS 治疗指南中利妥昔单抗已经成为 NMOSD 的二线治疗，用于在一线免疫抑制剂如硫唑嘌呤或者吗替麦考酚酯合用糖皮质激素的情况下，并不能控制发作的患者；由于其疗效确切，多数研究未发现严重不良反应，有的治疗中心把利妥昔单抗作为治疗 NMOSD 的一线药物。目前，利妥昔单抗的给药剂量、间隔时间、监测方法尚未统一，Damato 等在 2016 年对之前的 46 项利妥昔单抗治疗 NMOSD 的研究进行 Meta 分析，另在 2017 年 Ting Li 等应用低剂量利妥昔单抗进行治疗发现年复发率显著降低，现总结各类不同的用法和对年复发率的影响，见表 17。多数研究中心首次 RTX 的治疗方案是每周给予利妥昔单抗 375 mg/m^2 静滴，连续应用 4 周，或者每两周静滴 1000 mg，一共两次；个别中心用小剂量 100 mg，连用三周。之后每 2～3 个月监测外周血中 CD19$^+$ 或者 CD20$^+$ 或者 CD27$^+$ 的 B 细胞计数，B 细胞重新出现到一定范围，给予再次治疗，再治疗的剂量为 100～1000 mg，多数为 375～1000 mg/m^2。

表 17 各中心利妥昔单抗治疗 NMOSD 的用法

	利妥昔单抗方案	随访时间（月）	患者数量	再次用药的监测方法	后续用药的剂量	降低 ARR		之前用药	不良反应	
						用药前	用药后			
1	每周 375 mg/m²，连续四周；或者每两周 1000 mg，输两次	19 (6~40)	25	首次用药后 6~12 个月给药，或者当 CD19⁺B 细胞可查到时应用	同首次	1.7	0	醋酸格雷莫，干扰素，硫唑嘌呤，免疫球蛋白，泼尼松，米托蒽醌，环磷酰胺，吗替麦考酚酯，轻氯喹唑	25 例。死亡 2 例，1 例是败血症，1 例脑干复发；20% 输注相关不良反应，20% 感染	24
2	每两周一次，每次 1 g	26.6 (10~45)	10	每 6~9 个月用药一周期，或者每个月监测 CD20⁺B 细胞数量，查到即用 (0.01%)	同首次	2.4	0.93	甲氨蝶呤，米托蒽醌，硫唑嘌呤，环磷酰胺	子宫附件炎，泌尿系感染，肺炎，带状疱疹	25
3	①每周 375 mg/m²，连续四周；每 12 个月再次给药；每两周给 375 mg/m²，给药两次②每两周两次，连续两年后重复	32.5 (7~63)	23	每 2~3 个月监测 CD19⁺B 细胞计数（未说明标准）	同首次	1.87 (0.31~5.14)	0 (0~1.33)	甲氨蝶呤，吗替麦考酚酯，硫唑嘌呤，激素	7/23，带状疱疹，尿路感染，呼吸道感染，一过性白细胞下降，一过性转氨酶升高	26

续表

利妥昔单抗方案	随访时间（月）	患者数量	再次用药的监测方法	后续用药的剂量	降低ARR 用药前	用药后	之前用药	不良反应	
4 每周375 mg/m² 连续四周；或者每两周1000 mg，输两次	24	30	第一年每6周监测，第二年每8周监测CD27⁺记忆B细胞，若≥0.05%用药	375 mg/m²，一次	2.4（0.4~8.0）	0.3（0~4）			27
5 每周375 mg/m²，连用四周，之后每两个月用一次，再后每6~9个月当CD19出现时再用	72	5	首次治疗后的两年内每两个月监测CD19，一经发现立即用药。以后每半年监测CD19	NA	NA	0	5例患者中有1例曾用环磷酰胺、干扰素	尿路感染、带状疱疹、低球蛋白血症	28
6 每周100 mg，连用三周	12~60	19	每12周监测外周血中CD19⁺的B细胞计数，超过1%再次输入100 mg		NA	NA	NA	NA	23

115. 利妥昔单抗的使用注意事项

RTX 用药注意事项：①用药之前需查血常规、血免疫球蛋白、血清蛋白电泳、胸片，以及艾滋病、梅毒、乙肝、丙肝等感染情况，有结核接触史和既往病史的患者做结核菌素试验、肺 CT，外周血流式细胞分型了解 CD19$^+$、CD20$^+$、CD27$^+$ 的 B 细胞计数情况，如果水痘—带状疱疹病毒抗体阴性，应考虑重新接种水痘疫苗。② RTX 治疗与急性发作激素治疗之间可以没有时间间隔，即急性期应用大剂量甲泼尼龙冲击和（或）人免疫球蛋白 / 血浆置换治疗的同时，可以应用 RTX；对于之前曾用过免疫抑制剂，要更换治疗为 RTX 的情况，法国的学术团体 NOMADMUS（法语 NMO 和 MS 协会）建议硫唑嘌呤和吗替麦考酚酯与 RTX 之间无须时间间隔，而环磷酰胺或者米托蒽醌治疗后需要在外周血中性粒细胞计数＞ 1500/mm³ 后再开始应用。③输注 RTX 之前 1 小时给予 1g 的对乙酰氨基酚、4 mg 的苯海拉明和 100 ～ 250 mg 甲泼尼龙。④需要监测 B 细胞的计数，第一疗程足量应用后，每个月或者每两个月进行流式细胞分型，监测 CD19$^+$、CD20$^+$ 或者 CD27$^+$ 的 B 淋巴细胞，一经检测出，即开始利妥昔单抗的治疗，可给予 500 mg 一次或者 375 mg/m²；用药期间需要每 3 个月监测血常规，每半年监测血免疫球蛋白，如果发生感染并且血免疫球蛋白低于正常，可在抗感染治疗同时加用人免疫球蛋白。⑤间隔用药时间 4 ～ 8 个月，如果应用利妥昔单抗前使用过免疫抑制剂，为防止严重不良反应的发生，利妥昔单抗的剂量可以适当减低，而且要注意之前免疫抑制剂的洗脱。2008
年梅奥诊所报道的两例利妥昔单抗治疗后死亡的患者，其中一例
是由于之前使用米托蒽醌，最后一次利妥昔单抗使用后的 5 个
月，淋巴细胞计数为 900/μl（正常 900 ~ 2900/μl），之后的一个
月患者死于败血症。⑥停用利妥昔单抗的时机：a. 严重感染等不
良反应；b. 治疗效果不佳的患者，不是所有 NMOSD 患者都对利
妥昔单抗反应良好，Pellkofer 等报道一例合并 SLE 的妇女，即使
应用利妥昔单抗 B 细胞计数明显降低，疾病活动性也非常剧烈，
合用甲氨蝶呤后复发节奏放缓。Beti 等报道一例患者在应用四次
利妥昔单抗后的 11 个月，外周血 CD19 计数为零的情况下仍有
复发。⑦对于利妥昔单抗和之前药物的交叉使用时期问题，原则
上之前的药物不要立即停用，某些免疫抑制剂的突然撤药导致在
应用利妥昔单抗的早期患者出现复发，由于硫唑嘌呤在停药后免
疫抑制作用仍能维持数月，所以，硫唑嘌呤可以直接停用，激素
建议在第二次应用利妥昔单抗后再逐渐减停。

116. 利妥昔单抗的不良反应

Damato 等对利妥昔单抗治疗 NMOSD 的 Meta 分析包含 46
项研究 438 例患者，其中 26% 患者出现不良反应，10.3% 患者
为输注相关不良反应，如一过性血压下降、轻中度感冒样症状，
如发热、头痛，另有瘙痒、皮疹，常发生于第一次用药，应用激
素和抗组胺药物可以改善；9.1% 患者发生感染，最常见的是鼻

中国医学临床百家

窦炎，上、下呼吸道感染和尿路感染，也可发生带状疱疹、附件炎等；4.6% 患者出现持续的白细胞减少，0.5% 患者发生后部可逆性脑病，1.6% 患者死亡。迄今尚无进行性多灶性白质脑病（progressive multifocal leukoencephalopathy，PML）的报道，在SLE、系统性血管炎、淋巴瘤的患者应用 RTX 的患者中（包括自身免疫疾病和淋巴瘤），PML 的发生率为 1∶25 000，但常和利妥昔单抗合用或者序贯使用免疫抑制剂有关。

117. 利妥昔单抗治疗的监测

最初 Cree 等首次应用 RTX 治疗 NMOSD 时，用 $CD19^+$ 的B 细胞进行监测，随后 Jacob 和 Beti 等的研究亦用 $CD19^+$B 细胞监测是否需要再次用药，$CD19^+$B 细胞能很好地反映全部的循环B 细胞。但是各个中心的监测标准不尽相同，有的能查到 $CD19^+$ 细胞（被定义为 0.01×10^9/L）即开始用药，有的设定用药指标是 $CD19^+$B 细胞 $\geq 0.05\%$，有的是 1%，有的未写明标准，因此，具体标准还有待进一步的临床研究明确。Pellkofer 等的研究监测 $CD20^+$ 的 B 淋巴细胞，一经发现，即开始用药。Kim 等用 $CD27^+$ 的记忆 B 细胞作为利妥昔单抗的治疗监控。$CD27^+$ 记忆 B 细胞是 $CD19^+$B 细胞的一个亚群，它在淋巴组织的生发中心对 T 细胞依赖的抗原产生反应而分化形成的，如果重新遇到免疫抗原，这些记忆 B 细胞能迅速分化成高亲和力的浆细胞。清除记忆 B 细胞，能够间接影响短周期浆细胞产生 AQP4 抗体，因此，监测外周血记忆 B 细胞评估其数量，有可能决定是否再次输注 RTX，对 RTX 治疗 NMOSD 起到监控作用。Kim 等研究发现监测 CD27$^+$ 记忆 B 细胞比监测 CD19$^+$B 细胞群更精确，因为疾病复发的风险与记忆 B 细胞的出现更相关，这在 CD27$^+$ 记忆 B 细胞预测重症肌无力复发风险的研究中得到支持。Kim 等的研究中具体检测方法如下：在用药第一年每 6 周监测一次 CD27$^+$ 记忆 B 细胞，用药第二年每 8 周监测一次，这是监测力度最充分的研究，在这一研究中，最初的诱导治疗后，再次治疗的间隔时间是 23.6 周（6～41 周），对患者治疗中的复发进行分析发现，在 14 次复发中，中位 CD27$^+$ 记忆 B 细胞的比例是 0.07%（0.05%～0.58%），因此，制定监控方案 CD27$^+$ 记忆 B 细胞 ≥ 0.05% 时再次用药是合理的。法国 NOMADMUS 推荐一个周期 RTX 输注后至少每 3 个月监测 CD27$^+$B 细胞计数，如果有条件，可以在输注后 3～6 个月每个月监测一次 CD27$^+$B 细胞计数，以备发现 RTX 维持时间短的患者；同时可以计数 CD19$^+$B 细胞，对于不能监测 CD27$^+$B 细胞的中心，CD19$^+$B 细胞计数可以作为替代监测方案。

118. 利妥昔单抗治疗无效的可能原因

在密切监测 CD19$^+$ 和 CD20$^+$ 细胞计数的前提下，利妥昔单抗治疗失败的发生率为 17%，如果治疗失败，可以转换为吗替麦考酚酯或者硫唑嘌呤。Mealy 等的研究发现，这三种药中两种药治疗失败的概率是 4/90（4%）。但是，RTX 有时治疗无效，可能有以下几种原因。① B 细胞清除不完全。RTX 对外周 B 细胞清除能力表现出不一致的原因，目前尚不清楚；Fc 受体多态性等遗传背景、细胞因子水平的差异、抗体的产生可能是不充分清除的部分原因。Li 等对 19 例 NMOSD 患者进行 RTX 治疗，并且检测抗 RTX 抗体（ARA），有 21.1%（4/19）的患者 RTX 治疗无效，其中 1 例 ARA 阳性；在其他自身免疫疾病应用 RTX 治疗的研究中，ARA 抗体出现的概率 25% ～ 40%，大 B 淋巴瘤的患者 ARA 出现的概率为 1%。另外，RTX 对在免疫器官内的 B 细胞清除能力不同，在脾脏 follicular 区域的 B 细胞最易受累，能被 90% 清除，而交界带的 B 细胞只有 25% 被清除，生发中心的 B 细胞尽管也表达 CD20，但对利妥昔单抗表现为抵抗作用，可能是抗体不能进入。② NMOSD 发病的可能 T 细胞免疫异常机制。Lindsey 等发现，即使外周血 B 细胞极低，甚至查不到，NMOSD 患者也可能复发，对于这类患者，病情进展和复发可能不依赖于循环 B 细胞，已经在 NMO 患者中发现抗水通道蛋白 T 细胞，且在动物实验中发现这类 T 细胞是致病的。③长周期的浆细胞持续产生 AQP4 抗体。成熟的浆细胞并不表达 CD20 抗体，因此，RTX 治疗不能清除浆细胞，Zhang 等于 2017 年在 *JAMA Neurology* 发表应用硼替佐米（万珂）治疗 NMOSD 的小样本研究，治疗多发性骨髓瘤的硼替佐米能够显著降低 CD138$^+$ 的浆细胞数量，是治疗 NMOSD 很有前景的药物之一。

RTX 是治疗 NMOSD 非常有效的药物，基于用药安全性考慮，多用在一线免疫抑制剂治疗失败的患者，作为二线药物应用于临床，能显著降低年复发率，改善 EDSS 评分。首次 RTX 的治疗方案是每周给予利妥昔单抗 375 mg/m^2 静滴，连续应用 4 周，或者每两周静滴 1000 mg，一共两次；个别中心用小剂量 100 mg 连用 3 周。之后每 2 ～ 3 个月监测外周血中 CD19$^+$ 或者 CD20$^+$ 或者 CD27$^+$ 的 B 细胞计数，B 细胞重新出现到一定范围，再次给予治疗，再治疗的剂量为 100 ～ 1000 mg，多数为 375 ～ 1000 mg/m^2。有不到 20% 的患者 RTX 治疗效果欠佳，联合其他免疫抑制剂能对疾病有所控制。

米托蒽醌治疗脱髓鞘疾病

119. 米托蒽醌在治疗多发性硬化中的应用

MS 是一种中枢神经系统自身免疫性疾病，免疫调节和免疫抑制治疗是其治疗的主要策略。2000 年，米托蒽醌（Mitoxantrone，MX）被美国 FDA 和欧洲批准用于治疗恶化的复发—缓解型 MS（worsening relapsing-remitting MS，WRRMS）、SPMS 和进展复发型 MS （progressive relapsing MS，PRMS）。目前国内患者应用 MX 治疗者为数尚少，本章对其治疗 MS 的循证医学证据、适应证、不良反应和存在的问题等进行总结阐述。

（1）MX 的药理作用和药代动力学

MX 是一种蒽醌类具有抗肿瘤作用的免疫抑制剂。作为嵌入剂，它能嵌入到 DNA 碱基之间从而阻断 DNA 合成与转录；作为酶抑制剂，MX 可抑制 Ⅱ 型拓扑异构酶的活性，阻止 DNA 链的连接和修复。通过上述细胞毒性作用，MX 能抑制抗原递呈作用的巨噬细胞、辅助性 T 细胞、小胶质细胞、效应 B 细胞的功能，诱导 B 细胞、抗原递呈细胞凋亡及细胞溶解，减少炎性因子和抗体的产生，提高抑制性 T 细胞功能，从而对 MS 患者发挥强大的免疫抑制作用。从静脉入血后 MX 进入到不同的组织器官，其血浆半衰期为 25 ～ 215 小时，由肝肾共同清除，用药 5 天后可在尿中检测到 11% 的原型，在粪便中能检测到 25% 的原型。在其治疗恶性肿瘤患者的过程中发现，MX 用药停止后仍可在体内持续存在 9 个月以上。MX 为间歇给药，在用药阶段血药浓度较高时通过细胞毒性作用使细胞溶解而发挥免疫抑制作用，在用药间歇期较低的血药浓度下，通过诱导抗原递呈细胞凋亡从而发挥长期的免疫抑制作用。有学者研究发现，MX 能够在用药后的 1 年仍发挥免疫抑制作用。

（2）米托蒽醌用于 MS 的历史和循证医学证据

MX 在 20 世纪 70 年代后期作为抗肿瘤药物面世，用于治疗乳腺癌、前列腺癌、淋巴瘤和白血病等；20 世纪 80 年代，国际上开展了 MX 用于 MS 动物模型的临床前试验，发现其对试验性变态反应性脑脊髓炎（experimental autoimmune encephalomyelitis，EAE）有效，具有剂量依赖性的免疫抑制作用，其免疫抑制作用在用药后的半个月较环磷酰胺强 10 ～ 20 倍。20 世纪 90 年代，欧美国家开始进行一些小样本的开放性试验，以探索 MX 应用于进展型 MS 的适宜剂量及疗效。20 世纪末，欧洲一些国家进行了对照试验，发现应用 MX 组较安慰剂组可减

中国医学临床百家

少 66% 的复发率，并有效减少 MRI 强化病灶，提高神经功能。下面介绍 MX 的重要临床试验。

① I 期临床试验：在前期已有的 MX 抑制 EAE 动物模型病情进展、延长心脏移植患者生存期的研究基础上，1987 年 Gonsette 等首次设计了临床病例研究以观察 MX 的耐受性、安全性和有效性，对 SPMS 患者给予 14 mg/m^{2}MX，每 3 周 1 次，直至外周血淋巴细胞减少至 10^6/L 数量级，多数患者在 3～4 次治疗后达到治疗终点，随访 1 年发现 MX 可以导致显著而持久的血淋巴细胞减少，其耐受性优于环磷酰胺。

② II 期临床试验：意大利的 MX 研究组于 1994 年发表了首个关于 MX 的随机双盲安慰剂对照研究，他们对 25 例 RRMS 患者进行治疗，MX 组应用剂量为每个月 8 mg/m^2，共 1 年，年复发次数治疗组 / 对照组为 0.54/1.67，差异有统计学意义，由于观察时间短，扩展残疾功能量表（EDSS）评分进展情况无差异。

Millefiorini 等对 51 例 2 年内复发 2 次以上的 RRMS 进行随机对照双盲多中心研究发现，应用 MX 每个月 8 mg/m^2 治疗 1 年的患者比对照组年复发率降低了 62%，治疗 2 年后 EDSS 评分进展 1 分的比例分别为 2/27（MX 组）和 9/24（对照组），此研究发现 MX 能降低疾病活动性，减慢疾病进展，疗效能维持到治疗结束后的 1 年。

另外，Edan 等开展了对比 MX 合用甲泼尼龙(Methylprednisolone, MP）与单用 MP 治疗高度活跃 MS 的多中心随机开放性研究。

试验分两个阶段，第一阶段筛选患者，入组者用药前 1 年复发 ≥ 2 次或 EDSS 进展 ≥ 2 分，每个月 MRI 强化扫描后予以 MP1 g 静点，2 个月后若 MRI 发现强化病灶即入组；MX+MP 组方案为每个月 1 g MP+20 mg MX，对照组为每个月 1 g MP，持续 6 个月，治疗结束时，EDSS 恶化大于 1 分者两组分别为 28.6%、4.8%，改善 1 分者 14.3%、57.0%。MX+MP 组 MRI 强化病灶显著减少。这一重要 Ⅱ 期临床试验说明，对于高度活动的 MS，MX 可作为 MS 的挽救性或诱导性治疗。

③ Ⅲ 期临床试验：为评价 MX 的有效性和安全性，欧洲 4 个国家开展了迄今设计最完善的多中心双盲随机安慰剂对照的 Ⅲ 期临床试验：Mitoxantrone In Multiple Sclerosis（MIMS）。入组者为 WRRMS、SPMS 或 PRMS，年龄 18 ～ 55 岁，EDSS 3 ～ 6 分，用药前 18 个月 EDSS 进展 ≥ 1 分，共 194 例入选，2 年试验者全部完成者 188 例。治疗分 3 组：MX12 组（12 mg/m^2）、MX5 组（5 mg/m^2）和安慰剂组，每 3 个月治疗 1 次。研究终点时，MX12 组 EDSS 减少 0.13，MX5 组减少 0.23，安慰剂组增加 0.23，3 组的年复发次数分别为 24.08、46.88 和 76.77，2 年内无复发患者的人数分别为 57、39、36；统计发现，MX12 组治疗 2 年时复发率降低 66%，疗效能持续到用药后的 1 年。MX5 组的疗效介于另两组之间，而 MX12 组的不良反应不明显。基于 Ⅱ、Ⅲ 期临床试验，2000 年美国 FDA 批准 MX 用于 WRRMS、SPMS 和 PRMS。

④ Ⅳ 期临床试验：为了评价 MX 治疗 WRRMS、SPMS、PRMS 的安全性和耐受性，美国开展了多中心、前瞻性、开放性的临床观察研究——RENEW（registry to evaluate novantroneeffectsin worsening MS）。共有 46 个中心的 509 例患者入组，年龄 18～65 岁，EDSS 评分 0～9 分；MX 用法为 12 mg/m^2，每 3 个月治疗 1 次，直至最高累积计量 140 mg/m^2，或患者、医生提出中止治疗，或有不能耐受的不良反应。结果发现：在治疗方面，患者的平均治疗周期为 1.5 年（0～4.9 年），每例平均接受 6 次用药（1～18 次），平均累积剂量为 69.8 mg/m^2（8～148.6 mg/m^2），71% 的患者合并用药：醋酸格来莫（Glatiramer Acetate，GA）25%，MP21%，β 干扰素（IFNβ）-1a IM 21%，IFNβ-1b 15%，IFNβ-1a 12%，口服泼尼松 6%；在复发方面，前 2 年有 120 人 185 次复发，后 3 年观察阶段有 40 人 60 次复发；在不良反应方面，治疗阶段主要为心脏毒性、感染，观察阶段主要为感染；死亡 12 例，4 例可能与 MX 治疗有关：充血性心力衰竭 1 例，颈动脉闭塞 1 例，脑膜炎 1 例，败血症 1 例；心脏毒性（左心室射血分数 < 50%）的发生率在治疗阶段为 27/202，在观察阶段为 14/136；白血病共 3 例。RENEW 试验支持 MX 治疗收益与风险共存的事实，心脏毒性和继发白血病的发生强调了每次用药前和随访期监测的必要性。

⑤ MX 的其他应用方案：其他方案主要指对于复发非常活跃的患者进行大剂量高频率的 MX 强化治疗，这种治疗理念即

是短期采用强效免疫抑制剂作为诱导治疗，继之用免疫调节剂维持治疗。Emmanuelle 等进行了 MX+MP 治疗 6 个月作为 ARMS（aggressive RRMS）诱导治疗，并随访观察 5 年。其入组标准为用药前 1 年复发 ≥ 2 次或 EDSS 进展 ≥ 2 分，用药前 3 个月 MRI 有强化病灶；具体方法：每个月 20 mg MX+1 g MP。诱导治疗后的 6 个月内，73 例接受了后续维持治疗：21 例每 3 个月 1 次 MX，其余应用 IFNβ、硫唑嘌呤、甲氨蝶呤、GA；观察发现 21 例后续治疗为 MX 者，年复发比例为 0.09，而其他治疗方法者年复发比例为 0.33 ～ 0.39；在安全性方面，100 例中有 3 例左心室射血分数 < 50%，1 例急性髓性细胞白血病。

Edan 等进行了应用干扰素之前 MX 诱导治疗的随机对照研究，研究对象为 ARMS，治疗前 1 年复发 ≥ 2 次并有 MRI 强化病灶。治疗组每个月 MX 12 mg/m^2+1 g MP，对照组 IFN 250 μg 隔日皮下注射 + 每个月 1 g MP，共 6 个月，之后均应用 IFN27 个月。MX 组到达 EDSS 增加 1 分的治疗终点的时间延迟了 18 个月，降低复发率 61.7%；该研究提示，对于 ARMS，MX 作为应用 IFN 之前的诱导治疗具有一定意义。

（3）MX 的具体应用

美国 FDA 和欧洲均批准 MX 用于 WRRMS、SPMS 和 PRMS，但如何评价进展和恶化的复发没有给出确切的标准。Gonsette 等提出 WRRMS 为年复发 ≥ 2 次，不完全缓解（EDSS ≥ 3），对 IFN 或 GA 反应不佳；SPMS 为每年 EDSS 进展≥1分和（或）年复发≥2次；PRMS 每年 EDSS 进展≥1分，这些患者均适用 MX。禁忌证：活动性感染、白血病史、心脏病者其左心室射血分数＜50% 或心肌病者、使用过同类药物者、妊娠或计划妊娠者、严重肝病者。

MX 的具体用法：每次 12 mg/m²，每3个月应用1次，共2年。MX 的不良反应：胃肠道反应，如恶心、呕吐、腹泻、便秘等；内分泌紊乱，如月经失调、闭经；继发感染，如上呼吸道感染、尿路感染等；继发恶性肿瘤，如急性髓性细胞白血病；血液系统损伤，如白细胞减少、贫血、血小板减少；肝肾功能损伤；心脏毒性；心律失常、左心室泵血功能下降；其他如头痛、脱发等。其中发生率≥50% 伴有恶心、脱发、上呼吸道感染和月经失调；另外，尤其要注意白血病和心脏损伤这两类严重不良反应。美国神经病学学会在 2010 年统计 4000 余例接受 MX 治疗的 MS 患者时发现，治疗相关的急性白血病的发生率为 0.81%，12% 患者出现左心室射血分数＜50%，0.4% 出现充血性心力衰竭。2011 年，法国统计其 12 个中心 802 例接受 MX 治疗的患者发现，1 例（0.1%）出现充血性心力衰竭，39 例（4.9%）出现无症状的左心室射血分数＜50%，2 例（0.25%）出现治疗相关的急性白血病。2012 年，德国统计其境内 122 000 例 MS 患者，有 8.4% 应用 MX，11 例出现治疗相关的急性白血病；罕见的不良反应尚有 Sweet 综合征，又称急性发热性嗜中性皮肤病，表现为发热、皮肤出现疼痛性红斑结节或斑块，周围血象中性粒细胞增多，皮损通常在糖皮质激素治疗后消失。用药期间依不良反应可调整剂量，主要监测指标为血常规、心脏功能和肝功能。用药期间若出现白细胞下降，可依据白细胞减少的程度调整米托恩醌的用量或者停用，并可酌情加用利血生和维生素 B_4 等药物，具体见表 18。用药期间如果出现肝功能异常，可依据表 19 进行调整剂量。心脏监测心电图和心脏彩超，若左心室射血分数降低 10% 或 < 50%，或出现充血性心力衰竭，则停止用药；由于潜在的心脏毒性，总剂量 ≤ 140 mg/m²。

表 18　米托蒽醌依据血液系统的不良反应调整剂量的方法

血细胞计数	调整后的剂量			
	100%	90%	75%	停用
白细胞（×10³/ml）	≥ 4	3 ~ 3.99	2 ~ 2.99	< 2
粒细胞（×10³/ml）	≥ 2	1.5 ~ 1.99	2 ~ 1.49	< 1
血小板（×10³/ml）	≥ 100	75 ~ 99	50 ~ 74	< 50

表 19　米托蒽醌依据肝功能损伤情况调整剂量的方法

肝功能	推荐剂量（mg/m²）
WHO2 级 [（2.6 ~ 5.0）× 最高上限]	10
WHO3 级 [（5.1 ~ 10）× 最高上限]	10
WHO4 级（> 10× 最高上限）	停止应用

由于米托蒽醌的心脏和治疗相关白血病的特殊严重不良反应情况，用药前医生应告知患者及其家属，其常见不良反应：乏力

1～2周，恶心数天，有可能发生多种感染，月经失调，脱发，骨髓抑制，严重不良反应如恶性肿瘤（尤其白血病）和心脏毒性；另外，患者尿液可呈蓝绿色，巩膜蓝变，年轻人尚需告知储存精、卵子。用药后注意事项：用药后2周、3周监测血象；若血WBC下降，避免去人群聚集处；避免生食，食物要全熟；至少在用药后的1个月内避免注射疫苗；结束8次用药后每3个月查血象，每年查心脏彩超。

（4）米托蒽醌在国内的应用

首都医科大学宣武医院神经免疫组于2009年在国内率先将米托蒽醌应用于恶化的复发缓解型MS和继发进展型多发性硬化。2009—2014年共对2例恶化的RRMS和7例SPMS患者进行治疗，平均随访时间31个月。9例患者的临床神经功能评分EDSS在首次用药时中位数为6.5（3～8），用药期间EDSS评分中位数为6（1.5～7.5），二者有显著性差异（$P=0.048$）。用药前ARR中位数为1.3（0.4～2.5），用药期间ARR中位数为0（0～0.5），二者有显著性差异（$P=0.008$），治疗期间8例患者无发作（88.9%）；用药后随访期间ARR中位数为0.5（0～1.3），与用药期间ARR相比无统计学差异（$P=0.136$），但随访结束时EDSS评分为6（3.5～7.5），与用药期间EDSS评分相比有统计学差异（$P=0.042$），提示病情恶化。多数患者在用药期间复发率为0，仅2例患者复发一次；EDSS在用药期间也显著下降，个别处于SPMS神经变性为主阶段的患者效果欠佳，提示应该在

SPMS 的早期开始治疗效果更好。米托蒽醌治疗的依从性因其不良反应有一定影响，有 4 例患者完成了 2 年 8 次 MX 的规范治疗，第 6、第 7、第 8 例因为疗效不佳中途停药，第 1 例和第 9 例因担心远期不良反应而未完成总疗程。随访期间有 2 例患者后续治疗为吗替麦考酚酯，随访结束时 2 例患者没有复发，EDSS 评分维持在用药结束时的状态。其余患者有 4 例在随访期间复发。米托蒽醌常见的不良反应包括胃肠道反应、脱发、外周血白细胞下降、感染、肝功能异常和月经紊乱，未发现有心脏收缩功能减退和（或）心功能衰竭及治疗相关白血病的发生。总的来说，米托蒽醌治疗相对安全，疗效确切，2 年疗程结束后应继续其他免疫调节治疗。

（5）小结

MX 因价格低廉、免疫抑制效果确切，在欧美已应用十余年，MX 可用于治疗恶化的 RRMS 和 SPMS，用法是每次 12 mg/m^2，每 3 个月应用 1 次，共 2 年。不良反应除了一般免疫抑制剂的脱发、骨髓抑制、易发感染、胃肠道感染、月经紊乱等之外，尚须注意告知心脏收缩功能减退和（或）心功能衰竭，以及治疗相关白血病的可能，签署知情同意书后方可应用。虽然米托蒽醌治疗 MS 的方案已经比较成熟，但尚有一些亟待解决的问题，如最优化的剂量和频率、何时启动诱导治疗方案、如何降低毒性不良反应、怎样与免疫调节剂联用、停用 MX 的后续治疗等。另外，遴选患者时应注意，任何免疫治疗均在疾病的活动阶段获益最多，而进入到神经变性为主的阶段时，激素、免疫抑制剂、干扰素、单抗及干细胞移植效果均不佳。

参考文献

1. JARIUS S, WILDEMANN B.Aquaporin-4 antibodies （NMO-IgG） as a serological marker of neuromyelitis optica： a critical review of the literature. Brain Pathol, 2013, 23 （6）：661-683.

2. WINGERCHUK D M, BANWELL B, BENNETT J L, et al.International consensus diagnostic criteria for neuromyelitis optica spectrum disorders.Neurology, 2015, 85 （2）：177-189.

3. JARIUS S, RUPRECHT K, WILDEMANN B, et al.Contrasting disease patterns in seropositive and seronegative neuromyelitis optica： A multicentre study of 175 patients.J Neuroinflammation, 2012, 9：14.

4. KIMBROUGH D J, MEALY M A, SIMPSON A, et al.Predictors of recurrence following an initial episode of transverse myelitis.Neurol Neuroimmunol Neuroinflamm, 2014, 1 （1）：e4.

5. KRUMBHOLZ M, MEINL E.B CELLS IN MS AND NMO： pathogenesis and therapy. Semin Immunopathol, 2014, 36 （3）：339-350.

6. GOLAY J, SEMENZATO G, RAMBALDI A, et al.Lessons for the clinic from rituximab pharmacokinetics and pharmacodynamics.MAbs, 2013, 5 （6）：826-837.

7. PEROSA F, PRETE M, RACANELLI V, et al.CD20-depleting therapy in autoimmune diseases： from basic research to the clinic.J Intern Med, 2010, 267 （3）：

260-277.

8. BATCHELOR T T, GROSSMAN S A, MIKKELSEN T, et al.Rituximab monotherapy for patients with recurrent primary CNS lymphoma.Neurology, 2011, 76（10）: 929-930.

9. DE KEYSER F, RIBRAG V, KOSCIELNY S, et al. Rituximab and dosedense chemotherapy for adults with Burkitt's lymphoma: a randomised, controlled, open-label, phase 3 trial. Lancet, 2016, 387（10036）: 2402-2411.

10. HOFFMAN I, DUREZ P. Longtermfollowup of rituximab therapy in patients with rheumatoid arthritis: results from the Belgian mab thera in rheumatoid arthritis registry. J Rheumatol, 2014, 41（9）: 1761-1765.

11. SELLNER J, BOGGILD M, CLANET M, et al. EFNS guidelines on diagnosis and management of neuromyelitis optica. European Journal of Neurology, 2010, 17: 1019-1032.

12. ZÉPHIR H, BERNARD V R, LEBRUN C, et al.Rituximab as first-line therapy in neuromyelitis optica: efficiency and tolerability.J Neurol, 2015, 262（10）: 2329-2335.

13. DAMATO V, EVOLI A, IORIO R, et al. Efficacy and safety of rituximab therapy in neuromyelitis optica spectrum disorders a systematic review and meta-analysis. JAMA Neurol, 2016, 73（11）: 1342-1348.

14. LI T, ZHANG L J, ZHANG Q X, et al.Anti-Rituximab antibody in patients with NMOSDs treated with low dose Rituximab. J Neuroimmunol, 2018, 316: 107-111.

15. PELLKOFER H L, KRUMBHOLZ M, BERTHELE A, et al.Long-term follow-up of patients with neuromyelitis optica after repeated therapy with rituximab. Neurology, 2011, 76 (15): 1310-1315.

16. CIRON J, AUDOIN B, BOURRE B, et al.Recommendations for the use of Rituximab in neuromyelitis optica spectrum disorders.Rev Neurol （Paris）, 2018, 174 (4): 255-264.

17. MICHEL L. Update on treatments in multiple sclerosis. Press Med, 2015, 44 (4 Pt 2): e137-e151.

18. PELLKOFER H L, HOHLFELD R, KUEMPFEL T. Thirty-one episodes of myelitis and optic neuritis in a woman with neuromyelitis optica and systemic lupus erythematosus. Arch Neurol, 2010, 67: 779 -780.

19. CLIFFORD D B, ANCES B, COSTELLO C, et al.Rituximab-associated progressive multifocal leukoencephalopathy in rheumatoid arthritis.Arch Neurol, 2011, 68 (9): 1156-1164.

20. KIM S H, HUH S Y, LEE S J, et al. A 5-year followup of rituximab treatment in patients with neuromyelitis optica spectrum disorder. JAMA Neurol, 2013, 70: 1110-1117.

21. LEBRUN C, BOURG V, BRESCH S, et al.Therapeutic target of memory B cells depletion helps to tailor administration frequency of rituximab in myasthenia gravis. J Neuroimmunol, 2016, 298: 79-81.

22. MEALY M A, WINGERCHUK D M, PALACE J, et al.Comparison of relapse and treatment failure rates among patients with neuromyelitis optica: multicenter

study of treatment efficacy.JAMA Neurol，2014，71（3）：324-330.

23. KIM S H，JEONG I H，HYUN J W，et al.Treatment outcomes with rituximab in 100 patients with neuromyelitis optica：influence of FCGR3A polymorphisms on the therapeutic response to rituximab.JAMA Neurol，2015，72（9）：989-995.

24. ZHANG D Q，JIA K，WANG R，et al.Decreased serum IL-27 and IL-35 levels are associated with disease severity in neuromyelitis optica spectrum disorders.J Neuroimmunol，2016，293：100-104.

25. LINDSEY J W，MEULMESTER K M，Brod S A，et al.Variable results after rituximab in neuromyelitis optica.J Neurol Sci，2012，317（1-2）：103-105.

26. MATSUYA N，KOMORI M，NOMURA K，et al. Increased Tcell immunity against aquaporin-4 and proteolipid protein in neuromyelitis optica. Int Immunol，2011，23（9）：565-573.

27. POHL M，FISCHER M T，MADER S，et al. Pathogenic Tcell responses against aquaporin 4. Acta Neuropathol，2011，122（1）：21-34.

28. ZHANG C，TIAN D C，YANG C S，et al.Safety and efficacy of bortezomib in patients with highly relapsing neuromyelitis optica spectrum disorder.JAMA Neurol，2017，74（8）：1010-1012.

29. KIM S H，KIM H J.Rituximab in neuromyelitis optica spectrum disorders：why not as first-line therapy.JAMA Neurol，2017，74（4）：482.

（刘　峰）

120. 米托蒽醌在治疗视神经脊髓炎谱系疾病中的应用

视神经脊髓炎（neuromyelitis optica，NMO）是主要累及视神经和脊髓的中枢神经系统炎性脱髓鞘病。2007 年，Wingerchuk 等把临床上与 NMO 有相似的发病机制及部分临床特征，但不能满足 NMO 诊断标准的局限形式（ON 或者脊髓炎），伴或不伴 AQP4 抗体阳性的疾病状态统一命名为 NMOSD。2015 年，国际 NMO 诊断小组依据血清 AQP4 抗体状态不同制定了新的 NMOSD 诊断标准，之后多用 NMOSD 的诊断代替 NMO 的诊断。NMO 复发频率显著高于经典 MS，部分患者在疾病早期呈丛集性复发，1 年内复发率约 60%，3 年内复发率约 90%，NMOSD 发病时功能障碍重，且恢复差，很多患者遗留显著视力障碍甚至失明，以及双下肢功能障碍。因此，NMOSD 发作时需要强有力的急性期治疗，也需要进行防止复发的预防治疗。目前，NMOSD 的治疗基于非对照的回顾性研究和前瞻性观察性研究，没有防止复发的随机对照的临床试验发表。最常用的防止复发的免疫抑制剂是口服的硫唑嘌呤、吗替麦考酚酯，以及静脉点滴的利妥昔单抗，但是这些免疫抑制剂使患者免于复发的比例是 25% ～ 66%。从治疗 MS 的经验来看，米托蒽醌是更强有力的免疫抑制剂，但是由于不良反应所限，仅可作为一线和二线免疫抑制剂治疗失败后的升级药物。

2006 年，美国纽约大学和哈佛医学院联合开展了米托蒽醌治疗复发型 NMO 的临床试验，首例应用米托蒽醌的患者是一位 50 岁的白人妇女，在醋酸格雷莫联用硫唑嘌呤失败后，患者接受了 7 次米托蒽醌的治疗，每次给予 12 mg/m^2，间隔时间 3 个月，总量 84 mg/m^2，患者的 EDSS 评分从 7 好转为 4，之后用硫唑嘌呤 200 mg/d 进行维持治疗未再复发；随后开展了米托蒽醌治疗 NMO 的前瞻性研究，入组标准是复发性长脊髓炎和（或）复发性 ON（单侧或者双侧），不伴有脑核磁异常，不伴有 ON 的患者 NMO-IgG 阳性且 CSF OB 阴性；排除标准：存在心脏风险因素者（如充血性心力衰竭病史或者左心室射血分数＜ 50%）、SLE、干燥综合征、抗心磷脂综合征、结节病、类风湿关节炎或者维生素 B$_{12}$ 缺乏，以及既往用过米托蒽醌或者蒽环类药物；治疗方案开始前 3 个月每个月给予米托蒽醌 12 mg/m^2，之后每 3 个月 1 次 12 mg/m^2 至两年或者最大总剂量 100 mg/m^2，但是由于治疗最初的两例患者在治疗 5 个月时复发，方案改为连续 6 个月，每个月 12 mg/m^2（或者最大单次剂量不超过 20 mg），治疗 2 年后，4 例（80%）患者临床症状和影像均有好转，复发率明显下降，未出现不可耐受的不良反应，有 1 例患者出现可逆性心脏射血分数下降，一过性白细胞减少出现在治疗后的 10 天左右，在 3 周内恢复，1 例患者出现尿路感染。2011 年，韩国 Chungnam 国立大学医学院开展米托蒽醌治疗高度复发型 NMO 的临床研究，入组 20 例患者在米托蒽醌治疗前的一年年复发率≥ 2 次，且都是经过干扰素、硫唑嘌呤、泼尼松、环磷酰胺或者联合免疫治疗无效者；治疗方案：初始治疗的前 3 个月每个月给予米托蒽醌 12 mg/m²，之后每 3 个月 12 mg/m² 维持，总剂量不超过 120 mg/m²，因有 3 例患者在维持治疗阶段复发，每个月治疗的周期从 3 个月调整到 6 个月，最大剂量不变，平均治疗 17 个月。治疗过程中复发率降低了 75%，50% 患者未复发，EDSS 评分从治疗前的 5.6 降低到治疗结束时的 4.4；流式细胞分型监测米托蒽醌对 T、B 淋巴细胞的影响，治疗前 CD19⁺B 细胞、CD3⁺T 细胞和 CD14⁺ 单核细胞的比例分别是 10.8%、64.8% 和 24.4%，治疗后分别是 4.5%、65.4% 和 30.1%，提示 B 淋巴细胞对米托蒽醌更敏感；随访 41 个月未发现充血性心力衰竭或者治疗相关白血病这两项严重不良反应，最常见的不良反应是治疗 3 ～ 5 天内的恶心，其他尚有轻度的肝功能异常、轻度脱发、月经紊乱、轻度的尿路感染和呼吸道感染，一过性白细胞减少见于全部患者，但是在下一次用药前多数恢复正常，有两例白细胞未恢复的延迟了米托蒽醌的治疗。2012 年，法国发表了多中心米托蒽醌治疗 NMOSD 的研究，入组标准为：符合 2006NMO 诊断标准，或者血清 AQP4 抗体阳性的限定型 NMO（复发的 ON 或者长脊髓炎），并且患者在治疗前一年内至少一次发作，EDSS 评分＜ 7，共入组 51 例患者，平均随访时间 4.8 年，41 例患者达到了 72 mg/m² 的目标治疗剂量，5 例患者因不良反应未达到目标剂量，4 例患者因复发不能有效控制更换了药物，1 例病程中诊断为 SLE 改用利妥昔单抗。治疗方案：

米托蒽醌 12 mg/m^2，联合 1g 甲泼尼龙治疗，最初每个月 1 次，连续 3 个月，之后每 3 个月 1 次，共用药一年 6 次。治疗效果年复发率从治疗前的 1.82 下降到 0.37，EDSS 评分从 5.8 改善到 4.5，核磁强化病灶从 46.9% 降低到 10.6%；4 例患者死亡，两例在米托蒽醌治疗 2 年和 4 年时严重复发导致呼吸衰竭，1 例由于严重脊髓复发过程中出现肺栓塞，1 例出现米托蒽醌治疗相关白血病。整体不良反应发生的概率为 29.3%（15 例），中等度的呕吐 4 例，8 例一度脱发，6 例月经不调，1 例严重白细胞减少＜500/mm^3 未合并感染，1 例金葡菌皮肤感染，1 例治疗相关白血病。

结合米托蒽醌治疗 NMOSD 的这三项研究，不难发现米托蒽醌能降低 NMOSD 临床发作次数，减缓疾病进展，减少病灶，是治疗复发较频繁的或者一线免疫抑制剂不能控制的难治性 NMOSD 的一种选择，目前治疗方案尚未统一，宣武医院的神经免疫组应用 MX 治疗 MS 的方案，即每次 12 mg/m^2，每 3 个月应用 1 次，共 2 年，十余例患者在完成两年治疗时仅有 1 例在治疗期间有程度较轻的发作（待发表），没有出现严重不良反应如心力衰竭和治疗相关白血病。

参考文献

1. EDAN G，COMI G，LE PAGE E，et al. Mitoxantrone prior to interferon beta-1b in aggressive relapsing multiple sclerosis：a 3-year randomised trial. J Neurol Neurosurg Psychiatry，2011，82（12）：1344-1350.

中国医学临床百家

2. MARRIOTT J J, MIYASAKI J M, GRONSETH G, et al. Evidence Report: The efficacy and safety of mitoxantrone (Novantrone) in the treatment of multiple sclerosis: Report of the Therapeutics and Technology Assessment Subcommittee of the American Academy of Neurology. Neurology, 2010, 74 (18): 1463-1470.

3. LE PAGE E, LERAY E, EDAN G. Long-term safety profile of mitoxantrone in a French cohort of 802 multiple sclerosis patients: a 5-year prospective study. MultScler, 2011, 17 (17): 867-875.

4. STROET A, HEMMELMANN C, STARCK M, et al. Incidence of therapy-related acute leukaemia in mitoxantrone-treated multiple sclerosis patients in Germany. Ther Adv Neurol Disord, 2012, 5 (2): 75-79.

5. KUMPFEL T, GERDES L A, FLAIG M, et al. Drug-induced Sweet's syndrome after mitoxantrone therapy in a patient with multiple sclerosis. Mult Scler, 2011, 17 (4): 495-497.

6. 刘峥, 魏欣, 陈海, 等. 米托蒽醌治疗多发性硬化的疗效和安全性分析. 中华医学会第八次全国神经病学学术会议, 2015, 9: 824-828.

7. ESPOSITO F, RADAELLI M, MARTINELLI V, et al. Comparative study of mitoxantrone efficacy profile in patients with relapsing-remitting and secondary progressive multiple sclerosis. Mult Scler, 2010, 16 (12): 1490-1499.

8. WINGERCHUK D M, BANWELL B, BENNETT J L, et al. International consensus diagnostic criteria for neuromyelitis optica spectrum disorders. Neurology, 2015, 85 (2): 177–89.

9. COSTANZI C, MATIELLO M, LUCCHINETTI C F, et al. Azathioprine:

tolerability，efficacy，and predictors of benefit in neuromyelitisoptica. Neurology，2011，77（7）：659-666.

10. ELSONE L，KITLEY J，LUPPE S，et al. Long-term efficacy，tolerabilityand retention rate of azathioprine in 103 aquaporin-4 antibody-positive neuromyelitis optica spectrum disorder patients：amulticentre retrospective observational study from the UK.Mult Scler，2014，20（11）：1533-1540.

11. HUH S Y，KIM S H，HYUN J W，et al. Mycophenolate mofetil inthe treatment of neuromyelitis optica spectrum disorder.JAMA Neurol，2014，71（11）：1372-1378.

12. KIM S H，HUH S Y，LEE S J，et al. A 5-year follow-upof rituximab treatment in patients with neuromyelitis opticaspectrum disorder. JAMA Neurol，2013，70（9）：1110-1117.

13. KIM S H，KIM W，PARK M S，et al. Efficacy and safety of mitoxantrone in patients with highly relapsing neuromyelitis optica. Arch Neurol，2011，68（4）：473-479.

14. CABRE P，OLINDO S，MARIGNIER R，et al.Efficacy of mitoxantrone in neuromyelitis optica spectrum: clinical and neuroradiological study.J Neurol Neurosurg Psychiatry，2013，84（5）：511-516.

（刘　峥）

自体造血干细胞移植治疗多发性硬化

    MS 是以中枢神经系统炎性脱髓鞘为特征的自身免疫性疾病。疾病的发生与遗传易感性和环境因素（病毒感染时启动）的共同作用有关，引起以 T 细胞介导为主的免疫紊乱，导致局部髓鞘破坏和继发轴索损伤。在临床上 MS 主要分为 RRMS、SPMS 和 PPMS 三种。目前，国际上治疗 MS 主要是免疫调节剂和免疫抑制剂，美国 FDA 迄今批准了 13 种 9 大类针对 RRMS 的 DMT：5 种免疫细胞因子利比、倍泰龙、AVONEX、聚乙二醇 β-1a、GA，4 种单抗（那他珠单抗、阿莱珠单抗、达克珠单抗、奥瑞珠单抗），3 种口服药（芬戈莫德、BG12、特立氟胺），欧盟另外批准了克拉屈滨，使有一百多年历史的 MS 的治疗有了很大进步；对于 SPMS，欧盟批准米托蒽醌和干扰素两种药物，美国只批准米托蒽醌；而对于 PPMS，直到 2017 年才有了唯一能改变疾病进展的药物奥瑞珠单抗。针对炎症的疾病修正治疗的目的是降低 RRMS 患者的疾病活动性，然而对 SPMS 阶段很少有药物能够有效阻止、逆转或者使疾病稳定下来。而且有些 RRMS 患者有快速进展的病程，对传统疾病修正治疗没有反应。基于此，20 年前就开始探索用自体造血干细胞移植（autologous hematopoietic stem cell transplantation，AHSCT）进行免疫清除治疗严重和难治的 MS。造血干细胞移植的目的是最大限度地清除体内自身反应性克隆，并给予足够剂量的造血干细胞，在患者胸腺的"教育"下分化成熟为效应细胞，打破原有紊乱的免疫状态，实现免疫重建。本节主要讨论 AHSCT 治疗 MS 的机制、指征、步骤、效果和不良反应。

121. 自体造血干细胞移植治疗 MS 的机制

自体造血干细胞移植的基本过程是造血干细胞（haematopoietic stem cells，HSCs）的动员和采集，CD34$^+$ 造血干细胞分选、冻存，预处理（conditioning regimen）和回输。通过预处理的化疗方案将骨髓、外周血内的病理性免疫细胞清除，自体造血干细胞回输移植成功后的 6 个月内，胸腺再激活使免疫重建发生发展，新的 T 细胞组群稳定增长，产生 CD8$^+$ 的 T 细胞和少量 CD4$^+$ 的 T 细胞，通过测序分析发现，新的 T 细胞克隆在移植后出现并取代了之前的 T 细胞组群，T 细胞产生的前炎性因子 IL-17 显著降低，在移植后的 1 ～ 2 年内，继续通过胸腺分化出不同类型的 T 细胞组群而进行免疫重建；在 B 细胞方面，移植前的预处理能够清除除了长周期的浆细胞之外的多阶段 B 细胞，移植后初始 B 细胞、记忆 B 细胞等 B 细胞亚群重建，在 SLE 患者中，AHSCT 后抗 DNA 抗体显著减少或者消失，B 细胞组群趋于正常化，但是在 MS 患者中是否相似尚不清楚，Mondria 等的研究发现移植后 OB 仍持续存在提示 B 细胞清除不充分。另外，在免疫细胞的基因表达方面，某些基因表达正常化使得移植两年后免疫重建完成后恢复免疫耐受（图 62）。

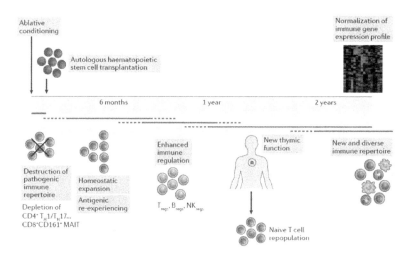

Ablative conditionin：预处理；Destruction of pathogenic immune repertoire：清除病理性免疫细胞；Depletion of CD4T$_H$1/T$_H$17···CD8$^+$CD161$^+$MAIT：清除 CD4T$_H$1/T$_H$17···CD8$^+$CD161$^+$MAIT；Autolologous haematopoietic stem cell transplantation：自体造血干细胞移植；6 months：6 个月后；Homeostatic expansion：稳定增长；Antigenic re-experiencing：抗原再接触；Enhanced immune regulation：免疫调节作用增强；1 year：1 年后；New thymic function：胸腺功能重建；Naïve T cell repopulation：初始 T 细胞亚群重建；2 year：2 年后；Normalization of immune gene expression profile：免疫基因表达正常化；New and diverse immune repertoire：新的、多样化的免疫细胞；T$_H$1/T$_H$17（T-helper 1/T-helper 17）：辅助性 T 细胞 1/辅助性 T 细胞 17；MAIT（mucosal associated invariant T cell）：黏膜相关恒定 T 细胞；Tregs（regulatory T cells）：调节性 T 细胞；Bregs（regulatory B cells）：调节性 B 细胞；NKregs（regulatory NK cells）：调节性 NK 细胞。

图 62　AHSCT 的治疗机制（彩图见彩插 16）

图片来源：MURARO P A，MARTIN R，MANCARDI G L，et al. Autologous haematopoietic stem cell transplantation for treatment of multiple sclerosis. Nat Rev Neurol，2017，13（7）：391-405.

122. 自体造血干细胞移植治疗 MS 的适应证

欧洲骨髓移植登记（The European Bone Marrow Transplant Registry，EBMTR）工作组建议以下患者可以考虑 AHSCT 治疗：① RRMS 尽管应用一种或者一种以上 DMT 药物，患者仍表现出临床和影像学高度的活动性，且临床表现迅速恶化；② SPMS 或者从 RRMS 过渡至 SPMS 过程中的患者，有证据表明一年内复发且有影像学演变和残疾加重，EDSS 评分 ≤ 6.5；③ Marburg 变异型 MS，由于病情快速进展导致严重的功能残疾，EDSS 评分不受 6.5 限制，但是要严格审查候选患者。

123. 自体造血干细胞移植治疗 MS 的有效性和安全性

所有 AHSCT 治疗 MS 的研究都是观察性队列研究，有效性通过对比移植前后病情活动性评价，尽管没有对照研究的证据，但是由于应用 AHSCT 治疗的患者多为极其活跃或者快速进展者，对疾病修正治疗无效，因此，对于这类患者进行随机对照研究是不合伦理的。纵向分析发现，治疗 2 年时达到无疾病活动性（no evidence of disease activity，NEDA）的患者，占安慰剂治疗组的 7% ～ 16%，IFNβ-1a 组 13% ～ 27%，其他药物组（芬戈莫德、BG-12、那他珠单抗、阿莱珠单抗）22% ～ 48%，70% ～ 92% 的 AHSCT 组；对于药物治疗的 MS 患者，NEDA 状态常由于炎症复发而丧失，不能持久，而对于 AHSCT 治疗的患者，疾病的进展多是由于神经变性导致，尤其是进展型的患者。有证据表明，AHSCT 不仅能减低疾病活动性，而且能提高神经功能。在一项大型单中心病例研究中，有 1/3 的患者功能缺损在移植后的 2 年有改善，主要发生于 RRMS 的患者，进展型患者没有改善，但是停止恶化能维持在原有的神经功能缺损水平。AHSCT 治疗的安全性主要和预处理的强度有关，预处理方案最关键，其次患者的临床状态、年龄、共存疾病也很重要。

124. 自体造血干细胞移植的强度

AHSCT 的总体强度取决于四个因素：一是在造血干细胞动员阶段是否应用化疗；二是是否进行 CD34$^+$ 细胞分选并且清除 T 细胞；三是预处理方案的强度；四是是否用抗胸腺球蛋白（antithymocyteglobulin，ATG）等血清疗法进行体内淋巴细胞清除。预处理方案依据欧洲血液和骨髓移植学会（European Society for Blood and Marrow Transplantation，EBMT）的指南分为高强度、中等轻度和低强度三类。高强度方案包括使用大剂量的白消安或者全身放射，合用体内环磷酰胺和体外 T 细胞清除，较早的临床试验应用这一方案，Meta 分析未发现高强度组比低强度组疗效更好，而高强度组更易发生致命性感染；中等强度方案即 BEAM 方案，联合应用卡氮芥、依托泊苷、阿糖胞苷和美法仑，是欧美和亚洲最常用的方案；低强度方案指以环磷酰胺为基础，合用美法仑或者阿仑单抗或者抗胸腺球蛋白等，是非清髓治疗，毒性减低，但易复发。

125. 自体造血干细胞移植的主要步骤

依据国际米兰会议制定的自体外周造血干细胞移植（autologous peripheral blood stem cell transplanation，APBSCT）治疗指南和 2017 年 Muraro 等在 *Nature Review* 上的总结，自体造血干细胞移植的基本过程是造血干细胞的动员和采集，CD34⁺造血干细胞分选、冻存，预处理和回输（图 63）。以下为首都医科大学宣武医院神经免疫组依据国际指南进行 AHSCT 治疗的具体步骤：

1）造血干细胞动员和采集：需 5～15 天。单独应用集落刺激因子或者合用细胞毒性药物如环磷酰胺。患者每日按体重皮下注射粒细胞集落刺激因子 5 μg/kg，当外周血 CD34⁺ 细胞 > 10/μl 时开始采集。HSCs 采集：应用 CS-3000 血细胞分离机采集外周血单个核细胞，每次采集循环血量 10 000 ml。共采集造血干细胞约 50 ml。

2）CD34⁺ 细胞分选：当采集物中 CD34⁺ 细胞达到 2×10^6/kg 时进行分选，将白细胞采集物置于 600 ml 转移袋中，通过离心去除多余血浆，再加入含 5 g/L 人血白蛋白和 1 mmol/lEDTA 的缓冲液使之体积达到 95 ml 的标准容量，并加入与葡聚糖微球相结合的鼠抗 CD34 抗体 7.5 ml，室温下孵育 30 min，然后缓冲液

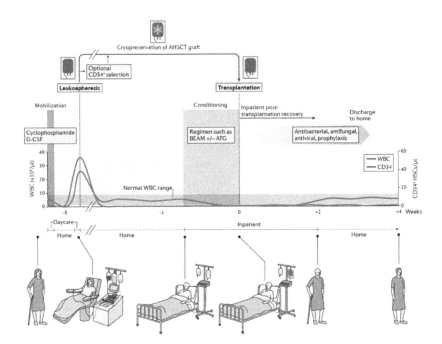

Cryopreservation of AHSCT graft：自体造血干细胞移植物冻存；Optional CD34⁺ selection：选择性 CD34⁺ 细胞分选；Leukopheresis：白细胞采集；Transplantation：移植；Mobilization：动员；Cyclophosphamide：环磷酰胺；G-CSF：粒细胞集落刺激因子；Conditioning：预处理；Regimen such as BEAM+/-ATG：预处理方案如 BEAM+/-ATG；Antibacterial，antifungal，antiviral，prophylaxia：抗细菌、抗真菌、抗病毒等预防措施；Inpatient post-transplantation recovery：住院患者移植后恢复期；Discharge to home：出院回家；WBC（×10³/ul）：白细胞计数（×10³/ul）；Normal WBC range：白细胞计数正常范围；CD34⁺HSCs/ul：CD34⁺ 造血干细胞计数（/ul）；Weeks：移植前后的时间（周）；Daycare：日间病房；Home：家庭；Inpatient：住院；BEAM（bis-chloroethylnitrosourea，etoposide，cytosine arabinoside and melphalan）：卡莫司汀、依托泊苷、阿糖胞苷、美法仑；ATG（antithymocyte globulin）：抗胸腺细胞球蛋白；WBC（white blood cells）：白细胞。

图 63　自体造血干细胞移植的主要步骤（彩图见彩插 17）

图片来源：MURARO P A，MARTIN R，MANCARDI G L，et al. Autologous haematopoietic stem cell transplantation for treatment of multiple sclerosis. Nat Rev Neurol，2017，13（7）：391-405.

清洗两次，装入 CliniMACS 系统，通过内部管道和控制阀门自动进行 CD34+ 细胞分选。如果第一次采集 CD34+ 细胞数不能达到上述要求，则与第二次采集物混合后再次分选。

3）CD34+ 细胞冻存：所有分选产物经常规处理后冻存于 −80℃ 低温冰箱中。为保证移植安全，同时冻存至少含有 1×10^6/kg CD34+ 细胞的未经分选白细胞采集物。

4）预处理：用化疗方案对原有造血淋巴系统进行清理，各个中心方案有所不同，有高强度、中强度和低强度之分，强度越大，清理越充分，但并发症和风险越高。

5）CD34+ 细胞回输：预处理 24 小时后回输分选的 CD34+ 细胞，观察移植后外周血粒细胞数量，测定移植前、移植后 4～6 个月和 1 年时外周血 CD3+CD4+T 淋巴细胞数，评价造血重建、免疫重建功能。

126. 自体造血干细胞移植治疗 MS 的不良反应和死亡率

79% 的移植初期不良反应继发于免疫抑制，如发热、白细胞减少、败血症、尿路感染、病毒感染等。另外 17% 患者在移植后的 60 天内出现神经毒性，一过性脱发和闭经是常见不良反应，3.6%～6.4% 患者在移植后数月或者数年发生自身免疫性疾病，最常见的是甲状腺炎；晚期并发症可出现恶性肿瘤（3.2%）。2017 年的 Meta 分析发现 764 例患者的移植相关死亡率

(transplant-related mortality，TRM）为 2.1%，TRM 定义为移植后 100 天内死亡的患者 / 总移植患者，原因有感染、心脏意外、静脉血栓、出血、EB 病毒淋巴增生性疾病等，移植内第一年无其他死亡事件出现，第二年的死亡率为 0.9%，总的年死亡率为 1%，后期的死亡原因有 MS 进展、感染、恶性肿瘤、心脏意外、肠炎、器官衰竭、下肢动脉血栓、败血症、消化道出血、间质性肺炎等。

127. 总结

AHSCT 为 MS 提供了独特的治疗方法。与现有的 DMT 治疗不同，AHSCT 有赖于对外周血和骨髓不同程度的免疫清除，然后再进行修正后的免疫系统重建，这一过程的风险比 DMT 治疗高，但对于 MS 炎症活动性的控制能力强于 DMT 治疗，获益的患者是复发频率高、常规治疗失败的 RRMS 患者和近期伴有复发和进展的 SPMS 患者。由于治疗费用昂贵、移植相关的安全性问题和患者疾病高活动性涉及的治疗伦理问题，目前很难进行临床随机对照。

参考文献

1. WINGERCHUK D M，WEINSHENKER B G.Disease modifying therapies for relapsing multiple sclerosis. BMJ，2016，354（i3518）：1-16.

2. HOLMØY T，TORKILDSEN Ø，MYHR K M.An update on cladribine for relapsing-remitting multiple sclerosis.Expert Opin Pharmacother，2017，18（15）：1627-1635.

3. STAHNKE A M，HOLT K M.Ocrelizumab：a new B-cell therapy for relapsing remitting and primary progressive multiple sclerosis.AnnPharmacother，2018，52（5）：473-483.

4. PAOLO A M，HARLAN R，SACHIN M，et al.T cell repertoire following autologous stem cell transplantation for multiple sclerosis.J Clin Invest. 2014，124（3）：1168–1172.

5. DARLINGTON P J，TOUIL T，DOUCET J S，et al.Diminished Th17（not Th1）responses underlie multiple sclerosis disease abrogation after hematopoietic stem cell transplantation.Ann Neurol，2013，73（3）：341-354.

6. HIEPE F，DÖRNER T，HAUSER A E，et al.Long-lived autoreactive plasma cells drive persistent autoimmune inflammation.Nat Rev Rheumatol，2011，7（3）：170-178.

7. DE PAULA A，MALMEGRIM K C，PANEPUCCI R A，et al. Autologoushaematopoietic stem cell transplantation reduces abnormalities in the expression of immune genes in multiple sclerosis.Clin Sci（Lond），2015，128（2）：111-120.

8. SACCARDI R，FREEDMAN M S，SORMANI M P，et al.A prospective, randomized，controlled trial of autologous haematopoietic stem cell transplantation for aggressive multiple sclerosis：a position paper.Mult Scler，2012，18（6）：825-834.

中国医学临床百家

9. GIOVANNONI G, TURNER B, GNANAPAVAN S, et al.Is it time to target no evident disease activity （NEDA） in multiple sclerosis?Mult Scler Relat Disord, 2015, 4 (4)：329-333.

10. BURT RK, BALABANOV R, HAN X, et al.Association of nonmyeloablative hematopoietic stem cell transplantation with neurological disability in patients with relapsing-remitting multiple sclerosis.JAMA, 2015, 313 (3)：275-284.

11. SNOWDEN J A, SACCARDI R, ALLEZ M, et al.Haematopoietic SCT in severe autoimmune diseases：updated guidelines of the European Group for Blood and Marrow Transplantation.Bone Marrow Transplant, 2012, 47 (6)：770-790.

12. RESTON J T, UHL S, TREADWELL J R, et al.Autologous hematopoietic cell transplantation for multiple sclerosis：a systematic review.Mult Scler, 2011, 17 (2)：204-213.

13. DAIKELER T, LABOPIN M, DI GIOIA M, et al.Secondary autoimmune diseases occurring after HSCT for an autoimmune disease：a retrospective study of the EBMT Autoimmune Disease Working Party.Blood, 2011, 118 (6)：1693-1698.

14. MURARO P A, PASQUINI M, ATKINS H L, et al.Long-term Outcomes After Autologous Hematopoietic Stem Cell Transplantation for Multiple Sclerosis.JAMA Neurol, 2017, 74 (4)：459-469.

15. MANCARDI G L, SORMANI M P, GUALANDI F, et al.Autologous hematopoietic stem cell transplantation in multiple sclerosis：a phase II trial. Neurology, 2015, 84 (10)：981-988.

16. MURARO P A, PASQUINI M, ATKINS H L, et al.Long-term Outcomes After Autologous Hematopoietic Stem Cell Transplantation for Multiple Sclerosis.JAMA Neurol, 2017, 74 (4): 459-469.

（刘　峥）

出版者后记
Postscript

科学技术文献出版社自 1973 年成立即开始出版医学图书，40 余年来，医学图书的内容和出版形式都发生了很大变化，这些无一不与医学的发展和进步相关。《中国医学临床百家》从 2016 年策划至今，感谢 600 余位权威专家对每本书、每个细节的精雕细琢，现已出版作品近百种。2018 年，丛书全面展开学科总主编制，由各个学科权威专家指导本学科相关出版工作，我们以饱满的热情迎来了《中国医学临床百家》丛书各个分卷的诞生，也期待着《中国医学临床百家》丛书的出版工作更加科学与规范。

近几年，中国的临床医学有了很大的发展，在国际医学领域也开始崭露头角。以北京天坛医院牵头的 CHANCE 研究成果改写美国脑血管病二级预防指南为标志，中国一批临床专家的科研成果正在走向世界。但是，这些权威临床专家的科研成果多数首先发表在国外期刊上，之后才在国内期刊、会议中展现。如果出版专著，又为多人合著，专家个人的观点和成果精华被稀释。为改变这种零落的展现方式，作为科技部主管的唯一一家出版机构，我们有责任为中国的临床医生提供一个系统展示临床研究成果的舞台。为此，我们策划出版了这套高端医学专著——《中国医学临床百家》丛书。

"百家"既指临床各学科的权威专家，也取百家争鸣之义。

丛书中每一本书阐述一种疾病的最新研究成果及专家观点，按年度持续出版，强调医学知识的权威性和时效性，以期细致、连续、全面展示我国临床医学的发展历程。与其他医学专著相比，本丛书具有出版周期短、持续性强、主题突出、内容精练、阅读体验佳等特点。在图书出版的同时，同步通过万方数据库等互联网平台进入全国的医院，让各级临床医师和医学科研人员通过数据库检索到专家观点，并能迅速在临床实践中得以应用。

在与作者沟通过程中，他们对丛书出版的高度认可给了我们坚定的信心。北京协和医院邱贵兴院士说"这个项目是出版界的创新……项目持续开展下去，对促进中国临床学科的发展能起到很大作用"。中国工程院院士孙颖浩表示"我鼓励我国的泌尿外科医生把自己的创新成果和宝贵的经验传播给国内同行，我期待本丛书的出版"；北京大学第一医院霍勇教授认为"百家丛书很有意义"。我们感谢这么多临床专家积极参与本丛书的写作，他们在深夜里的奋笔，感动着我们，鼓舞着我们，这是对本丛书的巨大支持，也是对我们出版工作的肯定，我们由衷地感谢作者的支持与付出！

在传统媒体与新兴媒体相融合的今天，打造好这套在互联网时代出版与传播的高端医学专著，为临床科研成果的快速转化服务，为中国临床医学的创新及临床医师诊疗水平的提升服务，我们一直在努力！

科学技术文献出版社

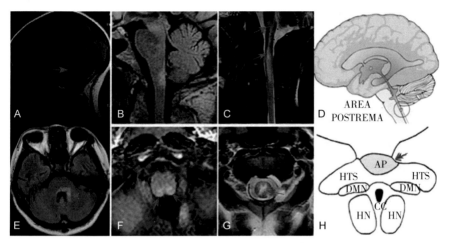

A：脑矢状面T$_2$-FLAIR第四脑室周围病灶（箭头）；B：脑矢状面T$_2$-FLAIR极后区病灶（箭头）；C：脑矢状面T$_2$延髓病灶及"线样征"，与颈髓病灶相连（箭头）；D：脑矢状面极后区示意图（箭头）；E：脑横断面T$_2$-FLAIR第四脑室周围病灶（箭头）；F：横断面T$_2$-FLAIR脑极后区病灶（箭头）；G：横断面T$_2$延髓中央管周围灰质病灶（箭头）；H：脑横断面极后区示意图（箭头）；AREA POSTEREMA（AP）：脑极后区；NTS：孤束核；DMN：迷走神经背核；CC：中央管；HN：舌下神经核。

彩插1　脑极后区示意图及第四脑室周围病灶（见正文P035）

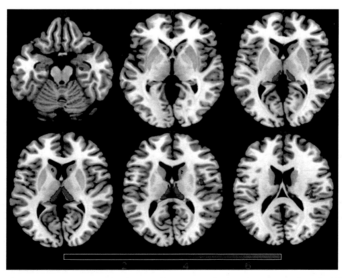

VBM方法分析得出MS与NMO患者相比，两侧丘脑、尾状核、海马旁回及岛叶灰质萎缩较显著（红色标记）。

彩插2　MS和NMO灰质体积比较（见正文P058）

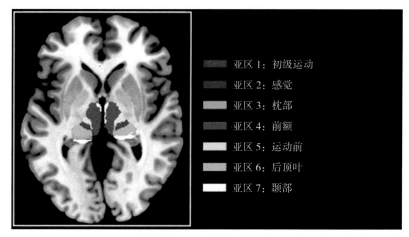

利用 DTI 分割算法将丘脑分为七个亚区，用于进一步比较疾病之间丘脑结构和功能连接的不同模式。

彩插 3　丘脑亚区分割（见正文 P059）

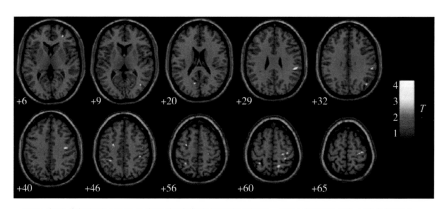

VBM 方法分析得出 NMO 患者脑白质萎缩主要位于额叶、顶叶皮层下区域（黄色标记）。

彩插 4　NMO 患者局部脑白质萎缩（见正文 P059）

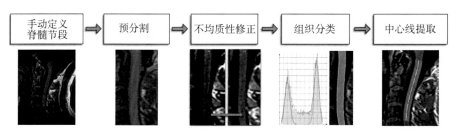

彩插 5　脊髓面积测量的图像处理方法（见正文 P060）

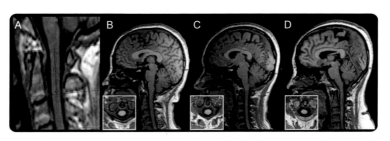

A：在矢状位 3D T$_1$WI 上选取用于测量的上段颈髓区域（长度 30 mm，上缘平 C2 上缘）；
B ~ D：分别为测量的健康志愿者、MS 患者和 NMO 患者的平均上段颈髓体积（MUCCA）（0.83 cm^2、
0.76 cm^2 和 0.69 cm^2）。

彩插 6　健康志愿者和 MS、NMO 上段颈髓体积测量（见正文 P061）

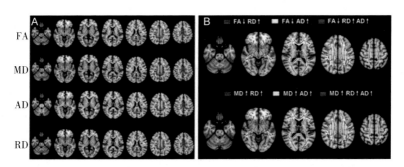

A：绿色代表被试的 FA 骨架，红色代表 MS 患者较对照组存在显著下降的 FA（第一排）、增高 MD
（第二排）、增高 AD（第三排）和增高 RD（第四排）值（P < 0.05，FWE 校正）；B：MS 患
者定量 DTI 值在白质的重叠区域。

彩插 7　MS 患者 TBSS 分析结果（见正文 P064）

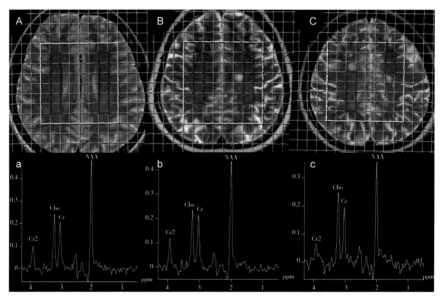

A ~ C 分别为健康志愿者、NMO 患者和 MS 患者的 NAWM 区域，a ~ c 为相应的 MRS 谱线，MS 与 NMO 比较，脑内代谢差异主要表现为 NAWM 的 NAA 减低。

彩插 8　MS 和 NMO 表现正常脑白质的代谢差异（见正文 P069）

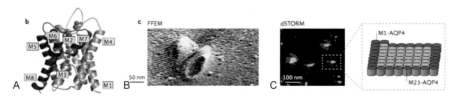

A：X 射线晶体结构，八个膜包埋螺旋片段；B：冷冻断裂电子显微下鹅卵石样阵列结构的超分子集合体；C：直接随机光学重建显微镜（dSTORM）超分辨率下，绿色荧光 M23，红色荧光 M1。

彩插 9　AQP4 的结构示意（见正文 P206）

图片来源：PAPADOPOULOS M C，VERKMAN A S. Aquaporin water channels in the nervous system. Nature Reviews Neuroscience，2013，14（4）：265–277.

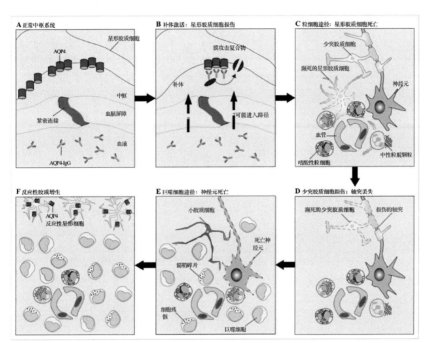

A：血清中含有 AQP4-IgG 的正常 CNS。B：在病变形成开始时，AQP4-IgG 在星形胶质细胞的足突上结合 AQP4，激活补体，并引起膜攻击复合物的沉积。C：细胞因子（如白细胞介素 17，白细胞介素 8 和粒细胞集落刺激因子）将嗜中性粒细胞和嗜酸性粒细胞募集到血管周围空间；中性粒细胞脱粒导致星形胶质细胞死亡。星形胶质细胞的丢失导致少突胶质细胞死亡，其导致轴突变性。D：轴突变性。E：浸润性巨噬细胞（可能还有小胶质细胞）、吞噬细胞和髓鞘碎片。F：成熟病变的特征是广泛坏死（完全组织坏死）和巨噬细胞的广泛浸润；AQP4 阳性反应性星形胶质细胞局限于病变周围。

彩插 10　AQP4-Ab 相关 NMOSD 病灶的形成（见正文 P207）

图片来源：PAPADOPOULOS M C，VERKMAN A S. Aquaporin 4 and neuromyelitis optica. Lancet Neurology，2012，11（6）：535-544.

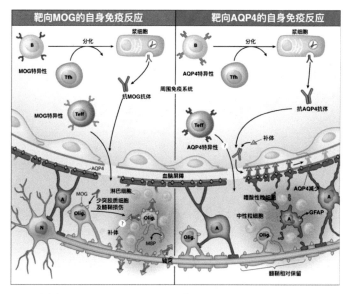

彩插 11　MOG-Ab 及 AQP4-Ab 作用机制（见正文 P209）

图片来源：ZAMVIL S S，SLAVIN A J. Does MOG Ig-positive AQP4-seronegative opticospinal
inflammatory disease justify a diagnosis of NMO spectrum disorder?Neurology neuroimmunology &
neuroinflammation，2015，2（1）：e62.

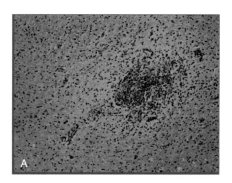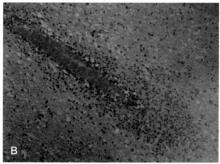

A：HE 染色显示 ADEM 患者静脉周围炎症细胞浸润和小胶质细胞反应。B：Luxol fast blue 染色显
示静脉周围脱髓鞘改变及炎症细胞浸润。

彩插 12　ADEM 患者静脉周围 HE 染色 ×100 及 Luxol fast blue 染色 ×100（见正文 P319）

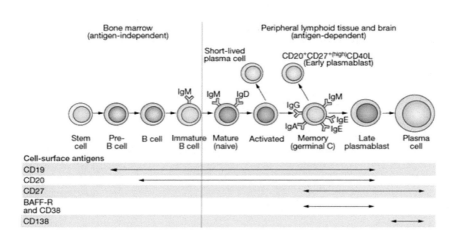

Bone marrow（antigen–independent）：骨髓（抗原非依赖期）；Peripheral lymphoid tissue and brain（antigen–independent）：外周淋巴组织和脑（抗原依赖期）；Short–lived plasma cell：短周期浆细胞；CD20$^+$CD27$^{+（high）}$CD40L（early plasmablast）：CD20$^+$CD27$^{+（high）}$CD40L（早期浆母细胞）；Stem cell：干细胞；Pre–B cell：前 B 细胞；B cell：B 细胞；Immature B cell：未成熟 B 细胞；Mature（naïve）：成熟 B 细胞（初始 B 细胞）；Activated：激活 B 细胞；Memory（germinal C）：记忆 B 细胞（生发中心）；Late plasmablast：晚期浆母细胞；Plasma cell：浆细胞；Cell–surface antigen：细胞表面抗原；BAFF–R and CD38：BAFF 受体和 CD38；BAFF（B–cell–activating factor receptor）：B 细胞激活因子。

彩插 13　B 细胞的成熟过程，以及 CD19、CD20、CD27、CD138 在 B 细胞中的表达（见正文 P340）

图片来源：DALAKAS M C. B cells as therapeutic targets in autoimmune neurological disorders. Nat Clin Pract Neurol，2008，4（10）：557–567.

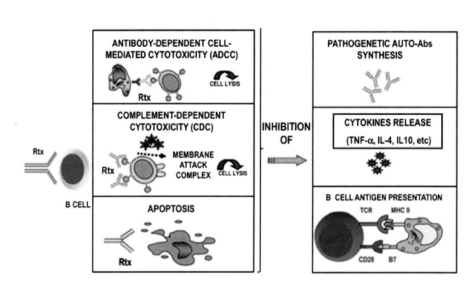

Rtx：利妥昔单抗；B CELL：B 细胞；Antibody-dependent cell-dediated cytotoxicity（ADCC）：抗体依赖的细胞介导的细胞毒作用；CELL LYSIS：细胞溶解；COMPLEMENT-DEPENDENT CYTOTOXICITY（CDC）：补体依赖的细胞毒作用；MEMBRANE ATTACK COMPLEX：攻膜复合物；APOPTOSIS：细胞凋亡；INHIBITION OF：抑制；Pathogenetic auto-Abs synthesis：致病性自身抗体的合成；Cytokines release（TNF-α，IL-4，IL-10，etc）：细胞因子释放（TNF-α、IL-4、IL-10 等）；B cell antigen presentation：B 细胞抗原提呈；TNF-α（tumor necrosis factor-α）：肿瘤坏死因子 -α；IL-4（interleukin-4）：白细胞介素 -4；IL-10（interleukin-10）：白细胞介素 -10；TCR（T-cell receptor）：T 细胞受体；MHC（major histocompatibility complex，MHC）Ⅱ：主要组织相容性复合体Ⅱ。

彩插 14　利妥昔单抗可能的作用机制和对 B 细胞功能的影响（见正文 P341）

图片来源：PEROSA F，PRETE M，RACANELLI V，et al. CD20-depleting therapy in autoimmune diseases: From basic research to theclinic. J Intern Med，2010，267：260-277.

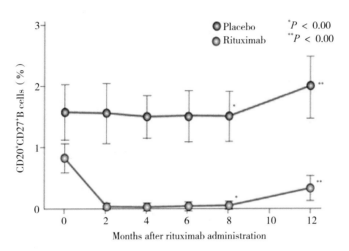

Placebo：安慰剂；Rituximab：利妥昔单抗；CD20$^+$CD27$^+$ B cells：CD20$^+$CD27$^+$B 细胞；Months after rituximab administration：注射利妥昔单抗后的时间（月）。

彩插 15　应用 RTX 后体内 CD20$^+$CD27$^+$ 的记忆 B 细胞的降低走势（见正文 P342）

图片来源：DALAKAS M C.B cells as therapeutic targets in autoimmune neurological disorders. Nat Clin Pract Neurol，2008，4（10）：557-567.

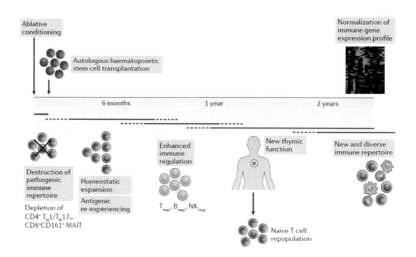

Ablative conditionin: 预处理；Destruction of pathogenic immune repertoire: 清除病理性免疫细胞；Depletion of CD4T$_H$1/T$_H$17···CD8$^+$CD161$^+$MAIT: 清除 CD4T$_H$1/T$_H$17···CD8$^+$CD161$^+$MAIT；Autolologous haematopoietic stem cell transplantation: 自体造血干细胞移植；6 months: 6 个月后；Homeostatic expansion: 稳定增长；Antigenic re-experiencing: 抗原再接触；Enhanced immune regulation: 免疫调节作用增强；1 year: 1 年后；New thymic function: 胸腺功能重建；Naïve T cell repopulation: 初始 T 细胞亚群重建；2 year: 2 年后；Normalization of immune gene expression profile: 免疫基因表达正常化；New and diverse immune repertoire: 新的、多样化的免疫细胞；T$_H$1/T$_H$17（T-helper 1/T-helper 17）：辅助性 T 细胞 1/ 辅助性 T 细胞 17；MAIT（mucosal associated invariant T cell）：黏膜相关恒定 T 细胞；Tregs（regulatory T cells）：调节性 T 细胞；Bregs（regulatory B cells）：调节性 B 细胞；NKregs（regulatory NK cells）：调节性 NK 细胞。

彩插 16　AHSCT 的治疗机制（见正文 P374）

图片来源：MURARO P A，MARTIN R，MANCARDI G L，et al. Autologous haematopoietic stem cell transplantation for treatment of multiple sclerosis. Nat Rev Neurol，2017，13（7）：391-405.

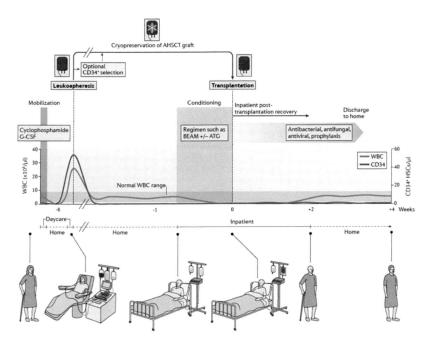

Cryopreservation of AHSCT graft：自体造血干细胞移植物冻存；Optional CD34⁺ selection：选择性 CD34⁺ 细胞分选；Leukoapheresis：白细胞采集；Transplantation：移植；Mobilization：动员；Cyclophosphamide：环磷酰胺；G-CSF：粒细胞集落刺激因子；Conditioning：预处理；Regimen such as BEAM+/-ATG：预处理方案如 BEAM+/-ATG；Antibacterial，antifungal，antiviral，prophylaxia：抗细菌、抗真菌、抗病毒等预防措施；Inpatient post-transplantation recovery：住院患者移植后恢复期；Discharge to home：出院回家；WBC（×10³/ul）：白细胞计数（×10³/ul）；Normal WBC range：白细胞计数正常范围；CD34⁺HSCs/ul：CD34⁺ 造血干细胞计数（/ul）；Weeks：移植前后的时间（周）；Daycare：日间病房；Home：家庭；Inpatient：住院；BEAM（bis-chloroethylnitrosourea，etoposide，cytosine arabinoside and melphalan）：卡莫司汀、依托泊苷、阿糖胞苷、美法仑；ATG（antithymocyte globulin）：抗胸腺细胞球蛋白；WBC（white blood cells）：白细胞。

彩插 17　自体造血干细胞移植的主要步骤（见正文 P378）

图片来源：MURARO P A，MARTIN R，MANCARDI G L，et al. Autologous haematopoietic stem cell transplantation for treatment of multiple sclerosis. Nat Rev Neurol，2017，13（7）：391-405.